护士执业资格考试同步辅导丛书

供护理、助产专业使用

妇产科护理学笔记

（第四版）

主　编　何国喜

副主编　郑长花　叶艳娜

编　者　（按姓氏汉语拼音排序）

褚金玲（朝阳市卫生学校）

何国喜（广东省新兴中药学校）

李　辉（河源市卫生学校）

卢洁虹（揭阳市卫生学校）

莫洁玲（广西医科大学护理学院）

彭从霞（广东省连州卫生学校）

彭慧蛟（广州卫生职业技术学院）

谭文绮（广州卫生职业技术学院）

王秀莉（广东省潮州卫生学校）

杨　洋（桐乡市卫生学校）

叶艳娜（广东省东莞卫生学校）

张翠红（广东省新兴中药学校）

郑长花（广州卫生职业技术学院）

钟玉芬（梅州市卫生职业技术学校）

科学出版社

北　京

内 容 简 介

本书共有20章，依据最新全国护士执业资格考试大纲并围绕生理产科、妇产科常见病和多发病患者的护理，采用"两栏两框（考点提纲栏、模拟试题栏、锦囊妙记框、要点回顾框）"的模式进行编写，配套"数字化资源"并穿插"趣味漫画"。"考点提纲栏"是以笔记的形式编写教材内容，提纲挈领，浓缩教材精华，凸显高频考点；"模拟试题栏"从专业实务和实践能力两方面，对应考点提纲进行命题，以案例分析题为主，题型全面，题量丰富，帮助考生随学随测，提升应试能力；"锦囊妙'记'框"通过口诀、歌谣、打油诗等帮助考生巧妙和快速地掌握知识点；"要点回顾框"帮助考生强化重点；"数字化资源"针对内容重点或难点进行设置，配置音频或视频，化抽象为形象，提高学习效率；"趣味漫画"创设有趣的情景图像，吸引考生学习兴趣。

本书可以有针对性地帮助考生进行妇产科护理学考前系统复习，有效提高参加护士执业资格考试考生的通过率，同时也可作为在校生学习及参加自学考试等学生的参考资料。

图书在版编目（CIP）数据

妇产科护理学笔记 / 何国喜主编 . —4 版 . —北京：科学出版社，2018.1
护士执业资格考试同步辅导丛书
ISBN 978-7-03-055384-3

Ⅰ. 妇⋯　Ⅱ. 何⋯　Ⅲ. 妇产科学－护理学－资格考试－自学参考资料　Ⅳ. R473.71

中国版本图书馆 CIP 数据核字（2017）第280853号

责任编辑：池　静　张　晨 / 责任校对：张凤琴
责任印制：赵　博 / 封面设计：张佩战

科 学 出 版 社 出版

北京东黄城根北街16号
邮政编码：100717
http://www.sciencep.com

天津文林印务有限公司 印刷

科学出版社发行　各地新华书店经销

*

2010年1月第　一　版　　开本：787×1092　1/16
2018年1月第　四　版　　印张：12 1/2
2022年5月第三十六次印刷　字数：296 000

定价：36.50元
（如有印装质量问题，我社负责调换）

第四版前言

本书第四版以最新全国护士执业资格考试（简称"护考"）大纲为指导，承袭了前三版教材的优势，结合诸位编者多年来对护考试题的跟踪分析，对本书的章节编排、内容范围及模拟试题比例等进行了较大幅度修订。

在编写内容方面，本书准确定位为护考的同步辅导书及护生在校期间学习或自学考试等的辅导用书。依据最新护考大纲及围绕生理产科、妇产科常见病和多发病患者的护理，本书增加了妊娠合并急性病毒性肝炎、产褥期抑郁症、多囊卵巢综合征、会阴红外线照射和坐浴五项内容；删除了新生儿窒息的护理、艾滋病、外阴尖锐湿疣、淋病、梅毒和外阴癌六项内容（归入其他学科）；把化疗患者的护理、妇科腹部手术患者的护理、外阴阴道手术患者的一般护理、外阴阴道创伤共四项内容融入相关章节中；适当调整了部分章节的编排，如产科按照"妊娠（正常、异常）、分娩（正常、异常）、产褥（正常、异常）"来排序。

本书共有20章，各章采用"两栏两框（考点提纲栏、模拟试题栏、锦囊妙记框、要点回顾框）"的模式进行编写，配套"数字化资源"并穿插"趣味漫画"。①考点提纲栏：以考试大纲为依据，采用提纲挈领的编写格式，对教学重点内容标为蓝色字，对高频考点内容再标注"★"，利于考生有重点地复习。②模拟试题栏：涵盖护考大纲知识点，从专业实务和实践能力两方面，对应最新护考题型比例进行命题，即A_1占20%、A_2占60%、A_3/A_4占20%，题量丰富，帮助学生随学随测，提高考生的应试能力、综合分析和解决问题的能力。③锦囊妙"记"框：通过口诀、歌谣、打油诗等，帮助考生巧妙且快速地掌握知识点。④要点回顾框：针对章节最重点和最基本的知识点进行提问，帮助考生强化重点。⑤数字化资源：针对内容重点或难点设置，拓展知识点，配置音频或视频，考生可借助手机来学习，化抽象为形象，帮助考生更快理解知识，提高学习效率。⑥趣味漫画：创设有趣的情景图像，吸引考生的学习兴趣。

本书在编写过程中，得到各位编者所在单位和科学出版社的大力支持和帮助，在此深表感谢！编者在编写期间参考了本书前三版教材及国内大量相关书籍和教材，藉此向相关编者致以谢意！

受编者水平所限，本书难免有欠妥之处，敬请广大读者不吝赐教和指正，使本书不断完善。

编　者

2017年8月

第一版前言

"护士执业资格考试同步辅导丛书"是以全国护士执业资格考试大纲为指导,以科学出版社及其他出版社出版的中、高等(包括本科、大专、中专)护理专业内科护理学、外科护理学、儿科护理学、妇产科护理学、基础护理学教材内容为基础,结合编者多年来全国护士执业资格考试辅导的成功经验组织编写,本着"在教材中提炼精华,从零散中挖掘规律,到习题中练就高分,从成长中迈向成功"的宗旨,为考生顺利通过护士执业资格考试助一臂之力。

"护士执业资格考试同步辅导丛书"包括《内科护理学笔记》、《外科护理学笔记》、《儿科护理学笔记》、《妇产科护理学笔记》、《基础护理学笔记》共5本。编写内容涵盖了考试大纲要求的知识点,采用"三栏一框"的编写格式:①护考目标栏:以国家护士执业资格考试大纲为依据,明确考点,使学生对需要掌握的内容做到心中有数。②考点提纲栏:以考试大纲为依据,采用提纲挈领、助记图表等形式,摒弃了一般教材和考试指导中烦琐的文字叙述,提炼教材精华,在重要的知识点前标注1~2个星号,凸显历年高频考点;常考的关键字词加黑标出,强化记忆。③模拟试题栏:涵盖考试大纲知识点,其中《内科护理学笔记》、《外科护理学笔记》、《儿科护理学笔记》、《妇产科护理学笔记》从基础知识、相关专业知识、专业知识三方面,《基础护理学笔记》围绕专业实践能力,对应考点提纲进行命题,避免一般教材章节后试题与实际考试题型脱节的情况,题型全面,题量丰富,帮助考生随学随测,强化记忆,提升应试能力。④锦囊妙"记"框:通过趣味歌诀、打油诗和顺口溜等形式,帮助考生巧妙、快速地记忆知识点。

根据国家最新颁布的《护士条例》及《护士执业资格考试办法》规定,护理专业毕业生在拿到毕业证当年即可参加国家护士执业资格考试。本丛书可以有针对性地帮助考生进行考前系统复习,有效地提高考生参加国家护士执业资格考试的通过率,是临床护士、社区护士顺利通过国家护士执业资格考试的好助手;同时,也可作为护理专业自学考试、专升本考试、成人高考及在校生学习期间的参考资料。特别需要提出的是,尽管目前的国家护士执业资格考试不考X型题,为保证本丛书覆盖知识点的完整性,再现往年真题的风貌,本丛书仍保留了X型题,供老师和同学们参考借鉴。

本丛书在编写、审定过程中,得到了广州医学院护理学院、广州医学院第三附属医院、新兴中药学校、江门中医药学校、南方医科大学南方医院、各位编者所在单位及科学出版社卫生职业教育出版分社的大力支持和帮助,在此深表感谢!编写期间参考了大量国内相关书籍和教材,一并向相关编者致以谢意。

由于编者水平所限,本丛书难免在内容上有所疏漏,在文字上有欠妥之处,恳请广大读者不吝赐教和指正,以促进本丛书日臻完善。

编　者
2009年9月

目　录

第1章　女性生殖系统解剖与生理…………（1）
　第1节　女性生殖系统解剖…………（1）
　第2节　女性生殖系统生理…………（2）
第2章　妊娠期妇女的护理…………（7）
　第1节　妊娠生理…………（7）
　第2节　妊娠期母体变化…………（8）
　第3节　妊娠诊断…………（9）
　第4节　胎产式、胎先露、胎方位…………（10）
　第5节　产前检查…………（10）
　第6节　妊娠期常见症状及其护理…………（11）
第3章　妊娠并发症妇女的护理…………（19）
　第1节　自然流产…………（19）
　第2节　异位妊娠…………（20）
　第3节　早产…………（22）
　第4节　过期妊娠…………（22）
　第5节　妊娠期高血压疾病…………（23）
　第6节　前置胎盘…………（25）
　第7节　胎盘早期剥离…………（26）
　第8节　羊水量异常…………（27）
　第9节　多胎妊娠及巨大胎儿…………（28）
　第10节　胎儿窘迫…………（29）
第4章　妊娠合并症妇女的护理…………（42）
　第1节　妊娠合并心脏病…………（42）
　第2节　妊娠合并糖尿病…………（43）
　第3节　妊娠合并贫血…………（44）
　第4节　妊娠合并急性病毒性肝炎…………（45）
第5章　分娩期妇女的护理…………（51）
　第1节　影响分娩的因素…………（51）
　第2节　正常分娩妇女的护理…………（52）
第6章　异常分娩妇女的护理…………（59）
　第1节　产力异常…………（59）
　第2节　产道异常…………（61）
　第3节　胎儿异常…………（62）
第7章　分娩期并发症妇女的护理…………（67）
　第1节　胎膜早破…………（67）
　第2节　产后出血…………（67）
　第3节　羊水栓塞…………（69）
　第4节　子宫破裂…………（70）
第8章　产褥期妇女的护理…………（77）
　第1节　产褥期妇女的生理和心理调适…………（77）

第2节　产褥期妇女的护理…………（78）
　第3节　母乳喂养…………（79）
第9章　异常产褥妇女的护理…………（83）
　第1节　产褥感染…………（83）
　第2节　晚期产后出血…………（84）
　第3节　产褥期抑郁症…………（85）
第10章　妇科护理病历…………（90）
第11章　女性生殖系统炎症患者的护理…………（93）
　第1节　概述…………（93）
　第2节　外阴炎…………（93）
　第3节　阴道炎…………（94）
　第4节　宫颈炎…………（98）
　第5节　盆腔炎…………（100）
第12章　生殖内分泌疾病患者的护理…………（106）
　第1节　功能失调性子宫出血…………（106）
　第2节　闭经…………（107）
　第3节　痛经…………（108）
　第4节　围绝经期综合征…………（109）
　第5节　多囊卵巢综合征…………（110）
第13章　妊娠滋养细胞疾病患者的护理…………（116）
　第1节　葡萄胎…………（116）
　第2节　侵蚀性葡萄胎与绒毛膜癌…………（117）
第14章　子宫内膜异位症患者的护理…………（123）
第15章　妇科肿瘤患者的护理…………（125）
　第1节　子宫肌瘤…………（125）
　第2节　子宫颈癌…………（126）
　第3节　子宫内膜癌…………（127）
　第4节　卵巢肿瘤…………（128）
第16章　生殖器官损伤疾病患者的护理…………（134）
　第1节　子宫脱垂…………（134）
　第2节　尿瘘…………（135）
第17章　不孕症患者的护理…………（138）
　第1节　不孕症…………（138）
　第2节　辅助生殖技术…………（139）
第18章　计划生育及妇女保健…………（142）
　第1节　避孕…………（142）
　第2节　终止妊娠…………（143）
　第3节　绝育…………（145）
　第4节　妇女保健…………（146）
第19章　妇产科常用护理技术…………（150）

第 1 节　会阴擦洗 / 冲洗 ……………………（150）

第 2 节　阴道灌洗 ………………………………（150）

第 3 节　会阴湿热敷 ……………………………（151）

第 4 节　阴道、宫颈上药 ………………………（151）

第 5 节　会阴红外线照射 ………………………（152）

第 6 节　坐浴 ……………………………………（153）

第 20 章　妇产科常用诊疗及手术患者的护理…（156）

第 1 节　阴道及宫颈细胞学检查 ………………（156）

第 2 节　宫颈活体组织检查 ……………………（156）

第 3 节　诊断性刮宫术 …………………………（157）

第 4 节　输卵管通畅术 …………………………（157）

第 5 节　阴道后穹隆穿刺术 ……………………（158）

第 6 节　内镜检查术 ……………………………（159）

第 7 节　会阴切开缝合术 ………………………（160）

第 8 节　胎头吸引术 ……………………………（160）

第 9 节　产钳术 …………………………………（161）

第 10 节　人工剥离胎盘术 ……………………（161）

第 11 节　剖宫产术 ……………………………（161）

参考文献………………………………………（167）

模拟试题………………………………………（169）

参考答案………………………………………（191）

★ 考点提纲栏——提炼教材精华,突显高频考点 ★

第1节 女性生殖系统解剖

一、外生殖器 外生殖器包括阴阜、大阴唇、小阴唇、阴蒂和阴道前庭。

1.阴阜 女性从青春期开始长出呈倒三角形分布的阴毛。

2.大阴唇 为两股内侧一对纵行隆起的皮肤皱襞,含有丰富的血管、淋巴管和神经,★损伤后易形成血肿。

3.小阴唇 为大阴唇内侧的一对薄皮肤皱襞,富含神经末梢,敏感。

4.阴蒂 位于两侧小阴唇顶端,有勃起性,富含神经末梢,极敏感。

5.阴道前庭 为两侧小阴唇之间的菱形区。前方有尿道口,后方有阴道口。阴道口覆有一层薄膜为处女膜,中央有一孔,处女膜可因性交或剧烈运动破裂,分娩时进一步破损仅留处女膜痕。

二、内生殖器

(一)内生殖器及功能 内生殖器包括阴道、子宫、输卵管及卵巢。

1.阴道
- (1)功能:为性交器官,是经血排出及胎儿娩出的通道。
- (2)解剖结构:为一上宽下窄的管道,上端包绕子宫颈,环绕子宫颈周围的组织称为阴道穹隆,阴道后穹隆较深,其顶端是盆腔的最低部位直肠子宫陷凹,临床上可经此穿刺或引流。
- (3)组织结构:阴道黏膜由复层鳞状上皮覆盖,无腺体,受性激素影响发生周期性变化。阴道壁富有皱襞,伸展性大,利于分娩。幼女及绝经后妇女因卵巢功能低下,阴道黏膜上皮甚薄,较易感染。阴道壁富有静脉丛,损伤后易出血或形成血肿。

2.子宫
- (1)功能:是孕育胚胎、胎儿和产生月经的器官。
- (2)解剖结构
  - 1)形态:似略扁的倒置梨形,成人非孕时子宫★长7～8cm,宽4～5cm,厚2～3cm,容量约5ml,重50～70g。子宫上部较宽称为子宫体,子宫下部较窄呈圆柱形称为子宫颈。子宫体与子宫颈的比例:★婴儿期为1:2,成年妇女为2:1,老人为1:1。子宫体与子宫颈之间的最狭窄部分称为★子宫峡部,在非孕期长约1cm,子宫峡部的上端因在解剖上较狭窄称★解剖学内口,下端因黏膜组织在此处由子宫内膜转变为子宫颈黏膜,称★组织学内口。子宫颈内腔呈梭形称宫颈管,成年妇女长2.5～3.0cm。未产妇的子宫颈外口为圆形,已产妇的宫颈外口因分娩裂伤而呈横裂状。
  - 2)位置:位于★盆腔中央,呈前倾前屈位,宫底位于骨盆入口平面以下,宫颈外口位于坐骨棘水平上方。前与膀胱、尿道相邻,后与直肠相邻。
- (3)组织结构:子宫体壁由内至外分为黏膜层(子宫内膜)、肌层、浆膜层3层。子宫内膜表面2/3受卵巢激素的影响发生周期性变化出现周期性脱落,称功能层;靠近肌层的1/3内膜无周期性变化,称基底层。宫颈管黏膜为单层高柱状上皮,宫颈阴道部由复层鳞状上皮覆盖,★宫颈外口柱状上皮与鳞状上皮交界处是子宫颈癌的好发部位。
- (4)子宫韧带:共有4对。
  - 1)圆韧带:作用是★维持子宫呈前倾位置。
  - 2)阔韧带:作用是★保持子宫位于盆腔中央。
  - 3)主韧带:作用是★固定宫颈位置,防止子宫下垂。
  - 4)宫骶韧带:作用是★间接地保持子宫前倾位置。

3.输卵管 是受精部位,也是向宫腔运送受精卵的通道,全长8～14cm。由宫腔向外依次为:间质部、★峡部(结扎部位)、★壶腹部(受精部位)(图1-1)和伞部(拾卵)。

4.卵巢 为一对性腺器官,具有生殖和内分泌功能。成年妇女卵巢大小约4cm×3cm×1cm。

附件歌诀

卵巢输卵管,二者称附件;若有罹患时,两者常受难。

目的地:壶腹部

我一定要尽快
见到我的王子!

•• 图1-1 受精部位 ••

（二）内生殖器的邻近器官 内生殖器的邻近器官*有尿道、膀胱、输尿管、直肠和阑尾。

1. 尿道 短而直,接近阴道,易发生泌尿系统感染。

2. 膀胱 位于子宫前方。充盈的膀胱可影响子宫及阴道,故妇科检查及手术前必须排空膀胱。

3. 输尿管 为一对肌性圆索状管道,从肾盂开始下行,于子宫颈外侧2cm处,在子宫动脉下方穿过,向前下入膀胱。切除子宫结扎子宫动脉时,应避免损伤输尿管。

4. 直肠 前为子宫及阴道,妇科手术、分娩时应避免损伤肛管及直肠。

5. 阑尾 阑尾炎时可能累及生殖器官。

三、骨盆

1. 骨盆的组成及分界
- （1）组成:骨盆*由骶骨、尾骨及左右两块髋骨组成。
- （2）分界:*以耻骨联合上缘、髂耻缘及骶岬上缘的连线为界,将骨盆分为上、下两部分,上称假骨盆（大骨盆）,测量其径线可间接了解真骨盆的大小;下称真骨盆（小骨盆）,是胎儿娩出的通道,又称骨产道。

2. 骨盆平面及径线
- （1）入口平面:*呈横椭圆形,前方为耻骨联合上缘,两侧为髂耻缘,后方为骶岬上缘。
  - 1）入口前后径（真结合径）:耻骨联合上缘中点至骶岬前缘正中间的距离,*平均值为11cm。
  - 2）入口横径:左右髂耻缘间的最大距离,平均值为13cm。
  - 3）入口斜径:左右各一。平均值为12.75cm。
- （2）中骨盆平面:为骨盆的*最小平面,呈纵椭圆形。前为耻骨联合下缘,两侧为坐骨棘,后为骶骨下端。
  - 1）中骨盆前后径:平均值为11.5cm。
  - 2）*中骨盆横径（坐骨棘间径）:两坐骨棘间的距离,平均值为10cm。
- （3）出口平面:由两个在不同平面的三角形组成。坐骨结节间径为前后三角共同的底,前三角的顶端为耻骨联合下缘,后三角的顶端是骶尾关节。
  - 1）出口前后径:平均值为11.5cm。
  - 2）*出口横径:两坐骨结节内侧缘的距离,平均值为9cm。
  - 3）出口前矢状径:平均值为6cm。
  - 4）出口后矢状径:骶尾关节至坐骨结节间径中点间的距离,平均值为8.5cm。若出口横径较短,而出口后矢状径较长,两径之和＞15cm时,一般大小的胎头可经阴道娩出。

第2节 女性生殖系统生理

一、妇女一生各阶段的生理特点

1. 胎儿期。

2. 新生儿期 出生后4周内。出生后几日内可出现乳房肿大、假月经等生理现象。

3. 儿童期 从出生4周到12岁。

4. 青春期 是儿童到成人的转变期,是生殖器官、内分泌、体格逐渐发育到成熟的阶段。世界卫生组织规定青春期为10～19岁。月经初潮是青春期的重要标志,此期生理、心理变化很大,应给予关照和心理疏导。

5. 性成熟期 有周期性排卵及性激素分泌的时期。具有旺盛的生殖功能。自18岁左右开始,持续约30年。

6. 绝经过渡期 指开始出现绝经趋势到最后一次月经的时期。多在44～54岁。此期卵巢功能逐渐减退,卵泡不能发育成熟及排卵,致使月经不规律,生殖器官逐渐萎缩。

7. 绝经后期 指绝经后的生命时期。

二、卵巢的周期性变化及内分泌功能

1. 卵巢的周期性变化　包括卵泡的发育与成熟、排卵、黄体形成及退化3个阶段。
　（1）卵泡的发育与成熟：近青春期，卵巢中原始卵泡开始发育，形成生长卵泡，每个月经周期一般只有一个卵泡发育成熟，称为成熟卵泡，其直径可达15～20mm。
　（2）排卵：*排卵时间一般为下次月经来潮前的14日左右。
　（3）黄体形成及退化：*黄体一般于排卵后7～8日成熟，可分泌雌激素、孕激素。若卵子未受精，*排卵后9～10日黄体开始萎缩退化，寿命一般为12～16日，平均14日。

2. 卵巢功能　产生卵子并排卵和分泌性激素。

3. 卵巢激素的生理功能　卵巢主要合成及分泌*雌激素、孕激素和少量雄激素。

　（1）雌激素：*于排卵前和排卵后7～8日分别达高峰
　　1）促卵泡发育。
　　*2）促子宫发育；提高子宫平滑肌对缩宫素的敏感性；促使子宫内膜增生呈增殖期改变；使宫颈口松弛，宫颈黏液分泌增多，稀薄，易拉丝。
　　3）促进输卵管发育与收缩，利于受精卵的运行。
　　4）促进阴道上皮*增生和角化。
　　5）促进*乳腺管增生。
　　6）通过对下丘脑的正负反馈调节，控制垂体促性腺激素的分泌。
　　7）*促水钠潴留；促进高密度脂蛋白合成，抑制低密度脂蛋白合成；降低胆固醇水平；维持和促进骨基质代谢。

　（2）孕激素：*排卵后7～8日达高峰
　　*1）降低子宫对缩宫素的敏感性；使子宫内膜由增殖期转化为分泌期；抑制宫颈黏液分泌，性状变黏稠。
　　*2）抑制输卵管的收缩。
　　*3）促阴道上皮迅速脱落。
　　*4）促乳腺腺泡发育。
　　5）使排卵后*基础体温升高0.3～0.5℃。
　　*6）促水钠排泄。
　　7）通过对下丘脑的负反馈作用，抑制垂体促性腺激素的分泌。

　（3）雄激素
　　1）是合成雌激素的前体。
　　2）维持女性正常生育功能；促进阴毛和腋毛的生长。
　　3）促蛋白质的合成；促红细胞生成。

三、子宫内膜的周期性变化及月经周期的调节

1. 子宫内膜的周期性变化
　（1）增殖期：月经周期的第5～14日。
　（2）分泌期：月经周期的第15～28日。
　（3）月经期：月经周期的第1～4日。

2. 月经周期的调节　月经周期的调节是通过下丘脑-垂体-卵巢轴实现的。下丘脑通过分泌促性腺激素释放激素作用于垂体，促垂体合成、释放卵泡刺激素（FSH）和黄体生成激素（LH），促进卵泡发育，刺激排卵和黄体形成，并分泌雌激素、孕激素，两者作用于子宫内膜及其他生殖器官使其发生周期性变化，雌激素、孕激素分泌量又对下丘脑、垂体产生反馈作用。

3. 月经的临床表现
　（1）月经：是指伴随卵巢周期性变化而出现的子宫内膜周期性脱落及出血。是性功能成熟的外在标志之一。
　（2）月经初潮：月经第一次来潮称为月经初潮。
　（3）月经周期：两次月经第1日的间隔时间称为月经周期，一般为21～35日，平均28日。
　（4）月经期：月经持续的天数称为月经期，一般为2～8日，多为4～6日。
　（5）月经量：一次月经的总失血量，一般为20～60ml，超过80ml为月经过多。
　（6）月经血的特征：月经血呈暗红色，*不凝固，但出血多时可有血凝块。

3. 月经的临床表现

（7）月经期症状：多数妇女在经期无特殊症状，有些妇女可有下腹部及腰骶部下坠感、头痛、失眠、精神抑郁、易激动（图1-2）、恶心等症状，一般不影响工作和学习，需要注意经期卫生和休息。

4. 经期保健指导　月经是一种生理现象，首先应解除不必要的思想顾虑，保持精神平和愉快。经期盆腔充血、子宫颈口松弛，全身及生殖器官抵抗力下降，容易感染以及出现下腹及腰骶部下坠或酸胀感，必须注意盆腔卫生及避免盆腔压力加大。经期应注意防寒保暖，避免淋雨、冷水浴；保持外阴清洁干燥，勤洗、勤换内裤，禁止阴道冲洗、盆浴、游泳及性生活；少吃寒凉、忌食辛辣等食物；避免举重、剧烈运动和重体力劳动。

●●● 图1-2　经期的某些症状 ●●●

要点回顾

1. 子宫有哪4对韧带？各自功能是什么？
2. 雌激素、孕激素有哪些生理功能？
3. 经血有什么特征？如何进行经期保健指导？

模拟试题栏——识破命题思路，提升应试能力

一、专业实务

A₁型题

1. 关于阴道的解剖结构，正确的是（　　）
   - A. 下宽上窄
   - B. 黏膜无腺体
   - C. 后穹隆最浅
   - D. 前邻直肠后邻膀胱
   - E. 下端开口于阴道前庭前部

2. 有关正常成人非孕子宫，下列描述错误的是（　　）
   - A. 子宫位于盆腔中央，坐骨棘水平以下
   - B. 子宫长7～8cm，宽4～5cm，厚2～3cm
   - C. 子宫重50～70g
   - D. 子宫腔容积约5ml
   - E. 前倾前屈，呈倒置扁梨形

3. 输卵管结扎术的结扎部位是输卵管的（　　）
   - A. 间质部
   - B. 峡部
   - C. 壶腹部
   - D. 伞部
   - E. 漏斗部

4. 固定宫颈于盆腔中央，并防止子宫下垂的韧带是（　　）
   - A. 圆韧带
   - B. 骨盆漏斗韧带
   - C. 主韧带
   - D. 宫骶韧带
   - E. 阔韧带

5. 骨盆的组成是（　　）
   - A. 尾骨、坐骨及2块髋骨
   - B. 骶骨、尾骨及2块髋骨
   - C. 骶骨、坐骨及2块髂骨
   - D. 坐骨、耻骨及2块髂骨
   - E. 骶骨、尾骨及2块髂骨

6. 骨盆分界线为（　　）
   - A. 耻骨联合下缘、髂耻缘、骶岬中部的连线
   - B. 耻骨联合下缘、髂耻缘、骶岬下缘的连线
   - C. 耻骨联合上缘、髂嵴、骶岬上缘的连线
   - D. 耻骨联合上缘、髂耻缘、骶岬上缘的连线
   - E. 耻骨联合下缘、髂嵴、骶岬下缘的连线

7. 有关卵巢的周期性变化，下述不对的是（　　）
   - A. 排卵多发生在月经来潮前14日左右
   - B. 排卵后7～8日黄体发育成熟
   - C. 如卵子未受精，黄体于排卵后9～10日开始萎缩
   - D. 黄体衰退，月经即来潮
   - E. 黄体细胞只分泌孕激素

8. 下列属于雌激素生理功能的是（　　）
   - A. 使宫颈黏液分泌减少
   - B. 使子宫内膜由增殖期变为分泌期
   - C. 降低子宫对缩宫素的敏感性
   - D. 使排卵后基础体温升高
   - E. 使阴道上皮增生、角化、成熟

9. 不属于孕激素生理功能的是（　　）
   - A. 使子宫内膜呈分泌期改变
   - B. 抑制输卵管蠕动
   - C. 促使乳腺腺泡增生
   - D. 对下丘脑和腺垂体有负反馈作用
   - E. 使排卵后基础体温下降0.3～0.5℃

10. 下列不属于生殖器官的邻近器官的是（　　）
   - A. 膀胱
   - B. 尿道
   - C. 输尿管
   - D. 结肠
   - E. 直肠

11. 正常骨盆各平面的形态是（　　）
   - A. 骨盆的入口平面呈纵椭圆形
   - B. 骨盆的中骨盆平面呈横椭圆形
   - C. 骨盆的出口平面呈两个不同平面的长方形
   - D. 骨盆的出口平面由两个不同平面的三角形组成

E. 骨盆的入口及出口平面呈横椭圆形,中骨盆平面呈纵椭圆形

12. 正常骨盆出口平面的横径为( )

A. 9cm
B. 10cm
C. 11cm
D. 12cm
E. 13cm

13. 关于会阴,下述错误的是( )

A. 会阴是指阴道口与肛门之间的软组织
B. 呈楔状
C. 中心腱是会阴的组成部分
D. 会阴包括皮肤、筋膜、部分肛提肌
E. 分娩时会阴伸展性很小,易裂伤

14. 女性生殖功能成熟的重要外在标志主要为( )

A. 体格发育完全
B. 第二性征发育
C. 内生殖器发育
D. 规律月经
E. 乳腺丰满

15. 黄体发育成熟,雌激素、孕激素水平达高峰是在排卵后( )

A. 7～8日
B. 9～10日
C. 11～12日
D. 13～14日
E. 15～16日

A₂型题

16. 患者,女性,15岁。下午上体育课跨栏时,意外碰撞外阴,现觉外阴部位持续胀痛,最可能受伤的部位是( )

A. 阴阜
B. 小阴唇
C. 大阴唇
D. 阴蒂
E. 阴道前庭

17. 某妇女,28岁,孕1产1,剖宫产后42天。今日回医院产后复查,妇检见宫颈外口形状为( )

A. 圆形
B. 椭圆形
C. 横裂状
D. 纵裂状
E. 不规则形

18. 某妇女,19岁,身体健康,其宫颈与宫体的比例为( )

A. 1∶1
B. 1∶2
C. 1∶3
D. 2∶1
E. 3∶1

19. 患者,女性,28岁,孕2产1,本次意外妊娠50天行吸宫术,术中不慎损伤阴道后壁,最可能伤及的邻近器官是( )

A. 直肠
B. 尿道
C. 膀胱
D. 阑尾
E. 输尿管

20. 某妇女,20岁,平时月经规律,月经周期为28日,经期为5～6日,其子宫内膜分泌期变化发生在月经周期的第( )

A. 5～14日
B. 15～28日
C. 1～4日
D. 25～28日
E. 10～12日

21. 某妇女,30岁,现妊娠12周,妇检发现阴道变软、皱襞增多,促使其阴道上皮增生变厚从而增强抵抗力的激素是( )

A. 雌激素
B. 孕激素
C. 雄激素
D. 人绒毛膜促性腺激素
E. 黄体生成素

22. 某妇女,23岁,14岁月经第一次来潮,最初2年月经不规则,现已规律,今日月经来潮,脱落的是子宫( )

A. 黏膜层
B. 肌层
C. 浆膜层
D. 基底层
E. 功能层

23. 患者,女性,13岁,月经来潮半年,总认为对其学习、生活造成很多不便,心情不好,护士指导其经期应( )

A. 保持外阴清洁
B. 为了减少浪费,卫生护垫应湿透才更换
C. 多做剧烈运动
D. 多喝冷饮
E. 盆浴

24. 患者,女性,16岁,月经一直不规则,甚为苦恼,很想了解月经的有关知识,护士的解答中,不属于月经临床表现的是( )

A. 月经周期一般为21～35日
B. 正常月经多持续4～6日
C. 每次月经量一般为20～60ml
D. 多数妇女月经期无特殊症状,少数妇女可有下腹及腰骶部下坠感,一般不影响工作和学习
E. 月经血呈暗红色,凝固

25. 某妇女,23岁,初潮13岁,月经规则,月经周期为30日,其排卵时间一般在月经周期的( )

A. 第5日
B. 第12日
C. 第14日
D. 第16日
E. 第19日

26. 患者,女性,17岁,因临近考试,最近比较紧张,每天看书复习较晚才睡,这个月的月经超过了一星期还未来潮,最可能的原因是( )

A. 闭经
B. 紧张和劳累

C. 贫血   D. 感染

E. 怀孕

27. 某妇女,26岁,产后10个月,体健,决定为小孩断奶,现需退奶,可给予( )

 A. 雌激素   B. 孕激素

 C. 雄激素   D. 促卵泡素

 E. 黄体生成素

28. 患者,女性,25岁。停经46天少量阴道流血1天,诊断为"先兆流产",予"黄体酮"保胎,其用药原理主要是运用了孕激素功能中的( )

 A. 使子宫内膜由增殖期转为分泌期

 B. 使宫颈闭合,黏液减少变稠

 C. 降低子宫肌肉对缩宫素的敏感性

 D. 抑制输卵管的蠕动

 E. 对下丘脑、垂体的负反馈作用

29. 患者,女性,30岁,婚后2年一直未孕。妇查见宫颈黏液分泌量多,稀薄,易拉丝,宫颈黏液的这种特性是受哪种激素影响( )

 A. hCG   B. 泌乳素

 C. 雌激素   D. 孕激素

 E. 雄激素

30. 某妇女,26岁,已婚,平时月经规律,子宫内膜病理学检查见:内膜厚约4mm,腺体多,间质致密,间质内小动脉增生延长呈螺旋状。目前子宫内膜属于( )

 A. 月经期   B. 增殖期

 C. 分泌早期   D. 分泌期

 E. 月经前期

31. 患者,女性,16岁。自诉经前常出现轻微下腹坠胀,乳房胀痛,月经来潮后缓解。护士指导其经期卫生保健措施中,错误的是( )

 A. 应保持外阴清洁 B. 每日阴道冲洗1次

 C. 经期可照常工作 D. 避免寒冷刺激

 E. 使用消毒卫生巾

A₃/A₄型题

(32~34题共用题干)

 初孕妇,26岁,初次产检,骨盆测量各径线均在正常范围内。

32. 孕妇入口平面的形态呈( )

 A. 圆形   B. 菱形

 C. 三角形   D. 横椭圆形

 E. 纵椭圆形

33. 孕妇骨盆入口平面前后径之值约为( )

 A. 11cm   B. 12cm

 C. 13cm   D. 14cm

 E. 15cm

34. 孕妇中骨盆平面的横径约为( )

 A. 8cm   B. 9cm

 C. 10cm   D. 11cm

 E. 12cm

(35、36题共用题干)

 某妇女,20岁。平素月经规则,月经周期为29日,经期6日。

35. 推算其排卵日大约在月经周期的( )

 A. 第10日   B. 第14日

 C. 第15日   D. 第16日

 E. 第18日

36. 以下检查结果提示该女性有排卵的是( )

 A. 子宫内膜呈增殖期改变

 B. 基础体温双相型

 C. 宫颈黏液涂片见典型羊齿叶状结晶

 D. 阴道脱落细胞涂片检查见成熟角化细胞

 E. 宫颈黏液稀薄,易拉丝

(37、38题共用题干)

 某妇女,23岁,体健。平时月经规律,28日一次,每次持续5~6日。上次月经距今已25日,近日觉宫颈黏液分泌量减少,变稠厚,宫颈黏液涂片见椭圆体。

37. 使该女士宫颈黏液变少、稠厚的激素是( )

 A. 雌激素   B. 孕激素

 C. hCG   D. 雄激素

 E. 泌乳素

38. 其宫颈黏液的变化提示该女士( )

 A. 已排卵   B. 未排卵

 C. 月经来潮   D. 妊娠

 E. 闭经

(谭文绮)

第2章 妊娠期妇女的护理

妊娠是胚胎和胎儿在母体内发育成长的过程。受精是妊娠的开始,临床上以末次月经的第一日开始,妊娠约为280日,即40周。

第1节 妊娠生理

一、受精与着床

1. 受精 精子与卵子结合的过程称为受精。
2. 着床 晚期囊胚侵入子宫内膜的过程,称为着床。在受精后6~7日开始,11~12日完成。

二、胎儿附属物的形成与功能 胎儿附属物是指胎儿以外的组织,*包括胎盘、胎膜、脐带和羊水。

1. 胎盘的形成、结构与功能

(1)胎盘的形成:胎盘*由羊膜、叶状绒毛膜和底蜕膜组成。是母儿的结合体,母体与胎儿间进行物质交换的重要器官。

(2)胎盘的结构:约在妊娠12周末基本形成。足月胎盘呈圆形或椭圆形,直径16~20cm,重450~650g,厚1~3cm,中间厚,边缘薄,胎盘分为胎儿面与母体面。胎儿面光滑,灰白色,由羊膜覆盖,脐带附着于胎儿面中央或稍偏处;母体面粗糙,暗红色,由18~20个胎盘小叶组成。

(3)胎盘的功能

*1)气体交换。

*2)营养物质供应(图2-1)。

*3)排出胎儿代谢产物。

*4)防御功能:母血中的IgG可以通过胎盘,对胎儿起保护作用。但胎盘的屏障功能很有限,各种病毒可通过胎盘侵袭胎儿。

·•◦ 图2-1 胎盘有供给营养的功能 ◦•·

*5)合成功能:胎盘能合成多种激素和酶。

*人绒毛膜促性腺激素(hCG):受精后10日左右即可测出,成为诊断早孕的敏感方法之一。着床后10周分泌达高峰。其作用是营养黄体,维持早期妊娠。

*人胎盘生乳素(hPL):主要功能为促进乳腺腺泡发育;促蛋白质合成。

*雌激素和孕激素:自妊娠8~10周起由胎盘合成。主要生理作用为共同参与妊娠期母体各系统的生理变化。

其他:酶。

2. 胎膜 胎膜由*绒毛膜(外层)和羊膜(内层)组成。维持了羊膜腔完整性,具保护功能,对分娩发动也有一定作用。

3. 脐带 是连接胎儿与胎盘的条索状组织,足月时长30~100cm,*内有一条脐静脉和两条脐动脉。脐带是母儿物质交换的唯一重要通道。脐带受压时血流受阻,胎儿缺氧,可致胎儿宫内窘迫甚至危及生命。

4. 羊水 为充满于羊膜腔内的液体。*正常足月妊娠羊水量为800~1000ml。妊娠早期的羊水,主要为母体血清经胎膜进入羊膜腔的透析液;妊娠中期以后,胎儿尿液是羊水的主要来源。羊水的功能:保护母体与胎儿。

三、胎儿发育及生理特点

1. 胎儿发育 在受精后8周内称胚胎;从受精第9周起称胎儿,胎儿发育的特征大致为:

妊娠8周末:初具人形,*超声可见心脏搏动。易畸形。

妊娠16周末:从外生殖器可确定胎儿性别。*部分孕妇自觉胎动。

妊娠20周末：*临床可听到胎心音。自20周至满28周前娩出的胎儿，称为有生机儿。

*妊娠28周末：胎儿身长约35cm，体重约1000g。此期出生者易患特发性呼吸窘迫综合征。若加强护理，可以存活。

妊娠36周末：*胎儿身长约45cm，体重约2500g，皮下脂肪发育良好，毳毛明显减少，指（趾）甲已达指（趾）尖。出生后能啼哭及吸吮，生活力良好。

妊娠40周末：身长约50cm，体重约3400g或以上。体形外观丰满，皮肤粉红色，男性胎儿睾丸已降至阴囊内，女性胎儿大小阴唇发育良好。出生后哭声响亮，吸吮能力强，能很好存活。

2. 胎儿的生理特点　胎儿的营养供给和代谢产物排出均需经脐带血管与胎盘，由母体完成。

胎儿发育过程

二月具人形，三月分性别，四月知胎动，五月听胎心，

六月眉毛现，七月皮红皱，八月睾降阴，九月生活良，十月足月生。

第2节　妊娠期母体变化

一、生理变化

1. 生殖系统
- （1）子宫
  1）子宫体：明显增大变软，*妊娠12周子宫增大超出盆腔，在耻骨联合上方可触摸到宫底，足月时子宫大小为35cm×22cm×25cm，容积达5000ml，重量达1100g。妊娠晚期子宫稍右旋。
  2）子宫峡部：非孕时长约1cm，随妊娠进展渐被拉长、变软，*临产时可达7～10cm而形成子宫下段，成为软产道一部分。
  3）子宫颈：子宫颈充血、水肿，呈紫蓝色。颈管腺体因受激素影响分泌增多，形成黏稠的黏液栓，有防止细菌侵入的作用。
- （2）阴道：阴道黏膜着色、皱襞增多，伸展性增加。分泌物增多呈糊状。
- （3）外阴：外阴充血，色素沉着，伸展性增加。
- （4）卵巢：停止排卵。
- （5）输卵管：稍变长。

2. 乳房　增大，乳头、乳晕变黑，形成蒙氏结节。

3. 循环及血液系统
- （1）心脏：向左、上、前方移位，血管扭曲，于心尖区可闻及柔和的吹风样收缩期杂音。妊娠晚期*心率增加10～15次/分。
- （2）心排出量与血容量：心排出量从妊娠10周开始增加，至妊娠32～34周达高峰，*第二产程心排出量增加最显著。血容量于妊娠6周开始增加，至*妊娠32～34周达高峰，增加40%～45%，量约1450ml，维持此水平直至分娩。血浆增加多于红细胞增加，使*血液稀释，出现生理性贫血。
- （3）静脉压：增大子宫压迫下腔静脉使血液回流受阻，孕妇易发生下肢、外阴静脉曲张和痔；*若长时间仰卧，可引起回心血量减少，心排出量降低，血压下降，导致仰卧位低血压综合征。
- （4）血液成分：妊娠后期白细胞数增加，可达$15×10^9$/L。凝血因子增加使*血液处于高凝状态，对预防产后出血有利。血沉加快。

4. 泌尿系统　肾脏负担加重。孕妇仰卧位尿量增加，故夜尿多。易患急性肾盂肾炎，以右侧多见。

5. 呼吸系统　呼吸道黏膜充血、水肿，易上呼吸道感染。

6. 消化系统　停经6周左右约50%的妇女出现早孕反应。肠蠕动减弱，易便秘。

7. 其他　孕妇妊娠期体重一般增加12.5kg。

二、心理变化

1. 孕妇的心理反应　常有惊讶/震惊、矛盾心理、接受、情绪不稳定、内省等心理反应。

2. 孕妇的心理调节 美国心理学家鲁宾(Rubin)认为孕妇必须完成4项心理发展任务：
- (1)确保自己及胎儿能安全顺利地度过妊娠期、分娩期。
- (2)促使家庭重要成员接受新生儿。
- (3)学习为孩子贡献自己。
- (4)情绪上与胎儿连成一体。

第3节 妊娠诊断

根据妊娠不同时期的特点,临床将妊娠全过程分为3个时期:★妊娠13周末及以前称为早期妊娠,第14～27周末称为中期妊娠;第28周及其以后称为晚期妊娠。

一、早期妊娠诊断

1. 临床表现
- ★(1)停经:是妊娠最早、最重要的症状。
- (2)早孕反应:约于停经6周出现,多于12周左右自行消失。
- (3)尿频:因增大的子宫压迫膀胱引起,一般于12周后消失。
- (4)乳房:轻度胀痛及乳头刺痛,乳头及乳晕着色,蒙氏结节形成。
- (5)妇科检查:阴道黏膜及宫颈充血,呈紫蓝色。★子宫峡部极软,感觉宫颈与宫体似不相连,称黑加征。妊娠8周时子宫增大如非孕子宫2倍,妊娠12周时为3倍,在耻骨联合上方可触及。

2. 辅助检查
- (1)妊娠试验:测尿或血中hCG含量,是协助诊断早期妊娠★最常用的方法。
- (2)超声检查:★确诊方法。最早★妊娠5周末可见妊娠囊,超声多普勒最早于★妊娠7周听到胎心音。
- (3)黄体酮试验:每日肌内注射黄体酮20mg,连用3～5日,若停药后超过7日仍未出现阴道流血,则早期妊娠的可能性很大。
- (4)基础体温测定:停经后高温相持续18日不下降,早孕的可能性大,持续3周以上,早孕可能性更大。
- (5)宫颈黏液检查:持续于镜下见椭圆体结构,提示妊娠可能。

二、中晚期妊娠的诊断

1. 临床表现
- (1)子宫明显增大,自感胎动,闻及胎心,触及胎体,容易确诊。
- (2)子宫增大:子宫逐月增大,宫底逐月升高(表2-1)。
- (3)胎动:★妊娠18～20周时开始自觉胎动(图2-2),★胎动计数≥6次/2小时为正常。
- (4)胎心音:★妊娠18～20周用一般听诊器在孕妇腹壁上可听到胎心音,★正常胎心率110～160次/分,呈双音,似钟表"滴答"声。

2. 辅助检查 超声检查等。

★表2-1 不同妊娠周数的子宫底高度及子宫长度

妊娠周数	手测子宫底高度	尺测子宫长度(cm)
12周末	耻骨联合上2～3横指	
16周末	脐耻之间	
20周末	脐下1横指	18(15.3～21.4)
24周末	脐上1横指	24(22.0～25.1)
28周末	脐上3横指	26(22.4～29.0)
32周末	脐与剑突之间	29(25.3～32.0)
36周末	剑突下2横指	32(29.8～34.5)
40周末	脐与剑突之间或略高	33(30.0～35.3)

妊娠宫底高度歌诀

耻脐剑突是标记,四、八、十月在之间;

三月最低耻三指,九月最高剑两指;

六月五月最好记,分别脐上下一指。

●● 图2-2 胎动常见
的基本动作 ●●

第4节 胎产式、胎先露、胎方位

一、胎产式　胎体纵轴与母体纵轴的关系称为胎产式。两纵轴平行者称纵产式。两纵轴垂直者称横产式。两纵轴交叉者称斜产式。

二、胎先露　*最先进入骨盆入口的胎儿部分称为胎先露。纵产式有头先露、臀先露,横产式为肩先露。偶见头先露或臀先露与胎手或胎足同时入盆,称为复合先露。

三、胎方位　*胎儿先露部的指示点与母体骨盆的关系称为胎方位,简称胎位。*枕先露以枕骨、面先露以颏骨、臀先露以骶骨、肩先露以肩胛骨为指示点,根据指示点与母体骨盆左、右、前、后、横的关系而有不同的胎位。正常胎方位有:枕左前、枕右前。

第5节 产前检查

产前检查*从确诊早孕开始,妊娠28周前每4周检查一次,妊娠28周后每2周检查一次,妊娠36周后每周检查一次。凡属高危妊娠者,应酌情增加产前检查次数。

一、病史

1. 健康史。

2. 孕产史。

3. 预产期推算　以*末次月经(LMP)的日期推算预产期(EDC)是最常用的方法。计算方法为:从末次月经第1日起,月份减3或加9,日期加7。如为阴历,月份仍减3或加9,但日期加15。如记不清末次月经的日期,可根据早孕反应出现时间、胎动开始时间以及子宫高度等估计。

预产期推算歌

末次月经头日起,月份减3或加9,日期加7或15,胎儿分娩在朝夕。

二、身体评估

1. 全身检查
(1)测量体重:妊娠晚期体重增加每周不超过500g。
(2)测量血压:正常孕妇血压不超过140/90mmHg。

2. 产科检查
(1)腹部检查:排尿后取仰卧位,头部稍抬高,暴露腹部,双腿略屈曲分开。检查者站在孕妇右侧。

1)视诊:注意腹形及大小,有无妊娠纹、手术瘢痕和水肿。

2)触诊:用四步触诊法检查*子宫大小、胎产式、胎先露、胎方位及先露是否衔接。前三步检查者面向孕妇头部,第四步面向孕妇足部。
第一步:测宫底高度,估计宫底处胎儿部位。
第二步:分辨胎背、胎肢。
第三步:分辨胎先露并判断先露是否入盆。
第四步:进一步核对胎先露并了解先露入盆程度。

3)听诊:胎心音在靠近胎背上方的孕妇腹壁处听得最清楚。*枕先露时,胎心音在脐下方右或左侧;臀先露时,胎心音在脐上方右或左侧;肩先露时,胎心音在脐部下方听得最清楚。

2. 产科检查

（2）骨盆测量：
分为骨盆
外测量和
骨盆内测
量两种。

1）骨盆外测量

A. 髂棘间径：孕妇伸腿仰卧位，测量两侧髂前上棘外缘的距离。★正常值为23～26cm。

B. 髂嵴间径：孕妇伸腿仰卧位，测量两侧髂嵴外缘最宽的距离，★正常值为25～28cm。以上两径线可间接推测骨盆入口横径的长度。

C. ★骶耻外径：孕妇取左侧卧位，左腿屈曲，右腿伸直，测量第5腰椎棘突下凹陷处至耻骨联合上缘中点的距离，正常值为18～20cm。此径线可间接推测骨盆入口前后径长短，是骨盆外测量中最重要的径线。若此值小于18cm，应进一步内测量骶耻内径。

D. 坐骨结节间径：又称★出口横径。孕妇仰卧位，两腿屈曲，双手抱膝，测量两侧坐骨结节内侧缘之间的距离，★正常值为8.5～9.5cm，平均值为9cm。如★出口横径小于8cm，应进一步测出出口后矢状径。

E. 耻骨弓角度：正常值为90°。

2）骨盆内测量：一般于妊娠24～36周测量。孕妇取膀胱截石位，外阴消毒，检查者戴消毒手套并涂润滑油。

A. 骶耻内径：也称对角径，自耻骨联合下缘至骶岬上缘中点的距离，★正常值为12.5～13cm。

B. 坐骨棘间径：两侧坐骨棘间的距离。★正常值为10cm。

3. 阴道检查　妊娠最后1个月应避免。

4. 肛诊　可了解胎先露、坐骨棘及坐骨切迹宽度，以及骶尾关节活动度等。

5. 绘制妊娠图　将宫高、腹围等各项检查绘成曲线图，动态观察妊娠的变化。

三、心理社会评估

1. 妊娠早期　重点评估孕妇对妊娠的态度及接受程度。

2. 妊娠中、晚期　重点评估孕妇对妊娠有无不良的情绪反应等。

第6节　妊娠期常见症状及其护理

一、临床表现

1. 恶心、呕吐　约妊娠6周出现，12周消失。

2. 尿频、尿急　妊娠初3个月及末3个月明显。

3. 白带增多　注意排除假丝酵母菌、滴虫、淋球菌、衣原体等感染，孕妇易合并外阴阴道假丝酵母菌病。

4. 下肢水肿　孕妇在妊娠后期常有踝部、小腿水肿，经休息后消退，属正常现象。若下肢明显凹陷性水肿或经休息后不消退者，应警惕妊娠期高血压疾病的发生。

5. 便秘　由于妊娠期间肠蠕动减弱，增大子宫的压迫，加之孕妇运动量减少，容易发生便秘。

6. 腰背痛　妊娠期间由于关节韧带松弛，增大的子宫前突使躯体重心后移，腰椎向前突使背肌处于持续紧张状态，常出现轻微腰背痛。

7. 下肢肌肉痉挛　孕妇缺钙的表现，发生于小腿腓肠肌，常在夜间发作。

8. ★仰卧位低血压综合征　妊娠晚期孕妇长时间仰卧位，增大子宫压迫下腔静脉，使回心血量及心排出量骤然减少，出现低血压。

9. 下肢、外阴静脉曲张　增大子宫压迫下腔静脉使血液回流受阻，孕妇易发生下肢、外阴静脉曲张和痔。

10. 贫血　血容量增加导致血液稀释，出现生理性贫血。

二、护理措施

1. 常见症状
的护理

（1）恶心、呕吐：少量多餐，避免空腹；吃清淡食物，避免难以消化或特殊气味的食物；给予精神鼓励和支持。妊娠剧吐需住院治疗。

（2）尿频、尿急：不必处理。

（3）白带增多:保持外阴部清洁干燥。若合并外阴阴道假丝酵母菌病,给予局部治疗。

（4）水肿:左侧卧位休息,下肢垫高15°;避免长时间站或坐,适当限制盐的摄入,不必限制水分。

（5）下肢及外阴静脉曲张:孕妇应避免长时间站立、行走,并注意时常抬高下肢;指导孕妇穿弹力裤或弹力袜;会阴部静脉曲张者,可于臀下垫枕,抬高髋部休息。

1. 常见症状的护理

（6）便秘:定时排便,适当运动,多喝水,多吃水果、蔬菜等粗纤维食物,不可随便使用大便软化剂或轻泻剂。

（7）腰背痛:穿低跟鞋,卧床休息,局部按摩或热敷等。

（8）下肢肌肉痉挛:局部按摩或热敷,遵医嘱口服钙剂。

（9）仰卧位低血压综合征:★侧卧位。

（10）贫血:应自妊娠4～5个月开始补充铁剂,★指导餐后20分钟服用,以减轻对胃肠道的刺激,补充维生素C和钙剂能增加铁的吸收。增加含铁食物如肝脏、瘦肉、蛋黄、豆类等。

2. 心理护理　了解孕妇对妊娠的心理适应程度,提供心理支持。

要点回顾

1. 胎盘由哪些组织构成? 有什么功能?

2. 早期妊娠有什么症状? 有哪些辅助检查方法帮助诊断?

3. 孕妇开始自感胎动的时间? 正常范围是多少? 孕妇自我监测胎儿安危最简单有效的方法是什么?

4. 骶耻外径的定义是什么? 正常范围? 测量体位与意义? 若该值低于最低正常范围,应进一步做什么检查?

5. 妊娠期常见症状有哪些?

★ **模拟试题栏——识破命题思路,提升应试能力** ★

一、专业实务

A₁型题

1. 正常脐带内含有（　　）

A. 一条脐动脉,一条脐静脉

B. 两条脐动脉,两条脐静脉

C. 两条脐动脉,一条脐静脉

D. 一条脐动脉,两条脐静脉

E. 两条脐动脉,三条脐静脉

2. 胎盘合成hCG达高峰的时间是着床后的（　　）

A. 10周　　　　　　　B. 9～11周

C. 10～12周　　　　　D. 12～14周

E. 14～16周

3. 关于胎盘功能错误的是（　　）

A. 供给营养物质

B. 能替代胎儿呼吸功能

C. IgG可通过胎盘使胎儿获得抗体

D. 能阻止细菌、病毒及药物通过

E. 能合成激素和酶

4. 具有促乳腺生长发育,促进蛋白质合成作用的是（　　）

A. 人绒毛膜促性腺激素　　B. 人胎盘生乳素

C. 雌激素　　　　　　　D. 孕激素

E. 酶

5. 组成胎膜的是（　　）

A. 真蜕膜和羊膜　　　　B. 底蜕膜和羊膜

C. 绒毛膜和羊膜　　　　D. 包蜕膜和羊膜

E. 绒毛膜和底蜕膜

6. 羊水的功能不包括（　　）

A. 保持羊膜腔恒温　　　B. 排出胎儿代谢产物

C. 提供活动空间　　　　D. 防止胎体粘连

E. 分娩时促宫口扩张

7. 有关妊娠期母体生殖系统的变化,正确的是（　　）

A. 阴道黏膜变薄,皱襞减少

B. 卵巢增大,停止排卵

C. 输卵管缩短

D. 子宫增大变软,稍左旋

E. 子宫峡部形成子宫下段,临产时长10～12cm

8. 孕产妇血流动力学变化最显著的阶段是（　　）

A. 妊娠早期　　　　　　B. 妊娠中期

C. 妊娠晚期　　　　　　D. 分娩期

E. 产褥期

9. 妊娠期心血管系统所发生的变化,不会出现的是

（　　）
　A.心搏出量增加
　B.心率加快
　C.大血管扭曲
　D.心尖部可闻及舒张期杂音
　E.膈肌上抬,心脏移位

10.妊娠期血容量增加达高峰是在妊娠（　　）
　A.24～26周　　　　　　B.27～28周
　C.29～30周　　　　　　D.32～34周
　E.30～32周

11.胎先露是（　　）
　A.最先进入骨盆入口的胎儿部分
　B.胎儿先露部的指示点与母体骨盆的关系
　C.胎体纵轴与母体纵轴的关系
　D.胎儿身体各部分的相互关系
　E.胎儿位置与母体骨盆的关系

12.胎方位是（　　）
　A.最先进入骨盆入口的胎儿部分
　B.胎儿先露部的指示点与母体骨盆的关系
　C.胎体纵轴与母体纵轴的关系
　D.胎儿身体各部分的相互关系
　E.胎儿位置与母体骨盆的关系

13.最多见的胎先露是（　　）
　A.枕先露　　　　　　　B.肩先露
　C.臀先露　　　　　　　D.面先露
　E.足先露

14.产检项目中能够反映胎儿生长发育状况最重要的指标是（　　）
　A.孕妇体重　　　　　　B.胎方位
　C.宫高与腹围　　　　　D.胎动
　E.胎心率

15.我国围产期是（　　）
　A.自胚胎形成至产后1周
　B.自孕满20周至产后1周
　C.自孕满20周至产后4周
　D.自孕满28周至产后1周
　E.自孕满28周至产后4周

A₂型题

16.患者,女性,29岁,孕1产0,妊娠42周,B超检查了解羊水情况。下列属于羊水过少的是（　　）
　A.300ml　　　　　　　B.500ml
　C.600ml　　　　　　　D.700ml
　E.800ml

17.初孕妇,28岁,孕34周,孕期顺利,目前她的血容

量比未孕时约增加（　　）
　A.20%　　　　　　　　B.30%
　C.40%～45%　　　　　D.50%
　E.60%

18.初孕妇,25岁,孕2产1,孕20周来医院产检,护士进行健康指导时,对其解释妊娠期母体泌尿系统发生的改变,下述正确的是（　　）
　A.肾脏负担减轻　　　　B.仰卧位尿量减少
　C.输尿管轻度收缩　　　D.妊娠期尿量减少
　E.易患急性肾盂肾炎

19.初孕妇,28岁,孕1产0,孕24周来医院产检,护士对其解释妊娠期母体变化,错误的是（　　）
　A.妊娠32～34周血容量增加达高峰
　B.妊娠晚期易发生外阴及下肢静脉曲张
　C.长时间仰卧后可出现血压下降
　D.妊娠末期孕妇血液处于低凝状态
　E.妊娠后卵巢不排卵

20.初孕妇,23岁,孕1产0,胎体初具人形,B超示胎心搏动,此时的妊娠周数约为（　　）
　A.孕8周末　　　　　　B.孕12周末
　C.孕16周末　　　　　　D.孕20周末
　E.孕24周末

21.某妇女,24岁,孕1产0,孕32周到医院产检,常规在孕妇腹壁上听诊,与母体心率相一致的音响是（　　）
　A.胎心音　　　　　　　B.子宫杂音
　C.脐带杂音　　　　　　D.胎动音
　E.肠蠕动音

22.某妇女,30岁,婚后2年,现停经40天,两天前出现恶心、呕吐症状,疑怀孕。早期妊娠的辅助检查不包括（　　）
　A.妊娠试验　　　　　　B.超声检查
　C.黄体酮试验　　　　　D.尿雌三醇测定
　E.基础体温测定

23.初孕妇,26岁,平时月经规则,现胎儿已长出头发,通过外生殖器可分辨男女,孕妇偶感胎动,估计胎儿孕龄是（　　）
　A.孕12周末　　　　　　B.孕16周末
　C.孕20周末　　　　　　D.孕32周末
　E.孕36周末

24.某妇女,23岁,孕1产0。自然分娩一男婴,身长35cm,体重1000g,皮下脂肪少,头发、指甲已长出,新生儿娩出后能啼哭、吞咽。估计新生儿的孕周为（　　）

A. 16周   B. 20周

C. 24周   D. 28周

E. 32周

25. 初孕妇,25岁。孕1产0,孕2个月起出现尿频,1个月后尿频症状自行消失。可能的原因是( )

  A. 孕妇饮水减少   B. 增大的子宫超出盆腔

  C. 使用药物治疗   D. 胎位异常

  E. 水钠潴留

26. 某妇女,28岁,孕1产0,现孕33周,自怀孕以来常为一些小事生气、哭泣,护士告知这是孕妇常见的心理反应,属于( )

  A. 惊讶   B. 震惊

  C. 接受   D. 矛盾心理

  E. 情绪不稳定

27. 某妇女,26岁,婚后1年,素来身体健康,首次产检行骨盆测量,外测值均在正常范围内,其耻骨弓角度为( )

  A. 60°   B. 70°

  C. 80°   D. 90°

  E. 100°

28. 某妇女,29岁,孕2产1,现孕36周,长时间仰卧后出现血压下降,主要原因是( )

  A. 脉率加快   B. 脉压增大

  C. 脉压减少   D. 回心血量增加

  E. 回心血量减少

29. 患者,女性,26岁,孕1产0,孕35周,因胎动频繁急到医院产检,需了解胎盘情况,目前常用的胎盘功能检查方法是测定尿中的( )

  A. 皮质醇   B. 孕二醇

  C. 雌二醇   D. 雌三醇

  E. 醛固酮

30. 患者,女性,26岁,孕1产0,孕36周,因妊娠期高血压疾病就诊,需了解胎儿是否成熟,判断胎儿肺成熟度的检查是( )

  A. 血清胎盘生乳素测定

  B. 羊水卵磷脂与鞘磷脂比值测定

  C. 无应激试验

  D. 缩宫素激惹试验

  E. 羊水胆红素测定

A_3/A_4型题

(31、32题共用题干)

  患者,女性,28岁,孕1产0,孕33周,重度子痫前期。

31. 行B超检查了解胎儿发育情况,常测径线是( )

  A. 双顶径   B. 枕额径

C. 枕颏径   D. 双颞径

E. 枕下前囟径

32. 现需了解胎盘情况,用于判断胎盘功能的检查方法中,错误的是( )

  A. 血清胎盘生乳素测定   B. 血雌三醇测定

  C. 缩宫素激惹试验   D. 尿雌三醇测定

  E. 羊水胆红素测定

(33、34题共用题干)

  某妇女,33岁,婚后5年,现停经38天,较为紧张兴奋,迫切希望确定是否妊娠。

33. 早期妊娠的确诊方法是( )

  A. 妊娠试验   B. 超声检查

  C. 黄体酮试验   D. 妇科检查

  E. 基础体温测定

34. B超显像检查,最早可见到妊娠囊的时间是停经( )

  A. 4周   B. 5周

  C. 6周   D. 7周

  E. 8周

二、实践能力

A₁型题

35. 妊娠最早、最重要的症状是( )

  A. 尿频   B. 早孕反应

  C. 停经   D. 乳房变化

  E. 子宫增大

36. 正常妊娠时,子宫增大超出盆腔的孕周为( )

  A. 6周   B. 8周

  C. 10周   D. 12周

  E. 14周

37. 妊娠早期黑加征是指( )

  A. 子宫增大变软

  B. 子宫呈球形

  C. 宫颈充血变软,呈紫蓝色

  D. 阴道充血变软,呈紫蓝色

  E. 子宫峡部极软,宫颈和宫体似不相连

38. 胎动减少是指胎动2小时少于( )

  A. 5次   B. 6次

  C. 15次   D. 20次

  E. 25次

39. 胎心音的正常范围是每分钟( )

  A. 80～120次   B. 90～130次

  C. 100～140次   D. 110～160次

  E. 130～170次

40. 孕妇开始自觉胎动的时间多为妊娠( )

A. 12～14周　　　　B. 14～16周

C. 16～18周　　　　D. 18～20周

E. 20～22周

41. 孕妇自我监测胎儿安危最简单有效的方法是
（　　　）

　　A. 胎动计数　　　　B. 计算孕龄

　　C. 测量体重　　　　D. 睡眠情况

　　E. 情绪波动

42. 首次产前检查的时间是（　　　）

　　A. 从确诊早孕开始　　B. 孕2个月开始

　　C. 孕3个月开始　　　D. 孕4个月开始

　　E. 孕5个月开始

43. 推算预产期最常用的依据是（　　　）

　　A. 末次月经干净之日　B. 末次月经开始之日

　　C. 初觉胎动时间　　　D. 早孕反应开始时间

　　E. 胎儿大小和宫底高度

44. 关于四步触诊法，错误的是（　　　）

　　A. 前三步检查者面向孕妇头部

　　B. 第四步检查者面向孕妇足部

　　C. 第二步触诊主要查胎背、胎肢在何侧

　　D. 第三步主要检查先露大小

　　E. 第四步主要了解先露部入盆程度

45. 骶耻外径的正常范围（　　　）

　　A. 23～26cm　　　　B. 25～28cm

　　C. 18～20cm　　　　D. 12.5～13cm

　　E. 8.5～9.5cm

46. 关于骨盆径线，错误的是（　　　）

　　A. 髂棘间径是两髂前上棘内缘间的距离

　　B. 骶耻外径<18cm时，提示骨盆入口狭窄

　　C. 坐骨结节间径＋出口后矢状径>15cm，表明骨盆出口狭窄不明显

　　D. 对角径长度减去1.5～2cm即为骨盆入口前后径长度

　　E. 坐骨棘间径<10cm时中骨盆可能狭窄

47. 不属于产检复查内容的是（　　　）

　　A. 检查胎方位　　　B. 推算预产期

　　C. 测血压、体重　　D. 询问病史

　　E. 孕期宣教

A₂型题

48. 初孕妇，25岁，孕6周。医生建议其口服叶酸。孕妇向门诊护士询问服用该药的目的，正确的回答是
（　　　）

　　A. 促进胎盘的形成　　B. 预防缺铁性贫血

　　C. 防止发生胎盘早剥　D. 预防脑神经管畸形

E. 防止胎儿宫内发育迟缓

49. 患者，女性，30岁，孕1产0。现妊娠28周，近10日自觉头晕、乏力、心悸及食欲减退。查体：面色苍白，心率100次/分，血红蛋白80g/L，需口服铁剂。护士告诉孕妇正确的服药时间是（　　　）

　　A. 餐前半小时　　　　B. 空腹

　　C. 餐后2小时　　　　D. 餐后20分钟

　　E. 睡前

50. 某妇女，24岁。平时月经规律，月经周期30天，现停经48天，黄体酮试验无阴道流血，最可能的诊断是
（　　　）

　　A. 子宫内膜炎　　　　B. 早期妊娠

　　C. 继发性闭经　　　　D. 卵巢早衰

　　E. 宫颈粘连

51. 初孕妇，25岁，妊娠8周，其临床表现不包括（　　　）

　　A. 有早孕反应

　　B. 出现尿频现象

　　C. 在耻骨联合上扪及子宫底

　　D. 乳房增大，乳晕着色

　　E. 停经

52. 某妇女，26岁，孕1产0。现妊娠20周，因贫血需口服铁剂，护士指导孕妇服用铁剂的同时可加服
（　　　）

　　A. 维生素A　　　　B. 维生素C

　　C. B族维生素　　　D. 维生素D

　　E. 维生素E

53. 初孕妇，29岁，现孕30周，家中自测胎动，护士告知其正常范围是（　　　）

　　A. ≥2次/2小时　　　B. ≥6次/2小时

　　C. ≥3次/2小时　　　D. ≥4次/2小时

　　E. ≥5次/2小时

54. 某妇女，孕1产0，末次月经日期记不清，来医院检查时子宫底在脐下一横指，胎心音正常，估计孕龄为妊娠（　　　）

　　A. 16周末　　　　　B. 20周末

　　C. 24周末　　　　　D. 28周末

　　E. 32周末

55. 初孕妇，25岁，产检时常规在孕妇腹壁上听诊，用木制听筒或普通听诊器在孕妇腹壁开始听到胎心音的时间是（　　　）

　　A. 孕12～14周　　　B. 孕16～18周

　　C. 孕18～20周　　　D. 孕20～22周

　　E. 孕28～30周

56. 初孕妇，27岁，末次月经记不清，经四步触诊法

检查后,其宫底高度在脐上3指,估计孕龄为妊娠（　　）

 A. 20周   B. 24周

 C. 28周   D. 32周

 E. 36周

57. 患者,女性,25岁,平素月经规律,末次月经2016年9月20日,估计预产期是（　　）

 A. 2017年5月27日 B. 2017年6月15日

 C. 2017年7月5日   D. 2017年6月27日

 E. 2017年7月17日

58. 某妇女,28岁,孕1产0,平时月经不规律,末次月经日期不明确,来医院请医生推算预产期,不能作为推算依据的是（　　）

 A. 体重   B. 早期妇科检查

 C. 胎动时间   D. 妊娠反应

 E. B超检查

59. 初孕妇,28岁,妊娠39周,主诉肋下有块状物。腹部检查:子宫呈纵椭圆形,胎先露较软且不规则,胎心音在脐上偏左听得最清楚,其先露是（　　）

 A. 枕先露   B. 臀先露

 C. 复合先露   D. 肩先露

 E. 面先露

60. 初孕妇,29岁,初次产前检查,测量骶耻外径时,护士指导孕妇采取的测量体位是（　　）

 A. 左侧卧位,右腿屈曲,左腿伸直

 B. 左侧卧位,左腿屈曲,右腿伸直

 C. 右侧卧位,左腿屈曲,右腿伸直

 D. 右侧卧位,右腿屈曲,左腿伸直

 E. 仰卧位,两腿弯曲外展,双手抱膝

61. 某妇女,30岁,孕2产1,孕33周,骶右前位,胎心音听诊最清楚的部位在（　　）

 A. 脐下左侧   B. 脐下右侧

 C. 脐上右侧   D. 脐上左侧

 E. 脐周

62. 初孕妇,孕32周,四步触诊结果:子宫底部触到软而宽不规则部位,耻骨联合上方触圆而硬部位,胎背位于母体腹部左前方。胎方位为（　　）

 A. 枕左前   B. 枕右前

 C. 骶左前   D. 骶右前

 E. 骶左横

63. 某妇女,29岁。孕2产1,妊娠37周,在脐下右侧处听诊胎心音最清楚,估计胎位为（　　）

 A. 枕右前位   B. 枕左前位

 C. 骶左前位   D. 骶右前位

 E. 肩左前位

64. 初孕妇,30岁,妊娠3个月。产检时进行做骨盆外测量,其中最重要的外测径线是（　　）

 A. 髂棘间径   B. 髂嵴间径

 C. 骶耻外径   D. 粗隆间径

 E. 坐骨结节间径

65. 患者,女性,30岁,某次产检时骨盆外测量骶耻外径<18cm,应进一步测量的径线是（　　）

 A. 出口前矢状径   B. 出口后矢状径

 C. 坐骨棘间径   D. 对角径

 E. 出口横径

66. 患者,女性,25岁,孕1产0,妊娠24周。为其测量坐骨结节间径是7.5cm,能否经阴道分娩,需进一步测量（　　）

 A. 出口前矢状径   B. 坐骨棘间径

 C. 耻骨弓角度   D. 骶耻内径

 E. 出口后矢状径

67. 初孕妇,31岁,妊娠32周,孕期进展顺利,今日产检发现下肢水肿（＋＋）,正确的护理是（　　）

 A. 严格限制盐的摄入 B. 严格限制水的摄入

 C. 适当限制水的摄入 D. 适当限制盐的摄入

 E. 可不做任何限制

68. 某妇女,24岁。停经43天时诊断为"早期妊娠",此前因感冒服用过抗病毒药,非常担心胚胎畸形,护士告知与致畸无关的是（　　）

 A. 吸烟及饮酒   B. 喷洒农药

 C. 补充乳酸钙   D. 口服甲硝唑

 E. 病毒感染

69. 某妇女,31岁,孕2产1,孕35周,近来晚上长时间仰卧后出现头晕、血压下降现象,取左侧卧位后很快缓解,最可能的诊断是（　　）

 A. 妊娠期高血压疾病 B. 前置胎盘

 C. 胎膜早破   D. 仰卧位低血压综合征

 E. 产后出血

70. 初孕妇,25岁,现妊娠12周,孕期进展顺利,今日至医院进行产检。护士进行有关孕期宣教,不正确的是（　　）

 A. 饮食应多样化   B. 孕早期慎用药物

 C. 孕晚期应取仰卧位

 D. 妊娠最后3个月避免盆浴

 E. 孕妇宜穿宽松柔软衣服

71. 某妇女,28岁,孕3产0,停经49天,担心"流产"。向护士咨询,孕期哪段时间应避免性生活,正确回答是（　　）

A. 妊娠前2个月内及最后1个月

B. 妊娠前2个月内及最后2个月

C. 妊娠前3个月内及最后半个月

D. 妊娠前3个月内及最后1个月

E. 妊娠前3个月内及最后3个月

72. 初孕妇，23岁，妊娠28周到医院复查，护士对其进行孕期常见症状的解释，错误的是(　　)

A. 早孕反应在孕12周左右消失

B. 早期尿频、尿急为泌尿系统感染

C. 肠蠕动减弱易致便秘

D. 下肢肌肉痉挛为缺钙表现

E. 孕晚期下肢水肿，休息后可消退属正常

73. 某妇女，28岁，孕1产0，孕35周，近来晚上长时间仰卧后出现头晕、血压下降，发生仰卧位低血压综合征，正确的护理是(　　)

A. 给予口服升压药　　B. 改为左侧卧位

C. 立即坐起　　　　　D. 改为半坐卧位

E. 立即站立

74. 已婚妇女，25岁，现停经70天，诊断为早孕。目前该妇女出现尿频、尿急现象，正确的护理是(　　)

A. 嘱孕妇少饮水

B. 嘱孕妇保证充足的睡眠

C. 给予抗感染药物

D. 给予抗利尿药物

E. 属孕期生理现象，无需处理

75. 某妇女，28岁，妊娠30周，产前检查均正常，近几日出现便秘，自行处理方法错误的是(　　)

A. 注意适当的活动　　B. 多吃水果、蔬菜

C. 自行服用泻药　　　D. 养成定期排便的习惯

E. 吃含纤维素多的食物

76. 某妇女，28岁，妊娠34周，近日发现双下肢水肿到医院检查，护士告知不属于孕期常见症状的是(　　)

A. 便秘　　　　　　　B. 腰背痛

C. 阴道流血　　　　　D. 仰卧位低血压综合征

E. 下肢静脉曲张

77. 初孕妇，29岁，妊娠32周到医院复查，护士进行健康指导时，告诉孕妇休息时多取(　　)

A. 仰卧位　　　　　　B. 头脚各抬高15°

C. 左侧卧位　　　　　D. 右侧卧位

E. 半卧位

A₃/A₄型题

(78～80题共用题干)

　　某妇女，28岁，已婚，未生育。现停经60天，有早孕反应。妇科检查：宫口闭，子宫增大、变软，双附件(一)。

78. 最常用而简单的辅助检查方法是(　　)

A. 尿妊娠试验　　　　B. B超

C. 阴道镜检查　　　　D. 阴道后穹隆穿刺

E. 腹腔镜检查

79. 最可能的诊断是(　　)

A. 闭经　　　　　　　B. 月经失调

C. 早期妊娠　　　　　D. 子宫肌瘤

E. 假孕

80. 护士告诉孕妇其泌尿系统可能出现的生理症状是(　　)

A. 尿痛　　　　　　　B. 尿潴留

C. 排尿困难　　　　　D. 尿失禁

E. 尿频

(81、82题共用题干)

　　某妇女，28岁，已婚未产，平素月经规律，28日一次，每次持续3～4日，其末次月经距今已有7周未来潮，现感觉疲乏。

81. 若考虑该妇女怀孕，妊娠早期还有可能出现的生理症状是(　　)

A. 妊娠纹　　　　　　B. 胎动感

C. 乳胀　　　　　　　D. 腹泻

E. 下肢肌肉痉挛

82. 为了进一步确诊，下列可以提供确诊依据的是(　　)

A. 停经　　　　　　　B. 胎动

C. 放射检查脊柱轮廓　D. B超显示胎心搏动

E. 检查血中激素水平

(83～85题共用题干)

　　某妇女，25岁，已婚未产。平时月经规律，30日一次，每次持续5日。现已6周未来月经，自述现食欲缺乏，易疲乏，乳房触痛明显。医生诊断"早孕"。

83. 不属于早孕反应的症状是(　　)

A. 喜食酸咸　　　　　B. 流涎

C. 腹痛　　　　　　　D. 嗜睡

E. 晨起呕吐

84. 该妇女尿妊娠试验(＋)，此化验的原理是查尿内的(　　)

A. 缩宫素　　　　　　B. 黄体酮

C. 雌激素　　　　　　D. 人绒毛膜促性腺激素

E. 黄体生成素

85. 该妇女末次月经是1月21日，推算预产期是(　　)

A. 10月18日　　　　　B. 11月5日

C. 10月28日　　　　　D. 11月4日

E. 12月28日

（86、87题共用题干）

初孕妇，26岁，单胎妊娠，孕期进展顺利，今日至医院进行产检，触及宫底在脐与剑突之间，宫底触圆而硬的胎儿部分，耻骨联合的上方触宽而软、形态不规则的胎儿部分，母体腹部左侧触及饱满、宽而平坦部位。

86. 估计孕龄为（　　）
    A. 20周　　　　　　　　B. 24周
    C. 28周　　　　　　　　D. 32周
    E. 36周

87. 护士告知孕妇其胎方位是（　　）
    A. 骶左前　　　　　　　B. 骶右前
    C. 枕左前　　　　　　　D. 枕右前
    E. 骶左横

（88、89题共用题干）

某妇女，29岁。停经约2个月到医院就诊。尿hCG阳性，超声检查：宫内妊娠8周。

88. 护士进行孕期健康指导，正确的是（　　）
    A. 妊娠早期谨慎用药
    B. 28周后每日数胎动1次
    C. 妊娠12～28周避免性生活
    D. 正常胎心率在160～180次/分
    E. 妊娠期间应少活动、多卧床休息

89. 孕妇咨询什么时候开始感觉到宝宝的活动,时间一般为（　　）
    A. 孕12～14周　　　　　B. 孕16～18周
    C. 孕18～20周　　　　　D. 孕20～22周
    E. 孕28～30周

（90～92题共用题干）

初孕妇，30岁，孕36周，孕期顺利。自诉近来晚上仰卧一段时间后出现头晕、血压下降现象。

90. 该孕妇最可能发生（　　）
    A. 贫血　　　　　　　　B. 妊娠合并低血压
    C. 妊娠期高血压疾病　　D. 仰卧位低血压综合征
    E. 低血糖

91. 护士指导孕妇采取相应的措施是（　　）
    A. 增强营养　　　　　　B. 给予口服升压药
    C. 口服葡萄糖水　　　　D. 俯卧位休息
    E. 左侧卧位休息

92. 孕妇胎方位是ROA，听诊胎心音最清楚部位在（　　）
    A. 脐下左侧　　　　　　B. 脐下右侧
    C. 脐上右侧　　　　　　D. 脐上左侧
    E. 脐周

（谭文绮）

第3章 妊娠并发症妇女的护理

第1节 自然流产

一、概述 ★凡妊娠不满28周,胎儿体重不足1000g而终止者,称为流产。★流产发生在妊娠12周以前者为早期流产;发生在12周至不满28周者为晚期流产。流产分为自然流产和人工流产,自然流产的发生率占全部妊娠的31%左右,其中80%为早期流产。

二、病因 流产的病因见图3-1。

1. ★染色体异常 是早期流产最常见的原因。

2. 母体因素 如全身性疾病、内分泌异常、生殖器官疾病、强烈应激与不良习惯、免疫功能异常。★宫颈重度裂伤,宫颈部分或全部切除术后、宫颈内口松弛等所致的宫颈功能不全,可引发胎膜早破而发生晚期自然流产。

3. 父亲因素 精子染色体异常。

4. 环境因素 放射线或者化学物质。

··图3-1 流产的病因··

三、病理生理

1. ★早期流产时,往往先有出血后有腹痛。胚胎多数先死亡,继之底蜕膜坏死出血,胚胎绒毛与蜕膜层分离,刺激子宫收缩而被排出。①8周以内妊娠时,胎盘绒毛发育尚不成熟,与子宫蜕膜联系还不牢固,此时流产出血不多。②妊娠8~12周时,胎盘绒毛发育茂盛,与蜕膜联系较牢固,此时流产,常有部分组织残留宫腔内影响子宫收缩,致使出血较多。

2. ★妊娠12周后,胎盘已完全形成,流产时往往先有腹痛,然后排出胎儿、胎盘。

四、临床表现

1. 主要症状 生育年龄妇女出现★停经、阴道流血和腹痛。

2. 类型和发展过程

此外,流产有三种特殊情况:稽留流产;复发性流产;流产合并感染。

```
                              ↗继续妊娠
先兆流产        ↗不全流产
              ↘难免流产
                      ↘完全流产
```

(1)★先兆流产:表现为停经后,出现少量阴道流血和下腹轻微疼痛,妇检宫颈口未开,子宫大小与孕周相符,胎膜未破,妊娠物尚未排出,尿妊娠试验阳性,B超可见胎心搏动。

(2)★难免流产:表现为阴道流血增多,阵发性腹痛加剧或出现阴道流水(破膜),妇检宫颈口已扩张,常有胚胎组织堵塞于宫颈口中,子宫大小与孕周相符或略小。尿妊娠试验阳性或阴性,B超未见胎心搏动。

(3)★不全流产:部分妊娠物排出宫腔,还有部分残留于宫腔内或嵌顿于宫颈口处,影响子宫收缩,导致阴道流血持续不止,甚至休克。妇检宫颈口扩张,子宫小于孕周。

(4)完全流产:妊娠物已全部排出,阴道流血逐渐停止,腹痛亦随之消失,妇检宫颈口关闭,子宫接近正常大小。

(5)★稽留流产:指胚胎或胎儿在宫腔内死亡尚未自然排出者。

(6)★复发性流产:指同一性伴侣自然流产连续发生3次或3次以上者。

(7)流产合并感染:是指流产过程引起宫腔内感染,甚至并发盆腔炎、腹膜炎、败血症及感染性休克等。

3. 几种流产类型的鉴别(表3-1):

表3-1　几种流产类型的鉴别

类别	先兆流产	难免流产	不全流产	完全流产
阴道流血	少	中到多	*少到多	少到无
腹痛	轻微	阵发性,加剧	加剧	逐渐消失
宫颈口	*闭(未开)	*已扩张	扩张或有组织物堵塞	*已关闭
子宫大小	与孕周相符	相符或略小	*小于孕周	*正常或略大
B超	*见胎心搏动	*未见胎心搏动	见组织物	*未见组织物

流产鉴别
先兆流产胎未排,宫口未开;难免流产胎未排,宫口已开;
不全流产部分排,宫口已开;完全流产胎全排,宫口已闭。

五、辅助检查

1. 盆腔检查　了解宫颈口、子宫及双侧附件情况。
2. 实验室检查　绒毛膜促性腺激素、孕激素等测定。
3. B超检查　检查妊娠囊、胎心等情况。

六、治疗要点

1. 先兆流产　*卧床休息和对因治疗。
2. 难免流产　*确诊后应尽早行清宫术或刮宫术清除宫腔内容物,刮出物送病检。
3. 不全流产　*积极防治休克,立即行刮宫术,确保妊娠物完全排出。
4. 完全流产　无需特殊处理。
5. 稽留流产　*应尽早使妊娠物排出子宫,处理前应做凝血功能检查。
6. 复发性流产　以预防为主,对因治疗。
7. 流产合并感染　控制感染的同时尽快清宫。

七、护理诊断/问题

1. 有感染的危险　与阴道出血时间过长、宫腔内有残留组织等因素有关。
2. 焦虑　与担心胎儿健康等因素有关。

八、护理措施

1. 先兆流产的护理　*卧床休息、营养及心理辅导,按医嘱给对胎儿无害的药物如镇静剂、孕激素等。禁止性生活、避免各种刺激因素。
2. 妊娠不能继续者　积极配合医生,*及时终止妊娠,加强宫缩,预防大出血。
3. 预防感染　*监测体温、血常规,注意观察阴道分泌物的色、质、量,发现有感染征象及时报告,按医嘱给予抗生素治疗;注意无菌操作;指导患者保持会阴部清洁。
4. 心理护理　安慰患者顺利度过悲伤期。

九、健康指导

(1)妊娠期应积极预防各种传染病及其他感染,注意劳动保护,防止外伤,形成良好的生活习惯,*妊娠3个月内避免性生活。
(2)有复发性流产史者在下次妊娠的保胎治疗应超过以往流产的妊娠月份。
(3)应积极接受对因治疗。宫颈功能不全者应在妊娠14～18周时行子宫颈环扎术。

第2节　异位妊娠

一、概述　受精卵在子宫体腔外着床发育时,称为异位妊娠,习称宫外孕。异位妊娠是妇产科常见急腹症之一,当异位妊娠流产或破裂时,可引起腹腔内严重出血,如不及时诊断和处理,可危及生命。包括输卵管妊娠、卵巢妊娠、腹腔妊娠、宫颈妊娠及阔韧带妊娠等,*以输卵管妊娠最常见,约占异位妊娠的95%,输卵管妊娠以壶腹部妊娠多见。本节主要阐述的是输卵管妊娠的相关内容。

二、病因

(1)*输卵管炎症:输卵管妊娠的主要原因。

(2)输卵管发育异常或功能异常。

(3)输卵管妊娠史或手术史、辅助生殖技术、避孕失败、其他等。

三、病理

1. 输卵管特点
- (1)*输卵管妊娠流产:多见于壶腹部妊娠,发病多在妊娠8～12周。
- (2)*输卵管妊娠破裂:多见于峡部妊娠,发病多在6周左右。
- (3)陈旧性异位妊娠。
- (4)继发性腹腔妊娠:若破裂口在阔韧带内,可发展为阔韧带妊娠。

2. 子宫的变化　输卵管妊娠物的合体滋养细胞也会产生绒毛膜促性腺激素,使子宫增大变软、子宫内膜出现蜕膜反应。若胚胎受损或死亡,滋养细胞活力下降,蜕膜从宫壁剥离而出现阴道流血。

四、临床表现(图3-2)

1. 症状　*停经、腹痛和阴道出血是三大主要症状。
- (1)*停经史:多数停经6～8周。
- (2)*腹痛:为患者就诊的主要症状。输卵管妊娠未破裂,表现为下腹部一侧隐痛或酸胀感;输卵管妊娠破裂后,突然发生下腹部一侧撕裂样疼痛,伴肛门坠胀感或恶心、呕吐等。
- (3)*阴道出血:胚胎死亡后,常有不规则阴道出血,深褐色,量少,偶有蜕膜管型排出。
- (4)*晕厥与休克:重者出现休克,其严重程度与腹腔内出血速度和出血量成正比,但与阴道出血量不成比例。
- (5)*腹部包块。

2. 体征　根据内出血情况而异,大出血时患者出现面色苍白、脉搏微弱、血压下降等表现。
- (1)腹部检查:*下腹部有明显压痛和反跳痛,尤以患侧为甚。出血多时,叩诊有移动性浊音。
- (2)盆腔检查:*阴道后穹隆饱满、有触痛,宫颈有抬举痛或摇摆痛,子宫稍大而软,内出血多时子宫有漂浮感。一侧附件可触及边界不清、触痛明显的包块。

3. 辅助检查
- (1)*阴道后穹隆穿刺:是一种简单可靠的诊断方法,适用于疑有腹腔内出血的患者,若抽出暗红色不凝固血液或陈旧性血液有助于诊断。
- (2)*人绒毛膜促性腺激素和黄体酮测定:两者较宫内妊娠低,是早期诊断异位妊娠的重要方法。
- (3)*B超检查:明确异位妊娠部位和大小。
- (4)*腹腔镜检查:诊断异位妊娠的金标准。用于输卵管妊娠尚未流产或破裂者。有腹腔内出血伴休克者禁用。
- (5)诊断性刮宫:*刮出物仅有蜕膜无绒毛。

五、治疗要点　异位妊娠以*手术治疗为主,其次是药物治疗。

六、护理诊断/问题

1. 潜在并发症　出血性休克。

2. 恐惧　与担心手术失败有关。

七、护理措施

1. 手术治疗患者的护理　*严密监测生命体征、出入量;吸氧、开放静脉通道;配血、输血、输液、止血,维持血容量,做好术前准备;加强心理护理。

2. 非手术治疗患者的护理　观察生命体征,尤其注意阴道出血量及腹痛情况;卧床休息、避免腹压增大。对使用化疗药物治疗者要密切监测副作用的发生。

常见症状

下腹部撕裂样通痛(主要症状,占95%)

阴道流血(占60% 80%)

晕厥

停经

休克

腹部包块

图3-2　异位妊娠的临床表现

八、健康指导　注意保持外阴清洁,*术后禁止性生活及盆浴1个月;发生盆腔炎后需立即彻底治疗;下次妊娠要及时就医。

第3节　早　产

一、概述　*妊娠满28周至不足37周之间分娩者称为早产。早产儿出生体重多小于2500g(一般为1000~2499 g)。防止早产是降低围产儿死亡率的重要措施之一。

二、病因　早产*最常见原因为胎膜早破与胎膜炎。

- 1.孕妇因素　合并感染性疾病(如下生殖道及泌尿道感染)、子宫畸形或肌瘤、受到刺激、不良生活习惯等。
- 2.胎儿、胎盘因素　胎膜早破、前置胎盘、胎盘早剥、胎儿窘迫、胎儿畸形、羊水过多、多胎妊娠等。

三、临床表现

- *1.先兆早产　有规则或不规则宫缩,伴有宫颈管的进行性缩短。
- *2.早产临产　规则宫缩(20分钟≥4次,或60分钟≥8次),伴宫颈管退80%以上及进行性宫口扩张1cm以上。

四、治疗要点　通过休息和药物治疗控制宫缩,尽量维持妊娠至34周;如早产已不可避免时,应尽可能预防新生儿合并症以提高早产儿存活率。

五、护理诊断/问题

- 1.有新生儿受伤的危险　与早产儿发育不成熟有关。
- 2.焦虑　与担心早产儿预后有关。

六、护理措施

- 1.一般护理
  - (1)*休息及生活指导:左侧卧位,必要时可绝对卧床休息,做好心理调适,避免精神紧张;防止便秘及用力使用腹压;保持外阴清洁。
  - (2)间断吸氧。
  - (3)监测产兆、胎心及生命体征等。
- 2.*先兆早产的用药护理
  - (1)抑制宫缩:①β受体激动剂,如利托君;②硫酸镁;③阿托西班;④钙通道阻滞剂,如硝苯地平;⑤前列腺素合成酶抑制剂,如吲哚美辛。
  - (2)防止感染:应用抗生素。
  - (3)预防新生儿呼吸窘迫综合征:应用糖皮质激素(如地塞米松)促胎肺成熟。
- 3.早产临产的护理
  - (1)阴道分娩及剖宫产护理配合。
  - (2)早产儿护理。

七、健康指导

- (1)指导正确哺乳,防止呛奶。
- (2)对有早产危险因素者应加强孕期监护和保健指导。保持心情平静,多取左侧卧位休息,避免诱发宫缩活动如抬重物及性生活;慎做阴道检查,积极治疗合并症,宫颈功能不全者可在孕14~18周做宫颈环扎术。

第4节　过期妊娠

一、概述　平时月经周期规则,妊娠达到或超过42周尚未分娩者,称为过期妊娠。过期妊娠使围产儿发病率和死亡率及难产率均明显增高。

二、病因　过期妊娠病因:孕晚期孕激素过多而雌激素不足,头盆不称,胎儿畸形,遗传因素。

三、治疗要点

- 1.治疗原则　根据胎儿大小、胎儿安危状况、宫颈成熟度等综合分析,选择恰当的分娩方式。
- 2.*立即终止妊娠指征　宫颈条件成熟,胎儿体重≥4000g或胎儿宫内生长受限、胎动<6次/2小时或胎心监护异常、尿E/C值持续低、羊水过少或羊水粪染、重度子痫前期或子痫。

四、护理诊断/问题

1. 知识缺乏　缺乏过期妊娠相关知识。
2. 潜在并发症:胎儿窘迫、难产。

五、护理措施

1. 一般护理　多取左侧卧位休息,间断吸氧,鼓励营养摄入;核实预产期。
2. 病情监测　监护胎心、产兆和胎盘功能情况,若出现胎盘功能减退或胎儿宫内窘迫征象,应立即报告医生并做好剖宫产术准备。
3. 分娩配合　做好阴道分娩或剖宫产终止妊娠的护理配合,以及抢救新生儿的准备工作。
4. 心理支持。

六、健康指导　如再次妊娠时,应定期产检,每日计数胎动,每3日监护胎心一次;超过预产期1周未临产时,必须到医院检查。

第 5 节　妊娠期高血压疾病

一、概述　妊娠期高血压疾病是妊娠期特有的疾病。常发生在20周以后,多数病例在妊娠期出现一过性高血压、蛋白尿等症状,分娩后消失。病情严重者可出现抽搐、昏迷、各器官功能衰竭、胎盘早剥等,是孕产妇和围产儿死亡的主要原因之一。

二、病因　高危因素如下:初产妇、孕妇年龄小于18岁或大于40岁、子宫张力过高(如羊水过多、多胎妊娠、巨大儿、葡萄胎)、妊娠期高血压病史及家族史、慢性高血压、慢性肾炎、糖尿病、营养不良、体型矮胖、精神过度紧张、寒冷季节等。

三、病理生理　妊娠期高血压疾病★基本病理变化是全身小血管痉挛,内皮损伤及局部缺血。

四、分类与临床表现　妊娠期高血压疾病★主要临床表现为高血压,较重时出现蛋白尿,严重时发生抽搐、昏迷(表3-2)。

表3-2　妊娠期高血压疾病分类与临床表现

分　类		临床表现
妊娠期高血压		妊娠期首次出现高血压,收缩压≥140mmHg和(或)舒张压≥90mmHg,于产后12周内恢复正常;尿蛋白(－);产后方可确诊。可伴有上腹不适或血小板减少
子痫前期	轻度	★孕20周后出现收缩压≥140mmHg和(或)舒张压≥90mmHg,伴尿蛋白≥0.3g/24小时或(＋),可伴有上腹不适、头痛等症状
	重度	★出现以下任一项者:①收缩压≥160mmHg和(或)舒张压≥110mmHg;②尿蛋白≥5g/24小时或(＋＋＋)以上;③持续性头痛或视觉障碍或其他脑神经症状;④持续性上腹不适;⑤肝酶ALT或AST水平上升;⑥少尿或血肌酐>106μmol/L;⑦血小板<100×10⁹/L,微血管溶血等
子痫		★出现抽搐或昏迷。子痫多发生在产前或产时,约25%发生在产后
慢性高血压并发子痫前期		慢性高血压孕妇妊娠前无蛋白尿,妊娠后出现蛋白尿≥0.3g/24小时;或妊娠前有蛋白尿,妊娠后蛋白尿明显增加或血压进一步升高或血小板<100×10⁹/L
妊娠合并慢性高血压		妊娠20周前高血压;或妊娠20周后首次高血压并持续至产后12周后

妊娠高血压水肿

"一小二大三外四全"(即"＋"为水肿局限于小腿以下;"＋＋"为水肿延及大腿;"＋＋＋"为延及外阴、腹部;"＋＋＋＋"为全身水肿。)

五、辅助检查

1. **血液检查** 测定血红蛋白、血细胞比容、血气分析、血液浓缩程度等。
2. **肝肾功能测定** 判断肝肾功能受损情况。
3. **尿液检查** 留取24小时尿液,进行蛋白定量检查。
4. **眼底检查** 检查视网膜小动脉的痉挛程度等。*眼底动静脉管径比例可由正常的2:3变为1:2或1:4,视网膜水肿、渗出、出血。
5. **其他** 心电图、超声心动图、胎盘功能、胎儿成熟度、脑血流图检查。

六、治疗要点 妊娠期高血压孕妇可在家或住院治疗,子痫前期及子痫患者需住院治疗。*子痫前期应休息、镇静、解痉,有指征地降压、利尿,密切监测母胎情况,适时终止妊娠;子痫应控制抽搐,病情稳定后终止妊娠。

1. **解痉药** *硫酸镁首选。有预防和控制子痫发作的作用,适用于子痫前期和子痫。
2. **降压药** 如拉贝洛尔、肼屈嗪,适用于血压过高。
3. **镇静药** 如地西泮、冬眠合剂,适用于对硫酸镁有禁忌或疗效不明显时,分娩时慎用。
4. **扩容药** 白蛋白、平衡液、低分子右旋糖酐,应在解痉的基础上进行。
5. **利尿药** 呋塞米、甘露醇仅适用于全身性水肿、急性心力衰竭等患者。

七、护理诊断/问题

1. **体液过多** 与低蛋白血症、肾脏排尿量减少有关。
2. **有受伤的危险** 与发生抽搐有关。
3. **有胎儿受伤的危险** 与胎儿血供减少有关。
4. **潜在并发症**:胎盘早剥、脑出血、心力衰竭等。

八、护理措施

1. **一般护理** 加强产前检查,加强母儿监测,间断吸氧。注意休息并取左侧卧位,避免精神紧张,*每日不少于10小时的睡眠(图3-3)。保证充足的蛋白质和热量,不建议限制食盐摄入。

2. **病情观察** 观察自觉症状,每4小时检测血压一次,测尿蛋白,记录出入量;监测胎心、胎动变化等。

3. **子痫前期、子痫孕妇护理**

   (1)硫酸镁用药护理

   1)**用药方法**:静脉给药结合肌内注射。
   2)**毒性反应**:血清镁离子有效治疗浓度为1.8~3.0mmol/L,超过3.5mmol/L即可出现中毒症状。*中毒现象首先表现为膝反射减弱或消失,继之全身肌张力减退,呼吸抑制,严重者心搏骤停。
   3)**注意事项**:滴速通常以1~1.5g/h为宜,不超过2g/h。*每次用药前及用药期间须监测膝反射、呼吸、尿量(图3-4)。*用药必备条件:膝反射存在,呼吸≥16次/分、尿量≥17ml/h或≥400ml/24h。镁离子中毒时停用硫酸镁,并予*10%葡萄糖酸钙10ml静脉缓慢推注(5~10分钟)。

●●●图3-3 指导孕妇休息和活动●●●

●●图3-4 应用硫酸镁的监测要点●●

3. 子痫前期、子痫孕妇护理
（2）子痫患者的护理
1）控制抽搐：按医嘱使用硫酸镁、冬眠合剂静脉推注。用压舌板或开口器，防止咬伤舌唇。
2）*专人监护：保持呼吸道通畅与给氧。
3）*避免刺激：置于单人暗室，加用床栏，避免声、光刺激，护送途中戴墨镜，各项操作尽量集中，动作轻柔。
4）监测并记录：生命体征、出入量、血尿化验和特殊检查等。
5）*适时终止妊娠：观察产兆；子痫前期经积极治疗24～48小时仍无好转者，或子痫控制后2小时需考虑终止妊娠。

4. 分娩期及产褥期的护理　产程中严密监测，尽量缩短产程；预防产后出血，*胎儿前肩娩出后立即静注缩宫素（禁用麦角新碱）。产褥期避免刀口疼痛、乳胀、哺乳过度劳累等以防诱发抽搐。

九、健康指导　出院后定期复查血压、尿蛋白，有异常及时就诊。再次妊娠时需加强妊娠期保健和产前检查，注意合理饮食，保证充足睡眠和愉快心情。

第 6 节　前置胎盘

一、概述　正常胎盘附着于子宫体部的后壁、前壁或侧壁。*妊娠28周后，胎盘附着于子宫下段，甚至胎盘下缘达到或覆盖宫颈内口，其位置低于胎先露部，称为前置胎盘。是妊娠晚期严重并发症之一，是妊娠晚期阴道流血最常见的原因。经产妇及多产妇多见。

二、病因　前置胎盘可能与子宫内膜病变或损伤、胎盘异常、孕卵滋养层发育迟缓等有关。

三、病理　由于妊娠晚期或临产后子宫下段逐渐伸展，宫颈管消失，宫口扩张，而附着在此位置的胎盘不能相应伸展，致前置部分的胎盘剥离，血窦破裂出血。

四、临床表现及分类

1. 症状　*典型症状是妊娠晚期或临产时，发生无诱因、无痛性反复阴道流血。*阴道流血时间早晚、反复发生次数和出血量与前置胎盘类型有关。①完全性前置胎盘初次出血早，约在妊娠28周，称为"警戒性出血"；②边缘性前置胎盘初次出血晚，多在妊娠37～40周或临产后，量较少；③部分性前置胎盘出血介于两者之间。

2. 体征　*出血多者可致贫血、休克，其程度与出血量成正比。腹部检查见子宫软，无压痛，大小与妊娠周数相符。胎心音与胎位清楚。

3. 对母儿影响　可发生胎位异常、胎儿窘迫、植入性胎盘、产后出血、产褥感染。

五、辅助检查

1. B超　可确定前置胎盘的类型，*是目前最安全、有效的首选方法。

2. 阴道检查　一般不主张应用。可在输血及决定手术结束分娩前提下进行，检查时可触及海绵样软组织。

3. 产后检查胎盘胎膜　若胎膜破口距胎盘边缘＜7cm，提示为前置胎盘。

六、治疗要点　前置胎盘治疗要点：*抑制宫缩、止血、纠正贫血和预防感染。

1. *期待疗法　适用于妊娠＜34周，胎儿体重＜2000g，阴道流血不多，全身情况良好，胎儿存活者。

2. 终止妊娠　适用于妊娠已近足月，或出现出血多、胎儿窘迫等紧急情况。*剖宫产术是处理前置胎盘的主要手段；阴道分娩仅适用于边缘性前置胎盘。

七、护理诊断/问题

1. 组织灌注量不足　与反复或大量阴道流血有关。

2. 有感染的危险　与失血致机体抵抗力下降、胎盘剥离面靠近子宫颈口细菌易上行感染有关。

3. 潜在并发症　胎儿窘迫。

前置胎盘各类型出血特点

"完全早频多，边缘晚少少，部分介于间"

（注：完全性前置胎盘初次出血早、次数频、量多；边缘性前置胎盘初次出血晚、次数少、量少；部分性前置胎盘出血介于两者之间）

八、护理措施

1. 终止妊娠　应迅速建立静脉通道,配血,去枕侧卧位,吸氧,保暖;遵医嘱给予输液、输血,补充血容量;做好术前准备,监测胎心、生命体征等。

*2. 期待疗法
{
（1）*保证休息,减少刺激:绝对卧床休息,以左侧卧位为佳,保持心情平静;*禁做阴道检查及肛查,腹部检查时动作要轻柔,避免各种刺激。
（2）定时、间断吸氧;遵医嘱给予适量镇静剂,宫缩抑制剂。
（3）纠正贫血:遵医嘱用药或输血,多食高蛋白及含铁丰富食物。
（4）监测病情:生命体征、阴道流血及胎儿情况。
（5）预防感染。
}

九、健康指导　期待疗法的孕妇出院后应继续多休息,避免剧烈活动,学会自我监测,若再出血应随时就诊。并嘱其避免多次刮宫、引产或多产。

第7节　胎盘早期剥离

一、概述　*妊娠20周后或分娩期,正常位置的胎盘在胎儿娩出前,部分或全部从子宫壁剥离,称为胎盘早期剥离,简称胎盘早剥。是妊娠晚期的一种严重并发症,威胁母儿生命。

二、病因
{
1. *血管病变　妊娠期高血压疾病、慢性肾脏疾病等。
2. 机械性因素　腹部外伤、外转胎位。
3. 宫腔内压力骤减　当双胎分娩第一个胎儿娩出太快或羊水过多破膜时羊水流出过快所致。
4. 子宫静脉压突然升高　当孕妇长时间取仰卧位,妊娠子宫压迫下腔静脉所致。
5. 其他因素　吸烟、吸毒等。
}

三、病理　胎盘早剥*主要病理变化是底蜕膜出血,形成血肿,使胎盘自附着处剥离。*分3种类型:显性剥离(外出血)、隐性剥离(内出血)、混合性剥离(混合性出血)。

四、临床表现及分度　*妊娠中晚期突然发生的持续性腹痛,伴有或不伴有阴道出血。胎盘早剥分为3度。

Ⅰ度:*胎盘剥离面积小,以外出血为主,无腹痛或腹痛轻微,贫血体征不明显。

Ⅱ度:*剥离面1/3左右,主要症状为突然发生的持续性腹痛,以内出血或混合性出血为主,宫底随胎盘后血肿增大而升高,贫血程度与阴道流血量不相符,胎盘附着处有压痛,宫缩有间歇,胎位可扪及,胎儿存活。

Ⅲ度:*剥离面超过1/2,休克症状,子宫硬如板状,宫缩间歇时不能放松,胎位扪不清,胎心消失。

五、辅助检查
{
1. B超检查　胎盘后方见液性低回声区。
2. 实验室检查:血常规提示患者贫血,凝血功能异常。
}

六、治疗要点　*纠正休克的同时立即终止妊娠、防治并发症。

七、护理诊断/问题
{
1. 组织灌注量不足　与胎盘隐性剥离大量出血导致休克有关。
2. 潜在并发症:子宫胎盘卒中、DIC、肾衰竭。
}

八、护理措施
{
（1）纠正休克:建立静脉通道,积极补充血容量,给予输液、输血、吸氧,尽快改善血液循环,防治休克。
（2）立即做好终止妊娠准备。
（3）严密观察病情,配合做好防治并发症。
（4）心理护理。
}

九、健康指导　指导患者出院后注意休息,加强营养,纠正贫血,外阴保洁,防止感染。如再次妊娠需加强孕期保健和产前检查。

第 8 节　羊水量异常

羊 水 过 多

一、概述　*妊娠期间羊水量超过2000ml者,称为羊水过多。临床分急性羊水过多和慢性羊水过多。*孕妇易并发妊娠期高血压疾病、胎位不正、早产等。

二、病因　约1/3羊水过多患者原因不明,称特发性羊水过多。明显过多患者多合并以下情况:

1. *胎儿疾病　以中枢神经系统和上消化道畸形最常见。
2. *多胎妊娠。
3. *妊娠合并症　糖尿病、妊娠期高血压疾病、严重贫血、母儿血型不合等。
4. 胎盘脐带病变。

三、临床表现

*1. 急性羊水过多　较少见。多发生在妊娠20～24周,数日内羊水急剧增加,孕妇出现呼吸困难,不能平卧,下肢及外阴部水肿及静脉曲张,便秘。

*2. 慢性羊水过多　较多见。多发生在妊娠晚期,羊水在数周内逐渐增多,多数孕妇能适应,宫高腹围大于同期孕妇,腹壁皮肤发亮、变薄,皮肤张力大,有液体震颤感,胎位不清,胎心遥远或听不清。

四、辅助检查

1. *B超检查　是重要的辅助检查方法,羊水最大暗区≥8cm或羊水指数≥25cm为羊水过多。
2. 其他　甲胎蛋白与血糖测定、血型与染色体检查等。

五、治疗要点

(1)羊水过多合并胎儿畸形者,及时人工破膜引产或经腹羊膜腔穿刺放羊水后注入依沙吖啶引产。

(2)确定胎儿正常者,应根据胎龄及孕妇的自觉症状决定处理方法。

六、护理诊断/问题

1. 有胎儿受伤的危险　与破膜时易并发胎盘早剥、脐带脱垂、早产等有关。
2. 焦虑　与担心胎儿畸形有关。
3. 舒适改变　与子宫异常增大引起的压迫症状有关。

七、护理措施

1. 一般护理　指导注意休息,低盐饮食,防止便秘,减少增加腹压的活动。
2. 病情观察　观察生命体征,定期测量宫高、腹围和体重、严密观察羊水量的变化;及时发现并发症,观察胎心、胎动及宫缩等情况。
3. 配合治疗　①经腹羊膜腔穿刺放羊水(图3-5):症状严重孕妇无法忍受(胎龄不足34周),穿刺放羊水。*放羊水每小时不超过500ml,一次放羊水量不超过1500ml;放羊水后腹部放置沙袋或加腹带包扎,以防宫腔内压力骤降发生胎盘早剥、血压骤降与休克。②终止妊娠的配合:如采用阴道高位破膜术等。
4. 药物治疗　前列腺素合成酶抑制剂(吲哚美辛)。
5. 心理护理

图3-5　经腹羊膜腔穿刺放羊水

八、健康指导　再次受孕应进行遗传咨询和孕前检查,加强孕期高危监护。

羊 水 过 少

一、概述　*妊娠晚期羊水量少于300ml者称为羊水过少。若羊水量少于50ml,围生儿死亡率高达88%。

二、病因

1. *母体因素　妊娠期高血压疾病、孕妇脱水、服用某些药物等。
2. *胎儿因素　胎儿畸形(以泌尿系统畸形多见)、胎儿生长受限等。
3. *胎盘羊膜因素　胎盘退行性变、羊膜病变、胎膜早破等。

三、临床表现　孕妇于胎动时感觉腹痛,检查时发现*宫高、腹围小于同期孕周、子宫敏感度较高。羊水过少胎儿可发生肺发育不全、胎儿生长受限、胎儿窘迫与新生儿窒息等。

四、辅助检查

1. B超测定　妊娠晚期羊水最大暗区垂直深度≤2cm或羊水指数≤5cm,为羊水过少。
2. 胎心电子监护仪检查。

五、治疗要点　确诊胎儿畸形应尽早终止妊娠。胎儿正常者应监测羊水量变化,积极寻找原因,必要时终止妊娠。

六、护理诊断/问题　有胎儿受伤的危险　与羊水过少导致胎儿粘连或宫内发育迟缓等有关。

七、护理措施

1. 一般护理　教会孕妇胎动的监测方法和技巧,同时积极预防胎膜早破的发生。
2. 病情观察　观察孕妇的生命体征,定期监测宫高、腹围和体重;监测胎儿情况。
3. 配合治疗
   - (1)终止妊娠:引产或剖宫产的护理配合,胎儿正常者做好新生儿抢救准备。
   - (2)继续妊娠:胎儿正常、妊娠未足月者,遵医嘱配合用药增加羊水量。

八、健康指导　出院后注意休息,加强营养。指导产妇再次受孕应进行遗传咨询和孕前检查,加强孕期高危监护。

第9节　多胎妊娠及巨大胎儿

多 胎 妊 娠

一、概述　一次妊娠同时有两个或两个以上的胎儿,称为多胎妊娠。多胎妊娠并发症多,围生儿和新生儿死亡率高,故属高危妊娠。

二、分类　多胎妊娠中以双胎最为常见。

1. 双卵双胎　两个精子与两个卵子受精而发育成的双胎,占双胞胎的70%。
2. 单卵双胎　单卵受精后分裂形成的双胞胎,占双胞胎的30%,单卵双胎有相同的基因型、性别、构造与外貌。

三、临床表现

1. 症状　*早孕反应严重,子宫大于妊娠周数,妊娠中后期明显增大的子宫使横膈抬高,引起呼吸困难,胃部受压、胀满等*压迫症状,孕妇会感到极度疲劳和腰背部疼痛,*自诉多处胎动。
2. 体征　宫底高度大于正常孕周,*在腹部不同部位可听到两个胎心音,且两者速率不一,相差大于10次/分。

四、辅助检查　B超检查:测量双顶径、股骨长、腹围及头围等各项生物指标。

五、治疗要点

1. 妊娠期　及早诊断,加强孕期管理,增加产检次数,加强营养,预防贫血、妊娠期高血压疾病的发生,防止早产、羊水过多、产前出血的发生。
2. 分娩期　密切观察产程进展和胎心变化。若为双头位可行阴道自然分娩。*当第一个胎儿娩出后应立即夹紧脐带,以防第二胎失血。
3. *产褥期　第二个胎儿娩出后立即肌内注射或静脉滴注缩宫素,防止产后出血的发生;同时腹部放置沙袋,防止腹压骤降引起休克。

六、护理诊断/问题

1. 有受伤的危险　与多胎妊娠引起早产、脐带脱垂或胎盘早剥等有关。
2. 舒适改变　与子宫增大过快引起的压迫症状有关。

七、护理措施

1. 一般护理　加强营养,双胎妊娠期体重一般增加16～18kg为宜。
2. 心理护理。
3. *分娩期护理　出现分娩先兆时应立即严密观察产程进展和胎心率变化,指导产妇配合。
4. *产后护理　注意观察产妇阴道出血量和宫缩情况,防止产后出血。

八、健康指导　指导产妇正确进行母乳喂养,帮助产妇选择有效的避孕方法。

巨 大 胎 儿

一、概述　*体重达到或超过4000g的胎儿,称为巨大胎儿。如产道、产力及胎位均正常,但胎儿过大,可因头盆不称而发生分娩困难。

二、*高危因素

1. 妊娠合并糖尿病。
2. 孕妇营养过剩、肥胖、体重过重等。
3. 有巨大儿分娩病史者。
4. 经产妇、高龄产妇。
5. 过期妊娠。
6. 父母身材高大、种族、民族因素。

三、临床表现　孕期体重增长迅速,常在妊娠后期出现呼吸困难,自觉腹部沉重及两肋胀痛。腹部检查:宫底高,触诊胎儿大,先露部高浮。

四、辅助检查　B超检查。

五、治疗要点

1. 妊娠期　确诊为糖尿病孕妇应积极治疗,根据胎儿成熟度、胎盘功能及糖尿病控制情况,决定终止妊娠时机。
2. 分娩期　估计胎儿体重大于4000g,且合并糖尿病,以剖宫产终止妊娠为宜;估计胎儿体重大于4000g,但无合并糖尿病,可阴道试产,但需放宽剖宫产指征。

六、护理诊断/问题

1. 有受伤的危险　与胎儿过大引起早产或难产有关。
2. 潜在并发症　早产、脐带脱垂或胎盘早剥。

七、护理措施

1. 密切监测产程的进展。
2. 检查新生儿的健康状况　检查巨大儿有无分娩时的产伤;糖尿病母亲所生的新生儿有无低血糖表现。
3. 产后母亲的监测　持续监测母亲的生命体征、子宫底高度、恶露量,以及尽早发现产后出血。

八、健康指导　向产妇及家属解释新生儿健康相关的知识及照顾方法。

第 10 节　胎 儿 窘 迫

一、概述　胎儿在宫内因急性或慢性缺氧危及胎儿健康和生命的综合症状,称为胎儿窘迫。

二、病因　胎儿窘迫的病因涉及多方面,可归纳为以下三大类:母体因素,胎儿因素,脐带、胎盘因素。急性胎儿窘迫多因脐带因素(如脐带脱垂、绕颈、打结等)、胎盘早剥、宫缩过强、产程延长、休克等。慢性胎儿窘迫多因孕妇全身疾病或妊娠疾病(如妊娠期高血压疾病、慢性肾炎等)引起胎盘功能不全或胎儿因素所致。

三、病理生理/发病机制　胎儿窘迫*是胎儿缺血、缺氧引起的一系列变化。

四、临床表现　胎儿窘迫分为急性及慢性两类。

1. 急性胎儿窘迫　*主要发生于分娩期

（1）*胎心率变化:胎心率的改变是急性胎儿窘迫最明显的临床征象。胎心率>160次/分,尤其是>180次/分,为胎儿缺氧的初期表现。随后胎心率减慢,胎心率<110次/分,尤其是<100次/分,为胎儿危险征象。

（2）*羊水胎粪污染:10%~20%的分娩中会出现胎粪污染,羊水中胎粪污染不是胎儿窘迫的征象。出现羊水胎粪污染时,如果胎心监护正常,不需要特殊处理;如果胎心监护异常,存在宫内缺氧情况,会引起胎粪吸入综合征,造成不良胎儿结局。

（3）*胎动变化:急性胎儿窘迫初期,最初表现为胎动频繁,继而转弱及次数减少,进而消失。

（4）*酸中毒:破膜后,检查胎儿头皮血进行血气分析,表现为血$pH<7.20$、$PO_2<10mmHg$、$PCO_2>60mmHg$。

急性胎儿窘迫

胎动胎心先快后慢，羊水粪染Ⅰ、Ⅱ、Ⅲ，酸中毒pH＜7.20。

2. 慢性胎儿窘迫 ★多发生在妊娠晚期。
（1）★胎动减少或者消失：胎动减少是胎儿窘迫的一个重要指标，胎动消失后，胎心在24小时内也会消失。若胎动计数≥6次/2小时为正常，＜6次/2小时或减少50%者提示胎儿缺氧可能。
（2）★产前胎儿电子监护异常：胎心异常提示胎儿窘迫。
（3）胎儿生物物理评分。
（4）脐动脉多普勒超声血流异常。

五、辅助检查　产前胎儿电子监护、B超。

六、治疗要点　急性胎儿窘迫，对因治疗，改善缺氧状态，如仍不缓解者，应尽快终止妊娠。慢性胎儿窘迫根据病因、孕周、胎儿成熟度及缺氧程度等决定处理。

七、护理诊断/问题
1. 胎儿气体交换受损　与胎盘子宫血流改变、血流中断有关。
2. 焦虑　与担心胎儿安全等有关。

八、护理措施
1. 一般护理　★左侧卧位，吸氧，严密监测胎心变化。
2. 终止妊娠　做好术前准备和阴道助产准备。
3. 新生儿处理　做好抢救和复苏准备。
4. 心理护理。

九、健康指导　定期产检，注意胎动变化，加强营养，增加休息时间，左侧卧位。

要点回顾

1. 流产的主要治疗要点是什么？
2. 输卵管妊娠的主要症状是什么？
3. 早产的定义是什么？早产最常见的原因是什么？
4. 过期妊娠的定义是什么？
5. 治疗子痫前期、子痫的首选解痉药是什么？使用该药的必备条件及应备何种解散药？
6. 前置胎盘的典型症状是什么？
7. 胎盘早剥一旦确诊，应急的治疗和护理措施是什么？
8. 羊水过多、羊水过少的定义是什么？
9. 多胎妊娠的主要临床表现是什么？巨大胎儿的定义是什么？
10. 急性胎儿窘迫和慢性胎儿窘迫的主要临床表现是什么？

模拟试题栏——识破命题思路，提升应试能力

一、专业实务

A型题

1. 妊娠满28周至不足37周之间终止者称（　　）
   A. 流产
   B. 早产
   C. 足月产
   D. 过期产
   E. 异位妊娠

2. 过期妊娠是指妊娠达到或超过（　　）
   A. 39周
   B. 41周
   C. 40周
   D. 42周
   E. 43周

3. 过期妊娠与下列哪项有关（　　）
   A. 胎膜早破
   B. 前置胎盘
   C. 头盆不称
   D. 胎盘早剥
   E. 妊娠期高血压疾病

4. 妊娠期高血压疾病的基本病理变化是（　　）
   A. 胎盘绒毛退行性变化
   B. 肾小管重吸收功能降低
   C. 全身小血管痉挛
   D. 弥散性血管内凝血
   E. 水钠潴留

5. 引起前置胎盘最可能的因素是（　　）
   A. 子宫内膜病变
   B. 黄体功能不全

C. 母儿血型不合 D. 慢性肾炎

E. 创伤

6. 前置胎盘患者禁止做下列哪项检查( )

A. 肛门检查 B. 产科检查

C. 血常规检查 D. B超检查

E. 腹部检查

7. 胎盘早剥的主要病理变化是( )

A. 全身小血管痉挛 B. 胎膜早破

C. 羊水过多 D. 底蜕膜出血

E. 子宫异常收缩

8. 流产感染易发生在( )

A. 难免流产 B. 不全流产

C. 完全流产 D. 稽留流产

E. 习惯性流产

9. 异位妊娠最常见的发生部位是( )

A. 宫颈 B. 卵巢

C. 腹腔 D. 阔韧带

E. 输卵管

10. 羊水过多指羊水量超过( )

A. 600ml B. 800ml

C. 1000ml D. 1500ml

E. 2000ml

11. 体重超过下列哪项的胎儿称为巨大儿( )

A. 3000g B. 3500g

C. 4000g D. 4500g

E. 5000g

12. 引起输卵管妊娠最常见的原因是( )

A. 输卵管炎症 B. 肿瘤

C. 孕卵外游 D. 盆腔炎

E. 输卵管结扎术后再通

13. 导致流产最常见的原因是( )

A. 胚胎染色体异常 B. 母体因素

C. 父方因素 D. 生殖器官畸形

E. 母儿血型不合

14. 哪种流产容易合并凝血功能障碍( )

A. 难免流产 B. 不全流产

C. 完全流产 D. 稽留流产

E. 习惯性流产

15. 下列哪项不是输卵管妊娠的病理变化( )

A. 输卵管钙化 B. 输卵管妊娠流产

C. 输卵管妊娠破裂 D. 陈旧性宫外孕

E. 继发性腹腔妊娠

16. 导致羊水过多最常见的原因是( )

A. 胎儿畸形,以中枢神经系统和消化道畸形为主

B. 妊娠期糖尿病 C. 胎盘脐带病变

D. 多胎妊娠 E. 母儿Rh血型不合

17. 羊水过多常见于( )

A. 多胎妊娠 B. 过期妊娠

C. 胎膜早破 D. 孕妇脱水

E. 胎儿先天性肾缺如

A₂型题

18. 患者,女性,22岁,孕1产0,孕35周,突感有较多液体自阴道流出,然后出现不规则腹痛,孕妇担心早产的发生。下列哪种情况是早产的最常见原因( )

A. 胎膜早破、胎膜炎 B. 妊娠合并中度贫血

C. 前置胎盘 D. 子宫畸形

E. 酗酒

19. 患者,女性,23岁,孕1产0,孕32周自然娩下一女婴,产后检查胎盘母体面见凝血块压迹,凝血块为胎盘面积的1/3左右。引起早产的可能原因是( )

A. Ⅰ度胎盘早剥 B. Ⅱ度胎盘早剥

C. Ⅲ度胎盘早剥 D. 边缘性前置胎盘

E. 部分性前置胎盘

20. 患者,女性,30岁,孕1产0,平时月经周期规律,现孕43周尚未发生临产,属为( )

A. 早产 B. 过期妊娠

C. 滞产 D. 足月产

E. 急产

21. 患者,女性,32岁,孕1产0,妊娠34周,重度子痫前期,护士在配合确定终止妊娠时机之前,不需做下列何项检查( )

A. 孕妇血清E³测定 B. NST测定

C. 胎儿生物物理评分

D. 羊水中的卵磷脂与鞘磷脂之比

E. 羊水C反应蛋白

22. 患者,女性,37岁,孕2产1,妊娠37周,否认有高血压病史。近1周以来,自觉头痛、胸闷、眼花。检查:血压165/103mmHg,尿蛋白(+++),胎心150次/分。该患者入院后的辅助检查不包括( )

A. 血常规 B. 肝功能

C. 眼底检查 D. 胸片

E. 尿液检查

23. 患者,女性,35岁,孕1产0,妊娠38周,妊娠期高血压,胎心尚好,头先露,胎头颅骨最低点在坐骨棘平面下4cm,宫口开全,突然血压升高,伴轻微头痛,使用产钳术结束分娩。产后不能注射麦角新碱,原因是( )

A. 无法观察出血量 B. 可能导致尿潴留

C. 会影响胎盘剥离　　D. 可诱发产后子痫

E. 会影响正常泌乳

24. 患者,女性,31岁,孕1产0,双胎妊娠,妊娠35周,睡眠时喜欢平卧,晨起突然发生持续性腹部疼痛伴阴道少量流血。可能的原因是(　　)

A. 胎儿即将娩出

B. 腹部外伤导致胎盘早剥

C. 多次刮宫致子宫壁过薄

D. 长时间仰卧位致胎盘早剥

E. 长时间仰卧位致子宫破裂

25. 患者,女性,28岁,孕2产0,妊娠30周,因乘坐公交车腹部受到挤压,出现下腹部突发性持续疼痛,无阴道流血。首先应考虑(　　)

A. 妊娠合并急性阑尾炎

B. 妊娠合并急性胆囊炎

C. 腹部外伤导致胎盘早剥

D. 站立过久导致胎盘早剥

E. 腹部外伤致子宫破裂

26. 患者,女性,25岁,孕1产0,妊娠39周,近1周来,出现头痛、眼花,今晨出现剧烈头痛并呕吐2次入院治疗。护理评估时最有参考价值的病史是(　　)

A. 既往有头痛　　　B. 妊娠前血压正常

C. 有糖尿病家族史　D. 有病毒性肝炎史

E. 有泌尿系统感染史

27. 患者,女性,28岁,孕2产0,妊娠32周,突然发生无痛性阴道大流血,疑为前置胎盘,以下哪项检查最恰当(　　)

A. 肛门指诊　　　　B. 阴道检查

C. 窥器检查　　　　D. B超检查

E. X线检查

28. 患者,女性,32岁,孕3产0,妊娠35周,无做产前检查,近日发生无痛性阴道少量流血2次而来医院检查,疑为前置胎盘。关于前置胎盘的概述,哪项说法不对(　　)

A. 是妊娠晚期阴道流血最常见的原因

B. 是指发生在妊娠20周后

C. 胎盘附着于子宫下段或覆盖宫颈内口

D. 胎盘位置低于胎先露部

E. 经产妇及多产妇多见。

29. 患者,女性,32岁,孕5产1,有多次人工流产史,孕30周出现无痛性阴道流血,考虑前置胎盘的可能,与以下哪一项的相关性最大(　　)

A. 人流多次刮宫损伤子宫内膜

B. 妊娠子宫压迫下腔静脉所致

C. 子宫蜕膜血管营养过剩所致

D. 胎盘为摄取足够营养选择部位

E. 因胎盘附着在子宫体部后壁

30. 患者,女性,30岁,孕1产0,妊娠33周,突然发生持续性腹痛,伴少量阴道出血,诊断为胎盘早剥。妊娠合并下列哪项疾病时易发生胎盘早剥(　　)

A. 妊娠期高血压疾病　B. 肝炎

C. 糖尿病　　　　　　D. 心脏病

E. 贫血

31. 患者,女性,28岁,孕1产0,妊娠36周。突然发生剧烈腹痛,面色苍白,血压降至80/60mmHg,脉弱,腹部检查:子宫硬如板状,有压痛,胎位触不清,胎心听不清,确诊为胎盘早剥。关于胎盘早剥的发生原因,下列哪项无关(　　)

A. 妊娠期高血压疾病　B. 慢性肾脏疾病

C. 腹部外伤　　　　　D. 孕妇长时间仰卧位

E. 多左侧卧位

32. 患者,女性,32岁,孕1产0,妊娠35周,受到撞击后,腹部剧烈疼痛1小时。查体:血压140/100mmHg,阴道无流血,宫口未开,未破膜,子宫足月妊娠大小,板状硬,有压痛,胎心率90次/分,胎位不清。为明确诊断,应进一步做哪项检查(　　)

A. 妊娠试验　　　　B. 血生化

C. 胎心监护　　　　D. 胎动监护

E. B超检查

33. 患者,女性,34岁,孕2产0,妊娠7周,诊断为完全流产。既往身体健康,流产前有性生活,导致此次流产的原因最可能是(　　)

A. 黄体功能　　　　B. 贫血

C. 性生活　　　　　D. 子宫发育不良

E. 维生素缺乏

34. 患者,女性,33岁,孕2产1,妊娠9周,因性生活后出现阵发性腹痛,诊断为先兆流产,该病因属于(　　)

A. 胎儿染色体异常　B. 不良刺激引起

C. 内分泌失调　　　D. 生殖器官异常

E. 卵巢功能下降

35. 患者,女性,24岁,孕1产0,因"停经50天,下腹痛3天"就诊,无诉阴道流血,下列哪项为首选检查(　　)

A. 基础体温　　　　B. 腹部X线摄片

C. 妊娠试验　　　　D. 黄体酮试验

E. B超检查

36. 患者,女性,30岁,孕1产0,停经8周,2日前开始下腹正中隐痛,伴少量持续阴道出血。盆腔检查:宫颈光滑,宫口未开,无宫颈举痛,子宫前倾前屈位,如孕

8周大小,附件(－),目前最有价值的检查是( )

  A. 尿雌三醇测定   B. 血hPL测定

  C. 血hCG定量测定   D. 黄体酮试验

  E. AFP测定

37. 患者,女性,32岁,孕3产0,现妊娠8周,主诉出现少量阴道流血及下腹隐痛1天,初步判断为复发性流产。关于复发性流产的描述,下列哪项错误( )

  A. 自然流产连续发生2次或以上者

  B. 临床过程和一般流产相同

  C. 每次流产往往发生在相同妊娠月份

  D. 病因之一与染色体异常有关

  E. 晚期复发性流产常因宫口松弛引起

38. 患者,女性,26岁,孕1产0,婚后2年未孕,现停经7周,近1周常感右下腹胀痛不适,为排除输卵管妊娠,首先采取何项辅助检查( )

  A. B超检查   B. 阴道后穹隆穿刺

  C. 腹腔穿刺   D. 腹部X线

  E. 血细胞测定

39. 患者,女性,24岁,孕1产0,妊娠9周,出现少量阴道流血及不规则下腹痛1天,诊断为先兆流产。经检查发现,引起早期流产的主要原因为( )

  A. 接触有害毒物   B. 黄体功能低下

  C. 宫口松弛   D. 创伤

  E. 染色体异常

40. 患者,女性,28岁,孕2产1,停经11周,曾于停经10周时出现少量阴道流血。检查发现子宫如孕8周大,B超检查未探及胎心音,尿妊娠试验(－),诊断为稽留流产。下列哪项不属于稽留流产易致严重出血的原因( )

  A. 胎盘机化,粘连宫壁,易致残留

  B. 妊娠子宫血运丰富,易出血

  C. 稽留日久,易发生凝血功能障碍

  D. 胚胎物粘连宫壁,刮宫易发生子宫穿孔

  E. 雌激素不足,子宫对缩宫素不敏感,易发生宫缩不良

41. 患者,女性,28岁,孕3产1,停经4个月,检查子宫体大于停经月份,为鉴别正常妊娠、多胎妊娠或异常妊娠,最佳方法为( )

  A. 超声多普勒   B. 腹部检查

  C. B超检查   D. 腹部X线拍片

  E. 胎儿心电图

42. 患者,女性,24岁,孕1产0,停经6周,常感右下腹胀痛不适,经检查确诊为输卵管妊娠。当种植在输卵管的受精卵绒毛向管壁方向侵蚀并穿透浆膜,

孕卵排入腹腔时其结局为( )

  A. 输卵管妊娠破裂 B. 输卵管妊娠流产

  C. 陈旧性宫外孕   D. 继发腹腔妊娠

  E. 胚胎死亡

43. 患者,女性,34岁,孕2产1,妊娠32周,产前检查B超提示孕妇羊水过多,胎儿未见畸形,关于羊水过多,是指妊娠期间羊水量超过( )

  A. 1000ml   B. 1200ml

  C. 1500ml   D. 2000ml

  E. 2500ml

44. 患者,女性,29岁,孕2产0,妊娠21周,主诉数日内腹部增大明显,下肢出现水肿,平卧时呼吸困难,诊断为羊水过多。在护理评估羊水过多孕妇的病史中,应重点询问的是( )

  A. 心脏病史   B. 糖尿病史

  C. 肾炎病史   D. 遗传病史

  E. 用药病史

45. 患者,女性,27岁,孕2产1,孕38周,产前检查发现巨大儿,需考虑的病理情况中,下列哪项除外( )

  A. 妊娠期糖尿病   B. 营养过剩

  C. 经产妇   D. 父母身材瘦小

  E. 过期妊娠

46. 患者,女性,23岁,孕1产0,停经42天,3天前出现阴道少量流血。今早6时始感到右下腹部酸胀。下午4时下腹酸胀加剧,伴有恶心、呕吐,晕厥一次。体格检查:面色苍白,血压76/53mmHg,脉搏108次/分。盆腔检查:阴道通畅,可见少量暗红色血液,宫颈摇摆痛明显,阴道后穹隆饱满、触痛明显。入院后诊断为输卵管妊娠,此时简单可靠的辅助检查是( )

  A. 腹部B超   B. 血hCG

  C. 腹腔镜检查   D. 输卵管造影

  E. 阴道后穹隆穿刺

47. 某妇女,29岁,孕1产0,孕20周,行产前检查时腹部触及多个小肢体,考虑为多胎妊娠,以下检查方法中最有助于诊断的是( )

  A. 腹部B超   B. 胎心监护

  C. 腹部X线片   D. 腹部MRI检查

  E. 腹部CT

A_3/A_4型题

(48、49题共用题干)

  患者,女性,27岁,孕1产0,妊娠35周出现头痛、眼花等自觉症状。查血压170/110mmHg,尿蛋白(＋＋),眼底动静脉比为1:2,视网膜水肿。

48. 哪项检查对了解上述病情的严重程度有实际意义

（　　）

A.B超检查　　　　　B.X线检查

C.眼底检查　　　　　D.hCG测定

E.羊水细胞学检查

49.与妊娠期高血压疾病的发生无关的是（　　）

A.双胎妊娠　　　　　B.糖尿病

C.羊水过多　　　　　D.前置胎盘

E.营养不良

（50～52题共用题干）

　　患者,女性,26岁,孕1产0,孕36周,昨晚突然阴道流血,约100ml,无腹痛。检查:血压100/76mmHg,宫高与孕周相符,腹软无压痛,胎位清楚,胎心音118次/分。

50.该患者阴道流血的原因可能是（　　）

A.先兆早产　　　　　B.先兆临产

C.前置胎盘　　　　　D.胎盘早期剥离

E.流产

51.与此病的发生无关的是（　　）

A.妊娠期高血压疾病

B.双胎妊娠

C.受精卵滋养层发育迟缓

D.胎盘面积过大

E.多次刮宫

52.目前确诊前置胎盘最安全、有效的方法是（　　）

A.产科检查　　　　　B.阴道检查

C.肛门指诊　　　　　D.B超检查

E.血液检查

（53～55题共用题干）

　　患者,女性,30岁,孕1产0,妊娠40周,阴道出血4小时,伴有持续性剧烈腹痛。检查子宫硬如木板,压痛,胎心112次/分,胎位未触清。

53.关于胎盘早剥定义的说法,下列哪项不对（　　）

A.多发生在妊娠20周后或分娩期

B.胎盘是在胎儿娩出后从子宫壁剥离

C.胎盘是在胎儿娩出前从子宫壁剥离

D.胎盘的位置正常

E.胎盘附着在子宫体部

54.该患者诊断为胎盘早剥,其发病原因与下列哪项无关（　　）

A.妊娠高血压疾病

B.孕妇长期仰卧使子宫静脉压升高

C.腹部外伤　　　　　D.羊水过多流出过快

E.前置胎盘

55.为明确诊断,最有价值的辅助检查是（　　）

A.胎心监护

B.血红细胞计数及血红蛋白值

C.阴道检查　　　　　D.血白细胞计数及分类

E.B超检查

（56、57题共用题干）

　　患者,女性,28岁,孕1产0,停经50天,阴道少量流血3天,今晨起突感剧烈腹痛,伴恶心、呕吐、头晕。入院时检查:血压78/48mmHg,面色苍白,腹部有移动性浊音;宫颈呈紫蓝色,抬举痛,右侧附件区压痛明显;尿妊娠试验阳性。

56.该患者出现上述临床表现最有可能的原因是（　　）

A.输卵管妊娠破裂　　B.难免流产

C.不全流产　　　　　D.腹膜炎

E.盆腔炎

57.为明确诊断,该患者首选的辅助检查是（　　）

A.血hCG　　　　　　B.B超

C.后穹隆穿刺　　　　D.腹腔镜

E.刮宫

二、实践能力

A₁型题

58.为避免早产儿发生呼吸窘迫综合征,促进肺成熟的方法是给予（　　）

A.阿司匹林　　　　　B.糖皮质激素

C.维生素K　　　　　D.沙丁胺醇

E.吸氧

59.下列哪项不是过期妊娠患者应立即终止妊娠的指征（　　）

A.宫颈条件成熟　　　B.胎儿体重<4000g

C.妊娠43周　　　　　D.胎动计数<6次/2小时

E.尿E/C值持续低

60.妊娠期高血压疾病的主要临床表现是（　　）

A.高血压　　　　　　B.视物模糊

C.水肿　　　　　　　D.抽搐

E.昏迷

61.下列不是重度子痫前期诊断依据的是（　　）

A.血压高于160/110mmHg

B.头痛、头昏、视物障碍

C.下肢水肿（＋＋＋）

D.24小时尿蛋白定量>5g

E.眼底动脉痉挛伴视网膜水肿、渗出物及出血

62.用硫酸镁治疗妊娠期高血压疾病,最早出现的中毒症状是（　　）

A.心率减慢　　　　　B.呼吸次数减少

C.血压降低　　　　　D.尿量减少

E.膝反射消失

63. 妊娠期高血压疾病患者出现抽搐时,首要的护理措施是(　　)
    A. 使用约束带适当保护,防止坠地受伤
    B. 置患者于安静、暗光的单人病室
    C. 保持呼吸道通畅,用舌钳固定舌头,防止舌咬伤及舌后坠
    D. 测量血压、脉搏、呼吸,保留尿管并记录出入液量
    E. 建立静脉通道

64. 下列哪项是前置胎盘的典型临床表现(　　)
    A. 持续性腹痛,伴有阴道流血
    B. 腹部可见病理缩复环
    C. 妊娠晚期或临产时,无诱因无痛性反复阴道流血
    D. 血压升高
    E. 胎儿宫内窘迫

65. 关于前置胎盘的症状和体征,下列哪一项不正确(　　)
    A. 晚期反复无痛性阴道出血
    B. 贫血程度与阴道流血量不相符
    C. 中央性前置胎盘出血较早
    D. 可出现胎儿窘迫
    E. 易发生胎位异常

66. 异位妊娠患者就诊的主要症状是(　　)
    A. 停经　　　　B. 晕厥
    C. 腹痛　　　　D. 阴道流血
    E. 排便感

67. 先兆流产与难免流产主要鉴别点是(　　)
    A. 阴道流血时间的长短
    B. 下腹疼痛的程度　C. 妊娠反应的轻重
    D. 宫口是否已开　E. 妊娠试验结果

68. 急性胎儿窘迫早期出现的症状是(　　)
    A. 胎心率减慢　　B. 胎动消失
    C. 胎心率加快　　D. 胎儿生长受限
    E. 胎动减少

69. 急性胎儿窘迫早期,胎儿胎动特点是(　　)
    A. 消失　　　　B. 减少
    C. 增多　　　　D. 减弱
    E. 不变

70. 羊水过多孕妇的临床表现,下列错误的是(　　)
    A. 急性羊水过多发生在妊娠20~24周
    B. 慢性羊水过多较多发生在妊娠晚期
    C. 急性羊水过多短时间内子宫极度增大,压迫症状明显
    D. 慢性羊水过多子宫缓慢增大,多数患者能适应,压迫症状不明显
    E. 慢性羊水过多较少见

71. 羊水过多经腹壁羊膜腔穿刺放出部分羊水的速度和量为(　　)
    A. 以400ml/h的速度,每次放水不能超过1000ml
    B. 以600ml/h的速度,每次放水不能超过2000ml
    C. 以350ml/h的速度,每次放水不能超过1500ml
    D. 以500ml/h的速度,每次放水不能超过1500ml
    E. 以550ml/h的速度,每次放水不能超过1500ml

A₂型题

72. 患者,女性,24岁,孕1产0,孕35周,宫缩规律(20分钟宫缩4次),查宫颈管消退80%,宫口扩张3cm,应诊断为(　　)
    A. 先兆早产　　　B. 早产临产
    C. 假临产　　　　D. 足月临产
    E. 生理性宫缩

73. 患者,女性,29岁,孕4产2,妊娠33周。现出现不规则宫缩、少量阴道流血,宫颈口未开,胎膜未破,以往曾有2次早产史。其主要的处理原则是(　　)
    A. 抑制宫缩,促进胎儿肺成熟
    B. 左侧卧位　　　C. 迅速结束分娩
    D. 等待自然分娩　E. 给氧

74. 患者,女性,30岁,孕2产0,妊娠32周,1日前出现下腹微痛,伴少量阴道流血而入院,诊断为先兆早产。关于该患者的护理措施,错误的是(　　)
    A. 嘱产妇多下床活动
    B. 教会产妇自己数胎动
    C. 遵医嘱使用宫缩抑制剂
    D. 给氧
    E. 做好早产儿保暖和复苏的准备

75. 患者,女性,30岁,孕2产1,妊娠43周,医生做出引产决定,但家属顾虑对胎儿有影响。作为助产士你首先应为患者做哪项工作(　　)
    A. 鼓励等待　　　B. 介绍引产方法
    C. B超检查　　　D. 监测胎心
    E. 解释过期妊娠对胎儿的危害

76. 患者,女性,35岁,孕2产1,孕35周,因突然阴道大量流液急诊入院,无宫缩,胎心音正常,该产妇可能会发生(　　)
    A. 早期流产　　　B. 晚期流产
    C. 早产　　　　　D. 足月产
    E. 过期产

77. 患者,女性,32岁,孕2产0,妊娠34周,全身水肿,抽搐3次,急诊入院。护理中不妥的是(　　)
    A. 左侧卧位
    B. 安置在光线好的病室便于抢救

C. 尿常规检查　　　D. 做好床边生活护理

E. 加强胎儿监护

78. 患者，女，29岁，孕1产0，双胎妊娠，孕35周，因抽搐2次入院。患者神志丧失，血压170/120mmHg，抽搐时，眼球固定，瞳孔散大，牙关紧闭，口角及面部肌肉颤动，全身及四肢肌强直，双手紧握。应考虑(　　)

A. 心力衰竭　　　　B. 轻度子痫前期

C. 子痫　　　　　　D. 癫痫

E. 重度子痫前期

79. 患者，女性，28岁，孕1产0，妊娠36周，有慢性高血压病史。凌晨5点突感腹部剧烈疼痛，伴有多量阴道流血就诊。查体：血压81/60mmHg，脉搏118次/分，子宫大小与孕周相符，硬如板状，压痛明显，胎位扪不清，胎心音95次/分，宫口开1指尖。目前首要的护理措施是(　　)

A. 开放静脉通道，做好术前准备

B. 遵医嘱静脉滴注缩宫素引产

C. 观察病情

D. 配合医生使用止血药处理

E. 加强监护

80. 患者，女性，30岁，孕1产0，妊娠37周，基础血压正常。10日前无明显诱因下出现头痛、胸闷、眼花，伴有恶心、呕吐。检查：血压166/103mmHg，尿蛋白(＋＋＋)，胎心152次/分，最恰当的处理是(　　)

A. 治疗至妊娠39周终止妊娠

B. 立刻终止妊娠

C. 积极治疗，等待自然分娩

D. 治疗24~48小时后终止妊娠

E. 促胎肺成熟后终止妊娠

81. 患者，女性，32岁，孕3产0，妊娠36周，诊断为重度子痫前期。3小时前突然发生持续性腹痛，强度中，伴阴道多量流血，色鲜红。首先考虑为(　　)

A. 先兆早产　　　　B. 先兆临产

C. 子宫破裂　　　　D. 前置胎盘

E. 胎盘早剥

82. 患者，女性，33岁，孕3产1，妊娠37周临产。自述有头疼，程度轻，无胸闷、心悸等不适，入院诊断为轻度子痫前期。查体：血压145/93mmHg，呼吸17次/分，脉搏90次/分；宫缩间歇5~6分钟，持续约40秒，强度中；宫颈口开张约2cm；尿蛋白定性(＋)。治疗应选择的药物是(　　)

A. 硫酸镁　　　　　B. 冬眠合剂

C. 葡萄糖酸钙　　　D. 硝普钠

E. 甘露醇

83. 患者，女性，28岁，孕1产0，孕38周，诊断为重度子痫前期收住院。入院后使用硫酸镁治疗，治疗过程中出现膝腱反射减弱，呼吸减慢至11次/分，近2小时没有排尿。此刻应立刻采取的措施是(　　)

A. 5%葡萄糖静脉滴注　B. 静脉注射冬眠合剂

C. 静脉推注5%葡萄糖酸钙

D. 静脉推注10%葡萄糖酸钙

E. 静脉滴注低分子右旋糖酐

84. 患者，女性，30岁，孕1产0，妊娠32周。体格检查：血压167/111mmHg，宫底位于脐与剑突之间，LOA，胎心音148次/分，双下肢水肿(＋＋＋)；尿蛋白(＋＋＋)，ALT和AST轻度升高。该患者应考虑为(　　)

A. 慢性肾炎　　　　B. 妊娠期高血压

C. 轻度子痫前期　　D. 子痫

E. 重度子痫前期

85. 患者，女性，31岁，孕2产0，妊娠39周，因子痫前期入院。目前患者轻微头痛，血压150/100mmHg，双下肢水肿(＋)；尿蛋白(＋＋)，呼吸、脉搏正常。在应用硫酸镁治疗过程中，护士应报告医师停药的情况是(　　)

A. 呼吸18次/分　　B. 头痛缓解

C. 膝反射消失　　　D. 尿量800ml/24h

E. 血压降至140/90 mmHg

86. 患者，女性，28岁，孕1产0，妊娠36周。无痛性阴道流血约200ml左右，腹部检查：腹软无压痛，胎位清楚，胎心音158次/分，阴道可见少量活动性出血，最可能是(　　)

A. 胎盘早剥　　　　B. 早产

C. 先兆子宫破裂　　D. 正常产兆

E. 前置胎盘

87. 患者，女性，30岁，孕3产0，妊娠32周，头位，阴道流血3天，量少，无腹痛，胎心正常，无明显宫缩，诊断为前置胎盘，恰当的处理是(　　)

A. 绝对卧床，必要时给予镇静剂，观察病情变化

B. 立即行人工破膜　C. 立即行缩宫素引产

D. 立即行剖宫产术

E. 立即人工破膜及静脉滴注缩宫素

88. 患者，女性，33岁，孕2产1，妊娠34周，今晨6时突然出现阴道流血来院。检查子宫无压痛区，胎头在宫底部，胎心140次/分，血压110/80mmHg，经B超诊断为前置胎盘，期待疗法有效，孕妇出院后的指导是(　　)

A. 可以和正常孕妇一样，不需要多休息

B. 可以进行力所能及的活动

C. 可以进行正常的性生活

D. 回家后自我监测胎动，定期产前检查

E. 若再次出血,量不多,可以不用回医院就诊

89. 患者,女性,30岁,孕3产1,妊娠29周。因突然出现阴道大出血而入院,血压80/50mmHg,胎心104次/分,B超诊断为完全性前置胎盘,下列终止妊娠的方法哪项合适( )
   A. 等待自然分娩
   B. 人工破膜,头皮钳牵引压迫止血
   C. 胎头吸引助产　　D. 缩宫素引产
   E. 剖宫产

90. 患者,女性,25岁,孕1产0,妊娠36周,B超诊断为边缘性前置胎盘,阴道流血多,血压80/60mmHg,宫口开大3cm,头先露,颅骨最低点位于坐骨棘上2cm,胎心尚好,最恰当的处理是( )
   A. 人工破膜　　　　B. 剖宫产
   C. 胎头吸引术　　　D. 产钳术
   E. 头皮钳牵引

91. 患者,女性,30岁,孕1产0,妊娠34周,无诱因少量阴道流血半天,不伴腹痛,宫颈着色,处理为( )
   A. 肛查宫口情况　　B. 人工破膜
   C. 刮宫术　　　　　D. 绝对卧床休息,严密观察
   E. 静脉滴注缩宫素

92. 患者,女性,27岁,孕1产0,妊娠32周,头位,阴道流血3天,量少,无腹痛,胎心正常,无明显宫缩,诊断为前置胎盘,恰当的处理是( )
   A. 绝对卧床,给予镇静剂,观察病情变化
   B. 立即行人工破膜　　C. 立即行缩宫素引产
   D. 立即行剖宫产术
   E. 立即人工破膜及静滴缩宫素

93. 患者,女性,34岁,孕1产0,妊娠35周,并发妊娠期高血压疾病,2小时前突然发生持续性腹痛伴阴道少量流血。首先考虑为( )
   A. 先兆早产　　　　B. 先兆临产
   C. 先兆子宫破裂　　D. 前置胎盘
   E. 胎盘早期剥离

94. 患者,女性,31岁,孕2产0,妊娠36周,突然发生剧烈腹痛,面色苍白,血压降至80/60mmHg,脉弱,子宫硬如板状,有压痛,胎位触不清,胎心听不清,确诊为胎盘早剥,宫口开大1cm。最恰当的处理是( )
   A. 行剖宫产　　　　B. 静脉滴注缩宫素
   C. 人工破膜后静脉滴注缩宫素
   D. 人工破膜后头皮钳牵引
   E. 等待阴道分娩

95. 患者,女性,29岁,孕1产0,妊娠38周,突然感到剧烈腹痛伴有少量阴道流血。血压75/48mmHg,子宫

似足月妊娠大小,硬如木板,有压痛,胎心消失,胎位不清,最大可能是( )
   A. 临产　　　　　　B. 不完全子宫破裂
   C. 胎盘早剥　　　　D. 前置胎盘
   E. 早产

96. 患者,女性,26岁,孕1产0,妊娠36周,因不慎摔伤后引起腹痛,阴道流血,急诊来院,医生检查,宫口近开全。产房助产士小李下班时间快到了,此时助产士小李现在不应( )
   A. 扶产妇入产房　　　B. 严密观察产程进展
   C. 听胎心监测胎儿情况　D. 协助医生接生
   E. 等待交接班后由接班的助产士接待该产妇

97. 患者,女性,30岁,孕4产0,有复发性流产史。护士向其宣教流产治疗措施,哪项是错误的( )
   A. 宫颈功能不全者应行宫颈环扎术
   B. 妊娠早期先兆流产者,可肌内注射黄体酮
   C. 难免流产应等待自然排出
   D. 不全流产应行吸宫术或钳刮术
   E. 流产合并感染应先抗感染治疗后刮宫

98. 患者,女性,29岁,孕1产0,停经49天,担心流产。护士的健康指导是( )
   A. 加强锻炼身体,增强体质
   B. 多与人交流沟通,学习别人经验
   C. 妊娠前3个月内禁止性生活
   D. 及时应用抗生素预防感染
   E. 告知不会发生复发性流产,减少孕妇心理负担

99. 患者,女性,28岁,孕1产0,停经50天,阴道少量流血伴下腹隐痛1周。近2天腹痛加剧,出血量增多。妇检:宫口已开,子宫如孕7周大小,尿妊娠试验(—),可能性最大的是( )
   A. 先兆流产　　　　B. 难免流产
   C. 不全流产　　　　D. 稽留流产
   E. 异位妊娠

100. 患者,女性,29岁,孕1产0,妊娠13周,自诉阵发性腹痛,阴道持续流血伴肉样组织排出;妇检:宫口扩张,子宫小于妊娠周数;B超检查见宫内残留胚胎组织物。应首先考虑( )
   A. 过期流产　　　　B. 难免流产
   C. 不全流产　　　　D. 完全流产
   E. 先兆流产

101. 患者,女性,31岁,孕2产0,停经47天,阴道流血3天,量少伴轻微下腹痛。首先考虑是( )
   A. 异位妊娠　　　　B. 不全流产
   C. 先兆流产　　　　D. 难免流产

E. 葡萄胎

102. 患者,女性,32岁,孕1产0,停经40天,阴道有少许出血伴下腹部轻微疼痛1天。妇检:子宫软,如孕40天大小,宫颈口关闭,妊娠反应(＋),下面护理指导中哪项不妥( )
    A. 卧床休息　　　　B. 少食含纤维素食品
    C. 心理调适　　　　D. 保持外阴清洁
    E. 按医嘱用药

103. 患者,女性,28岁,孕3产0,曾有2次自然流产史,均发生在妊娠12周。现妊娠12周,今早无明显诱因下出现轻微下腹痛及少量阴道流血,应首先考虑的流产类型是( )
    A. 流产合并感染　　B. 难免流产
    C. 不全流产　　　　D. 先兆流产
    E. 复发性流产

104. 患者,女性,26岁,孕1产0,停经47天。午饭后,无明显诱因下出现阴道大量流血伴有下腹痛,排出一肉状物后,阴道流血减少。盆腔检查:阴道少量鲜红色血液,宫颈口扩张,未见妊娠物嵌顿,子宫略小于妊娠周数。B超检查:宫内有部分妊娠物残留,未闻及胎心搏动。应采取以下哪项处理措施( )
    A. 卧床休息　　　　B. 立刻清宫
    C. 不需特殊处理　　D. 肌内注射黄体酮保胎
    E. 应行宫颈环扎术

105. 患者,女性,27岁,孕2产0,停经50天,阴道少量流血4天,今晨突感剧烈腹痛,伴恶心、呕吐,头晕。入院时血压76/43mmHg,面色苍白,腹部移动性浊音(＋),该患者目前最主要的护理措施是( )
    A. 询问病史　　　　B. 治疗配合
    C. 生活护理　　　　D. 心理护理
    E. 健康指导

106. 患者,女性,25岁,孕1产0,停经37天,发现左下腹包块1天入院。轻微下腹痛,无阴道流血。查体:生命体征正常。心肺听诊未见明显异常。左下腹压痛明显,无反跳痛。宫颈举痛明显,宫颈口关闭,子宫稍大、软,左附件区可触及一包块大小约2cm×1cm,压痛明显。最可能的诊断是( )
    A. 卵巢囊肿　　　　B. 左附件炎
    C. 左侧输卵管妊娠　D. 子宫肌瘤
    E. 急性阑尾炎

107. 患者,女性,27岁,孕1产0,停经56天,突然发生剧烈腹痛,伴恶心、呕吐,阴道有少量流血,伴有排便感。体检:血压72/48mmHg,下腹压痛(＋),宫颈举痛(＋),下腹部有移动性浊音,最可能诊断为( )

A. 先兆流产　　　　B. 异位妊娠
C. 急性阑尾炎　　　D. 难免流产
E. 不全流产

108. 患者,女性,22岁,孕3产0,因停经35天,下腹痛1天入院,诊断为"输卵管妊娠",与其无关的临床表现是( )
    A. 停经　　　　　　B. 阴道流血
    C. 腹痛　　　　　　D. 下肢水肿
    E. 晕厥

109. 患者,女性,29岁,孕2产0,输卵管妊娠破裂出血,急诊入院行输卵管切除手术,术后苏醒患者开始哭泣,护士应采取的沟通方式是( )
    A. 坐在患者旁边,给予纸巾
    B. 不打扰患者,默默离开
    C. 制止其哭泣
    D. 生气离开并告诉医生
    E. 告诉患者一侧输卵管也可以100%再次妊娠

110. 患者,女性,28岁,孕1产0,因异位妊娠急诊入院手术,术后宜采取的护患关系模式是( )
    A. 主动型　　　　　B. 主动-被动型
    C. 指导-合作型　　D. 支配-服从型
    E. 共同参与型

111. 患者,女性,30岁,孕1产0,停经45天,下腹痛3天,加重半天入院。查体:面色苍白,四肢湿冷,体温37.6℃,脉搏126次/分,血压71/51mmHg。护士应指导患者取的体位是( )
    A. 侧卧位　　　　　B. 俯卧位
    C. 中凹卧位　　　　D. 半坐卧位
    E. 去枕仰卧位

112. 患者,女性,35岁,孕1产0,停经55天,2天前无明显诱因下出现少量、鲜红色阴道流血。5小时前出现持续性下腹部疼痛,程度中度。1小时前,下腹部疼痛加剧,伴有呕吐2次入院。盆腔检查:外阴、阴道可见少量鲜红色血液,宫颈口关闭,宫颈抬举痛(＋),子宫稍大,右附件区增粗,压痛(＋)。诊断该疾病简单可靠的方法是( )
    A. 腹部触诊检查
    B. 血人绒毛膜促性腺激素定量测定
    C. 腹腔镜检查　　　D. 阴道后穹隆穿刺
    E. 宫腔镜检查

113. 患者,女性,43岁,孕1产0,停经49天,少量阴道流血1天,尿人绒毛膜促性腺激素(＋),1天前门诊行吸宫术,吸出少量组织,病理检查为蜕膜组织,未见绒毛结构,该患者最可能的诊断是( )

A. 盆腔炎性疾病　　B. 异位妊娠

C. 宫内妊娠　　　　D. 生殖道感染

E. 生殖道创伤

114. 患者,女性,31岁,孕1产0,妊娠33周,宫高35cm,腹围90cm,胎位为枕左前位,腹部发亮,仅闻及一胎心音146次/分,心音遥远。考虑为(　　)

A. 糖尿病　　　　　B. 双胎妊娠

C. 巨大儿　　　　　D. 胎儿畸形

E. 羊水过多

115. 患者,女性,29岁,孕1产0,妊娠24周,经B超检查诊断为羊水过多,现在要对孕妇进行孕期指导,正确的方法是(　　)

A. 孕妇不用控制盐的摄入量,加强营养,抬高下肢,减少增加腹压的活动

B. 孕妇的便秘不需要处理

C. 积极查明病因,针对病因防治

D. 注意休息,采取左侧卧位,不用预防胎膜早破和早产

E. 胎儿畸形者引产后不需避孕可立刻再次受孕

116. 患者,女性,31岁,孕2产1,妊娠32周,产前检查B超提示孕妇羊水过多,胎儿未见畸形,孕妇咨询门诊护士关于羊水过多的问题不妥的是(　　)

A. 指羊水量超过2000ml

B. 急性羊水过多,多发生在妊娠20~24周

C. 一次放羊水量不超过1500ml

D. 慢性羊水过多,多发生在妊娠晚期

E. 症状较轻可继续妊娠,注意休息,不必低盐饮食

117. 患者,女性,32岁,孕1产0,孕37周,因羊水过多行经腹羊膜腔穿刺术,护士在其腹部放置一沙袋,目的是(　　)

A. 减轻疼痛　　　　B. 减少出血

C. 预防休克　　　　D. 预防血栓形成

E. 预防感染

118. 患者,女性,29岁,孕2产1,妊娠39周,跟上次产检比较宫高、腹围无增长,自述胎动时腹部疼痛明显,B超检查显示羊水过少,下列重点的护理评估是(　　)

A. 孕妇的黄体酮含量是否过高

B. 有无妊娠合并糖尿病

C. 是否有多胎妊娠家族史

D. 有无先天畸形家族史

E. 有无妊娠合并肾脏疾病

119. 患者,女性,30岁,孕1产0,妊娠35周,近3周来产检显示宫高、腹围增长缓慢,胎心电子监护显示宫缩时出现明显的胎心变异减速图形。下列护理

措施中最主要的是(　　)

A. 向孕妇及家属介绍导致羊水过多的可能原因

B. 指导孕妇接受治疗方案并积极配合自数胎动

C. 嘱休息时采取右侧卧位改善胎盘血液循环

D. B超监测胎盘功能及羊水量预防胎膜早破

E. 监测孕妇生命体征及每日2次测量宫高、腹围

120. 患者,女性,27岁,孕1产0,妊娠38^{+6}周,晚饭后自觉胎动频繁,胎心109次/分,胎心电子监护显示胎动时出现晚期减速,考虑胎儿窘迫,需要紧急采取哪项护理措施(　　)

A. 卧床休息,自数胎动

B. 监测胎心,等待自然分娩

C. 加强运动,诱发宫缩

D. 增加进食,提供能量

E. 完善术前准备,急诊剖宫产

121. 患者,女性,29岁,孕1产0,现妊娠39周,上午10时突觉胎动增多,每小时有8~10次,至下午5时胎动逐渐减弱,急诊入院。检查胎心音91次/分,下列护理措施错误的是(　　)

A. 嘱孕妇加强营养,继续观察

B. 严密胎心监护　　C. 左侧卧位,间断吸氧

D. 完善术前准备

E. 做好新生儿抢救和复苏准备

122. 患者,女性,26岁,孕1产0,现妊娠41周,未临产,自述晚饭后胎动较白天多,不恰当的处理是(　　)

A. 立刻听胎心　　　B. 通知医生

C. 左侧卧位　　　　D. 插尿管,完善术前准备

E. 间断吸氧

123. 患者,女性,28岁,孕2产1,妊娠36周,因胎动频繁而入院,诊断为急性胎儿窘迫,改善缺氧错误的是(　　)

A. 静脉注射缩宫素　B. 间断吸氧,左侧卧位

C. 纠正低血压　　　D. 严密监测胎心变化

E. 遵医嘱给予碱性药物纠正酸中毒

124. 某妇女,27岁,孕1产0,妊娠30周,为了胎儿的健康安全,产前检查时护士教会孕妇胎动计数,并嘱附2小时胎动计数少于多少次应及时就诊(　　)

A. 6次　　　　　　B. 8次

C. 10次　　　　　 D. 12次

E. 15次

125. 患者,女性,36岁,孕4产0,有3次自然流产病史,均发生于妊娠3个月时,现在停经9周,妊娠试验阳性,目前没有阴道流血、腹痛等不适。以下护理措施正确的是(　　)

A. 有腹痛时再处理　B. 有阴道流血时再处理

C. 及时行宫颈环扎术

D. 预防性使用沙丁胺醇

E. 卧床休息

A₃/A₄型题

（126～128题共用题干）

患者，女性，38岁，孕2产1，妊娠36周，基础血压不高。自觉近几日头晕、心悸。检查：BP160/110mmHg，尿蛋白（＋），胎心148次/分，水肿（－）。

126. 该孕妇初步考虑为（　　）

A. 妊娠期高血压　B. 重度子痫前期

C. 子痫　　　　　D. 妊娠合并高血压

E. 胎盘早期剥离

127. 该孕妇首选的治疗药物是（　　）

A. 镇静药　　　　B. 降压药

C. 解痉药　　　　D. 利尿药

E. 扩容药

128. 该孕妇经积极治疗2～3日后，血压150～155/（90～110）mmHg，自觉症状消失，胎心音正常，无腹痛。要维护血压正常此时常用方法是（　　）

A. 可行剖宫产终止妊娠

B. 继续加强降压药物治疗

C. 等待自然分娩　　D. 静脉滴注缩宫素引产

E. 降压6～8小时后终止妊娠

（129～131题共用题干）

患者，女性，36岁，孕3产1，妊娠32周，昨晚突然阴道出血，约50ml，无腹痛。检查：BP100/76mmHg，宫高与孕周相符，腹软无压痛，胎位清楚，胎心音130次/分。

129. 该孕妇最大可能是（　　）

A. 前置胎盘　　　　B. 胎盘早剥

C. 先兆早产　　　　D. 先兆子宫破裂

E. 胎膜早破

130. 该病的主要临床表现是（　　）

A. 妊娠晚期无痛性反复阴道出血

B. 正常位置的胎盘过早剥离

C. 前置的胎盘剥脱出血

D. 无诱因无痛性阴道出血

E. 阴道出血后逐渐腹痛性宫缩

131. 关于此患者的护理，错误的是（　　）

A. 嘱患者卧床休息，出血多时绝对卧床

B. 保证患者充足的睡眠

C. 保持大便通畅，以防便秘诱发大出血

D. 做肛门检查、灌肠，做好分娩准备

E. 监测血压、脉搏、呼吸，观察面色、神志、阴道出血量

（132、133题共用题干）

患者，女性，35岁，孕4产0，孕38周，反复少量阴道流血4天入院，有流产和多次刮宫史，自觉腹痛不明显。

132. 可能的诊断是（　　）

A. 前置胎盘　　　　B. 胎盘早剥

C. 先兆早产　　　　D. 先兆子宫破裂

E. 胎膜早破

133. 护理措施错误的是（　　）

A. 间断吸氧　　　　B. 严密观察病情变化

C. 右侧卧位　　　　D. 好输血输液的准备

E. 减少刺激

（134～136题共用题干）

患者，女性，27岁，孕1产0，妊娠35周。有高血压病史，今晨突感腹部剧烈疼痛，伴少量阴道流血来诊。查体：血压80/50mmHg，脉搏120次/分，子宫如孕36周大小，腹壁板硬，压痛明显，胎心102次/分。

134. 该患者最可能的诊断是（　　）

A. 胎盘早剥　　　　B. 前置胎盘

C. 早产　　　　　　D. 先兆子宫破裂

E. 临产

135. 诊断明确后检查宫口未开，目前护士应马上（　　）

A. 做好生活护理

B. 遵医嘱静脉滴注缩宫素引产

C. 开通静脉，做好术前准备

D. 配合医生止血处理

E. 加强监护

136. 关于该患者的临床表现，下列哪项说法不正确（　　）

A. 贫血程度与外出血量成正比

B. 剥离面＞1/3　C. 严重者可发生DIC

D. 严重者常发生胎死宫内

E. 以隐性出血为主

（137、138题共用题干）

患者，女性，29岁，孕1产0，妊娠32周，3周内阴道少量流血2次，今凌晨突然阴道流血多于月经量，无腹痛，血压130/90mmHg，脉率96次/分，宫高30cm，腹围85cm，臀先露，未入盆，胎心音清楚，144次/分。

137. 该患者应首先考虑的诊断是（　　）

A. 早产　　　　　　B. 前置胎盘

C. 胎盘早期剥离　　D. 宫颈息肉

E. 妊娠合并宫颈癌

138. 该患者下述哪项处理是错误的（　　）

A. 住院观察　　　　B. 绝对卧床休息

C. 配血备用　　　D. 必要时口服镇静药

E. 肛诊检查

（139～142题共用题干）

患者，女性，29岁，孕1产0，已婚4年，停经50天，阴道有少许出血，下腹部轻微疼痛。检查子宫如孕50天大小，软，宫颈口关闭，妊娠反应（＋）。

139. 诊断可能性最大是（　　）

A. 完全流产　　　B. 难免流产

C. 复发性流产　　D. 过期流产

E. 先兆流产

140. 对该女士正确的处理是（　　）

A. 立即排出宫腔内容物

B. 防止感染　　　C. 保胎治疗

D. 缩宫素静脉滴注　E. 无需特殊处理

141. 如在治疗过程中出现下腹坠胀感，出血量增多，宫口可容一指，此时诊断为（　　）

A. 过期流产　　　B. 感染流产

C. 难免流产　　　D. 不全流产

E. 完全流产

142. 此时主要的处理是（　　）

A. 保胎　　　　　B. 清除宫腔内容物

C. 严密观察，期待疗法

D. 给予止血药　　E. 破膜引产

（143～145题共用题干）

患者，女性，30岁，孕1产0，孕10周，阴道少量流血伴下腹隐痛3天，现下腹阵发性疼痛加重，阴道排出一大块肉样组织物，阴道持续流出鲜红色血液，面色苍白。盆腔检查：宫口已开，有组织物堵塞宫口，子宫较孕周小。

143. 该女士的诊断首先考虑可能为（　　）

A. 稽留流产　　　B. 先兆流产

C. 难免流产　　　D. 不全流产

E. 感染性流产

144. 对该患者的处理原则，正确的是（　　）

A. 入院严密观察　B. 减少阴道检查

C. 尽早行清宫术　D. 以保胎为原则

E. 可给予镇静剂

145. 下列护理措施中哪项是错误的（　　）

A. 严密监测生命体征

B. 通知医生后再进行抢救

C. 立即做好终止妊娠的准备

D. 开通静脉通道，遵医嘱输血输液治疗

E. 将术中刮出物送病理检查

（146、147题共用题干）

患者，女性，24岁，孕1产0，10天前因停经41天，妊娠试验（＋），于外院行人工流产术，具体不详。今晨突然晕倒在地，体温37.5℃，血压75/50mmHg，脉搏100次/分，下腹压痛及反跳痛明显，外阴少量流血，宫颈举痛明显，宫颈口闭，子宫稍大，稍软，右侧似有一包块，边缘不清，有压痛，查WBC10×10⁹/L。

146. 该患者的临床诊断首先考虑（　　）

A. 异位妊娠　　　B. 先兆流产

C. 不全流产　　　D. 阑尾炎

E. 盆腔炎

147. 紧急的护理措施是（　　）

A. 密切监测生命体征

B. 注射止血药，情况不好转再手术

C. 输血，纠正休克后再手术

D. 边纠正休克边做术前准备

E. 减轻疼痛的心理护理

（148～150题共用题干）

患者，女性，25岁，孕1产0，停经47天，突发下腹部撕裂样疼痛急诊入院。体格检查：血压75/51mmHg，脉搏101次/分；脸色苍白，下腹部疼痛及反跳痛（＋）；外阴可见少量鲜红色血迹，宫颈抬举痛（＋），宫颈口关闭，未见妊娠物嵌顿，子宫稍软而大，右附件区可触及一大小约2cm×1cm×3cm包块，压痛（＋）。

148. 该患者的诊断首先考虑（　　）

A. 子宫破裂　　　B. 先兆流产

C. 稽留流产　　　D. 子宫肌瘤

E. 输卵管妊娠破裂

149. 目前其首要的护理问题是（　　）

A. 恐惧　　　　　B. 知识缺乏

C. 疼痛　　　　　D. 体液不足

E. 焦虑

150. 紧急的护理措施正确的是（　　）

A. 卧床休息，保胎治疗

B. 尽快清宫　　　C. 择期手术

D. 纠正休克同时做好术前准备

E. 不需特殊处理

（何国喜　叶艳娜）

第4章 妊娠合并症妇女的护理

第1节 妊娠合并心脏病

一、概述　妊娠合并心脏病是严重的妊娠合并症,*妊娠32~34周及以后、分娩期及产后3日内均是心脏病孕产妇发生心力衰竭的最危险时期,极易诱发心力衰竭和心律失常。

二、病因　先天性心脏病最多见,风湿性心脏病、妊娠期高血压疾病性心脏病、围生期心肌病、贫血性心肌病、心肌炎等。

三、病理生理　心脏病孕产妇*主要死亡原因是心力衰竭。不宜妊娠的心脏病患者一旦妊娠,或妊娠后心功能恶化者,流产、早产、死胎、胎儿生长受限、胎儿窘迫及新生儿窒息的发生率均明显增高,围生儿死亡率增高。心脏病孕妇功能良好者,胎儿相对安全,剖宫产机会多。

四、临床表现

1. 纽约心脏病协会将心脏病患者心功能分为4级。
   - Ⅰ级:一般体力活动不受限制。
   - Ⅱ级:一般体力活动稍受限制,活动后心悸、轻度气短,休息时无症状。
   - Ⅲ级:一般体力活动显著受限制,休息时无不适.轻微日常工作即感不适、心悸、呼吸困难,或既往有心力衰竭史者。
   - Ⅳ级:一般体力活动严重受限制,不能进行任何活动,休息时仍有心悸、呼吸困难等心力衰竭表现。

*2. 早期心衰　①轻微活动后即出现胸闷、心悸、气短;②休息时心率超过110次/分,呼吸超过20次/分;③夜间常因胸闷而坐起呼吸或到窗口呼吸新鲜空气(图4-1);④肺底部出现少量持续性湿啰音,咳嗽后不消失。

五、辅助检查
1. 心电图、超声心动图等检查,可提示是否患心脏病。
2. B超、胎心电子监护仪等了解胎儿宫内情况。

六、治疗要点　主要根据心功能级别、心脏病种类、病变程度、是否需手术纠正等综合判断耐受妊娠能力。妊娠者需从早期开始定期行产前检查。不宜妊娠而妊娠者,应在妊娠12周前行人工流产;若已发生心力衰竭应待病情控制后再终止妊娠。

●● 图4-1　因胸闷而坐起呼吸 ●●

七、护理诊断/问题
1. 潜在并发症　心力衰竭、胎儿窘迫。
2. 活动无耐力　与心脏负荷增加、心功能不全有关。
3. 焦虑　与担心胎儿和自身安全有关。

八、护理措施
1. 孕前指导　*心功能Ⅰ~Ⅱ级、既往无心力衰竭史者可以妊娠;心功能Ⅲ~Ⅳ级、既往有心力衰竭史者不宜妊娠.对不宜妊娠者,指导患者采取有效措施严格避孕。

2. 妊娠期
   - (1)不宜妊娠而妊娠者,应在妊娠12周前行终止妊娠。
   - (2)加强产前检查。
   - (3)减轻心脏负担护理.*每日至少保证10小时睡眠,左侧卧位.避免劳累、情绪激动.高蛋白、高维生素、低脂肪饮食, 20周后补充铁剂,限盐,<4~5g/d(图4-2).应在妊娠36~38周入院待产,有早期心力衰竭征象者,应即时住院治疗.消除诱发心力衰竭的因素。

3. 分娩期

  （1）剖宫产者的护理：对有产科指征及心功能Ⅲ～Ⅳ级，均应择期剖宫产。不宜妊娠者同时行输卵管结扎术。术中术后严格限制输液量。

  （2）经阴道分娩者的护理：心功能Ⅰ～Ⅱ级，胎儿不大，胎位正常，宫颈条件良好者，在严密监护下可经阴道分娩。密切观察产程进展，防止心力衰竭的发生，左侧卧位，上半身抬高。*缩短第二产程，避免用力屏气加腹压，行助产术；胎儿娩出后，立即在产妇腹部放置沙袋，持续24小时；为防止产后出血过多，可静脉或肌内注射缩宫素（禁用麦角新碱）；给予生理及情感支持。

... 图4-2 指导孕妇饮食 ...

4. 产褥期　*产后3日尤其是产后24小时内应绝对卧床，密切监测生命体征，产妇应半卧位或左侧卧位。*心功能在Ⅲ～Ⅳ级不宜哺乳，应及时回奶。不宜再妊娠者，建议在产后1周行绝育术。做好外阴护理，遵医嘱应用广谱抗生素预防感染。

九、健康指导

1. 对心脏病患者孕前指导，根据心功能情况决定是否适宜妊娠。对于不适宜妊娠者，应指导其采用有效的避孕措施。

2. 孕期注意休息，避免劳累，避免上呼吸道感染，保持心功能状态稳定。

第2节　妊娠合并糖尿病

一、概述　妊娠合并糖尿病包括两种情况，即原有糖尿病基础上合并妊娠和妊娠期才出现的糖尿病，后者称妊娠期糖尿病（gestational diabetes mellitus，GDM），占糖尿病孕妇的90%以上。

二、病因

1. 病史　糖尿病病史及家族史。

2. 胰岛素分泌受限　妊娠中晚期，孕妇体内拮抗胰岛素样物质增加，胰岛素需求量相应增加，如不能代偿这一生理变化，则使血糖增高，继而出现原有糖尿病加重或出现GDM。

三、病理生理　高血糖可使胚胎发育异常甚至死亡，使发生妊娠期高血压疾病概率增高，易发生感染及酮症酸中毒。羊水过多、巨大儿、胎儿生长受限、流产、早产、胎儿畸形、新生儿呼吸窘迫综合征及新生儿低血糖发生率增高。

四、临床表现　*妊娠合并糖尿病表现为多饮、多食、多尿"三多症状"或反复发作的外阴阴道假丝酵母菌感染症状。若孕妇体重＞90kg且本次妊娠并发羊水过多和巨大胎儿，应警惕合并糖尿病的可能。但大多数妊娠期GDM患者无明显的临床表现。

五、辅助检查

1. 糖尿病合并妊娠的实验室检查　妊娠前未进行血糖检测，具有糖尿病高危因素，达到以下任何一项标准应诊断为糖尿病合并妊娠。

  （1）*空腹血糖：≥7.0mmol/L。

  （2）*糖化血红蛋白：≥6.5%。

  （3）*任意血糖：≥11.1mmol/L，伴有典型的高血糖或者高血糖危象。

2. GDM的诊断　*24～28周及以后，进行75g葡萄糖耐量试验（oral glucose tolerance test，OGTT）。方法：禁食至少8小时后，口服葡萄糖75g，测空腹及服糖后1小时、2小时的血糖，标准值为*5.1mmol/L、10.0mmol/L、8.5mmol/L。若其中1项达到或超过标准值，即可诊断为妊娠期糖尿病。

3. 胎儿监护。

4. 并发症检查　眼底检查、24小时尿蛋白定量测定、尿酮体及肝肾功能检查等。

六、治疗要点　糖尿病妇女病情严重者应严格避孕，若已妊娠应及早终止。允许妊娠者须在内科、产科医生的密切监护下将孕妇的血糖控制在正常或接近正常范围内，并选择终止妊娠的最佳时机和方式。

七、护理诊断/问题

1. 营养失调　低于或高于机体需要量，与糖代谢异常有关。

2. 有受伤的危险　与糖尿病引起的胎儿生长受限、巨大儿、胎儿畸形、新生儿低血糖等有关。

3. 知识缺乏：缺乏妊娠合并糖尿病的相关知识。

八、护理措施

1. 严格控制血糖,纠正营养失调
 - （1）控制饮食:很重要。理想的目标:既能保证和提供妊娠期间热量和营养,又能避免出现餐后高血糖或饥饿性酮症,保证胎儿正常生长发育。
 - （2）适度运动(图4-3)。
 - （3）合理用药:对饮食、运动治疗不能控制的糖尿病孕妇,*胰岛素是首选的治疗药物。*孕妇不宜口服降糖药物治疗。

●● 图4-3 指导孕妇运动 ●●

2. 加强监护,防止围生儿受伤
 - （1）妊娠期:加强产检,指导孕妇胎动计数,加强胎盘功能检查和胎儿电子监护。
 - （2）分娩期:*在控制血糖、确保母儿安全的情况下,尽量推迟终止妊娠的时间,可等待至预产期（38～39周）。产程中应监测血糖、尿酮体,防止发生低血糖,*应在12小时内结束分娩,避免发生酮症酸中毒。
 - （3）新生儿护理:*新生儿无论出生状况如何均按高危儿护理,取脐带血检验,早开奶,定期滴服葡萄糖液。
 - （4）产褥期:*胰岛素用量应减少至分娩前的1/3～1/2。

九、健康指导 保持会阴清洁干燥,注意观察恶露情况,预防感染。鼓励母乳喂养,定期复查。产后应长期避孕,但最好不用药物及宫内节育器避孕。

第3节 妊娠合并贫血

一、概述 贫血是妊娠期常见的合并症之一,以缺铁性贫血最为常见,另外有巨幼细胞性贫血和再生障碍性贫血等。

二、病因

1. *妊娠期铁需要量增加是主要原因。
2. 慢性失血性疾病。
3. 长期偏食、胃肠功能紊乱导致的营养不良。

三、病理生理 贫血使孕妇抵抗力低下,对分娩、手术和麻醉的耐受力下降;重度贫血可因心肌缺氧导致贫血性心脏病;胎盘缺氧易发生妊娠期高血压病或妊娠期高血压疾病性心脏病;产妇易发生产褥感染。重度贫血时,经胎盘供氧和营养物质不足,容易造成胎儿生长受限、胎儿窘迫、早产或死胎。

四、临床表现 轻度贫血多无明显症状,严重贫血者可有乏力、头晕、心悸、气短、食欲缺乏、水肿等表现。检查可见皮肤黏膜苍白、皮肤毛发干燥、脱发、指甲脆薄等,并可伴发口腔炎、舌炎。

五、辅助检查 *孕妇血红蛋白<110g/L,红细胞<3.5×10^{12}/L,血细胞比容<0.30,红细胞平均体积<80fl,红细胞平均血红蛋白浓度<32%,可诊断为妊娠期贫血;血清铁<6.5μmol/L,可诊断为缺铁性贫血。

六、治疗要点 查明贫血原因,积极对因治疗,必要时输血,预防心力衰竭。

七、护理诊断/问题

1. 活动无耐力 与贫血导致的疲倦有关。
2. 有感染的危险 与贫血导致机体抵抗力低下有关。

八、护理措施

1. 减轻疲乏 若为缺铁性贫血,指导正确补充铁剂纠正贫血,*铁剂应饭后服用,同时服维生素C或稀盐酸,可以促进铁的吸收。合理安排活动与休息,左侧卧位,避免晕倒。重度贫血者,注意观察生命体征及胎儿宫内生长发育和胎心变化。
2. 预防感染 预防上呼吸道感染及泌尿系统感染,严格无菌操作。

九、健康指导 孕前应积极治疗慢性失血性疾病如月经过多等。加强孕期营养,摄入高铁、高蛋白、富含维生素C的食物,如动物肝脏、瘦肉、豆类、蛋类、菠菜等,纠正偏食、挑食等不良习惯。*妊娠4个月起应常规补充铁剂预防妊娠期缺铁性贫血。定期产检,及早发现贫血并纠正。

第4节　妊娠合并急性病毒性肝炎

一、概述　病毒性肝炎是由肝炎病毒感染引起的传染性疾病,目前已明确的肝炎病毒有5种:甲型(HAV)、乙型(HBV)、丙型(HCV)、丁型(HDV)及戊型(HEV),以乙型肝炎最常见。妊娠合并重型肝炎是我国孕产妇死亡的主要原因之一。

二、病因　密切接触病毒性肝炎患者。HAV主要经消化道传播;HBV主要经血液传播,但母婴传播是其重要的途径;HCV主要通过输血、血制品、母婴传播等途径传播;HDV需伴随HBV存在;HEV主要经消化道传播。

三、病理生理　妊娠期雌激素和孕激素水平升高,增加肝脏负担。妊娠期高血压疾病及产后出血的发生率增加。与非妊娠期相比,易发展为重症肝炎,常并发弥散性血管内凝血,出现全身出血倾向,病死率可高达60%。易发生流产、胎儿窘迫、早产、死胎;新生儿死亡率增高。

四、临床表现　孕妇有消化系统症状和流感样症状,如乏力、纳差、尿色深黄、恶心、呕吐、上腹不适、右上腹疼痛、腹胀、腹泻、全身酸痛、畏寒、发热等症状。观察全身皮肤及巩膜有无黄染,检查肝脏大小,有无触痛、叩击痛等。

五、辅助检查

1. 肝功能检查　主要包括血清谷丙转氨酶、谷草转氨酶等。总胆红素升高在预后评估上更有价值。凝血酶原时间百分活度是判断病情严重程度和预后的主要指标,正常值为80%～100%,<40%是诊断重型肝炎的重要指标之一。

2. 血清病原学检测 { (1)甲型病毒性肝炎:检测血清HAV抗体及HAV RNA。
(2)乙型病毒性肝炎:检测血清乙肝病毒标志物,主要是"乙肝两对半"和HBV DNA。

3. 影像学检查　B超和磁共振检查。

六、治疗要点　妊娠前检测HBV标志物,若无抗体常规接种疫苗。感染HBV的育龄女性的最佳受孕时机是肝功能正常、血清HBV DNA低水平、肝脏B超无特殊改变。孕前若有抗病毒指征,药物首选干扰素。

妊娠期非重型肝炎:护肝、对症、支持治疗;重型肝炎:护肝、对症、防治并发症、防治感染、特殊产科处理。

七、护理诊断/问题

{ 1. 营养失调:低于机体需要量　与营养摄入不足等有关。
2. 有感染的危险:与病毒性肝炎具有传染性及存在母婴传播有关。
3. 潜在并发症:肝性脑病、产后出血。

八、护理措施

1. 一般护理　改善营养状况,高维生素、高蛋白、足量碳水化合物、低脂肪饮食,预防和纠正贫血。

2. 病情观察　严密监测生命体征、中心静脉压、尿量及胎儿宫内情况等。防止凝血功能障碍、肝性脑病、肝肾综合征、感染等并发症,遵医嘱给予护肝及对症支持治疗。

3. 预防感染 { (1)防止交叉感染:*肝炎孕产妇检查及分娩宜在专设的诊室和隔离产房,所用物品、器械应单独使用,用后及时用过氧乙酸消毒。严格无菌操作,做好口腔护理、会阴擦洗等。遵医嘱使用抗生素。
(2)阻断母婴传播:分娩时严格消毒隔离制度,防止产程延长、软产道裂伤、羊水吸入和新生儿产伤。胎儿娩出后,留脐血做血清病原学检查。*新生儿使用乙型肝炎疫苗和乙型肝炎免疫球蛋白联合免疫,可以有效阻断母婴传播。HBsAg阳性母亲分娩的新生儿经主、被动联合免疫后,可以接受母乳喂养。

九、健康指导　有病毒性肝炎接触史者,甲肝注射丙种球蛋白,乙肝注射乙肝免疫球蛋白,可起预防作用。急性期应卧床休息,以免增加肝脏负担。指导孕妇及家属做好预防隔离,孕妇用过的物品用过氧乙酸、漂白粉等消毒液擦拭或浸泡。不宜哺乳者应及早退奶,*退奶不能用对肝脏有损害的药物如雌激素,可口服生麦芽或乳房外敷芒硝。继续为产妇提供保肝治疗指导,加强休息和营养,促进康复。指导避孕措施,*禁用避孕药

要点回顾

1. 妊娠合并心脏病患者容易发生心力衰竭的三个时期分别是什么？
2. 妊娠期糖尿病治疗药物是什么？
3. 妊娠合并缺铁性贫血补充铁剂的注意事项是什么？
4. 如何阻断肝炎病毒的母婴传播？

模拟试题栏——识破命题思路，提升应试能力

一、专业实务

A₁型题

1. 心脏病患者于妊娠早期,决定是否继续妊娠,主要依据（　　）
   A. 心脏病种类　　　　B. 心功能分级
   C. 病变发生部位　　　D. 胎儿大小
   E. 患者年龄

2. 关于妊娠合并心脏病的叙述哪项不正确（　　）
   A. 妊娠合并心脏病是孕妇死亡的主要原因之一
   B. 妊娠32～34周血容量增加达高峰
   C. 分娩时第二产程比第一产程心脏负担重
   D. 分娩第三产程心脏负担很重
   E. 产后2～3日心脏负担减轻

3. 下列与妊娠合并糖尿病无关的是（　　）
   A. 羊水过多　　　　B. 新生儿呼吸窘迫综合征
   C. 妊娠呕吐　　　　D. 外阴阴道假丝酵母菌病
   E. 胎儿畸形

4. 下列心脏病患者可以妊娠的是（　　）
   A. 心功能Ⅲ级
   B. 肺动脉高压
   C. 心功能Ⅰ级
   D. 右向左分流型先天性心脏病
   E. 围生期心肌病伴有心脏扩大

5. 妊娠合并糖尿病对胎儿的影响错误的是（　　）
   A. 巨大儿　　　　B. 胎儿畸形
   C. 早产　　　　　D. 胎儿生长受限
   E. 胎儿脐带过长

6. 妊娠合并严重缺铁性贫血,不会导致胎儿（　　）
   A. 巨大儿　　　　B. 早产
   C. 胎儿宫内窘迫　D. 胎儿生长受限
   E. 死胎

7. 心脏病孕妇的主要死亡原因是（　　）
   A. 心脏病的种类　B. 孕妇的年龄
   C. 心力衰竭　　　D. 未经产前检查
   E. 医疗技术条件

A₂型题

8. 患者,女性，34岁,孕1产0,孕20周时诊断为妊娠合并先天性心脏病,哪项不是容易发生心力衰竭的时期（　　）
   A. 妊娠26周　　　　B. 妊娠32～34周
   C. 第二产程　　　　D. 产后第一日
   E. 产后第二日

9. 患者,女性，30岁,孕1产0,孕15周,自觉乏力、食欲缺乏,诊断为妊娠合并贫血,下列哪项不正确（　　）
   A. 妊娠期贫血可由铁缺乏引起
   B. 轻度贫血对孕妇及胎儿的影响不大
   C. 产妇对重度贫血的耐受性好,不易发生失血性休克
   D. 贫血可降低产妇抵抗力,易并发产褥感染
   E. 重度贫血可导致胎儿宫内发育迟缓、早产或死胎

10. 患者,女性，33岁,孕1产0孕37周,妊娠合并心脏病,孕期定期产检未见明显异常,临产时出现"胎儿窘迫",其原因可能是（　　）
    A. 胎盘功能减退　　　B. 胎儿心脏畸形
    C. 羊水过少　　　　　D. 母体血氧含量不足
    E. 脐带血运受阻

11. 患者,女性，29岁,孕1产0,孕25周,近一周来出现口渴、多尿,医生要求其做OGTT检查,口服葡萄糖的量是（　　）
    A. 30g　　　　　　B. 40g
    C. 75g　　　　　　D. 60g
    E. 70g

12. 患者,女性，28岁,孕1产0,孕20周,常常自觉头晕、乏力,诊断为缺铁性贫血,其测得的血清铁的值可能是（　　）
    A. <10.5μmol/L　　B. <6.5μmol/L
    C. <7.5μmol/L　　D. <8.5μmol/L
    E. <9.5μmol/L

13. 患者,女性，31岁,孕2产1,孕29周,产检发现血糖升高,诊断为妊娠合并糖尿病,该患者向护士询问妊娠合并糖尿病对孕妇的不良影响,护士回答不正确的是（　　）
    A. 受孕率下降
    B. 易并发妊娠期高血压疾病
    C. 使流产率增加

D. 易并发泌尿系统感染

E. 易并发羊水过多

二、实践能力

A₁型题

14. 妊娠合并心脏病患者的分娩期处理,不正确的是（　　）

A. 使用抗生素预防感染

B. 严密观察产妇的生命体征

C. 减少手术助产

D. 减少产妇屏气用力

E. 密切观察产程进展,防止心力衰竭的发生

15. 糖尿病孕妇不易发生下列哪种合并症（　　）

A. 前置胎盘　　　B. 胎盘早剥

C. 急性肾盂肾炎　　D. 羊水过多

E. 肩难产

16. 糖尿病母亲的围产儿不易发生以下哪项合并症（　　）

A. 巨大儿　　　　B. 新生儿呼吸窘迫综合征

C. 新生儿低血糖　　D. 胎死子宫内

E. 母儿血型不合

17. 妊娠合并心脏病产后的护理措施中,哪项是错误的（　　）

A. 产后24小时绝对卧床休息

B. 产后3日内应严密观察心功能情况

C. 产后住院期间与正常分娩者同室

D. 心功能Ⅰ～Ⅱ级者可哺乳,但应避免过度劳累及乳胀

E. 进行计划生育指导

18. 减轻妊娠合并心脏病患者妊娠期心脏负担、预防心力衰竭的措施应除外（　　）

A. 积极防治贫血和妊娠高期血压疾病

B. 预防上呼吸道感染

C. 终止妊娠

D. 限制食盐摄入

E. 充分休息,避免劳累

19. 妊娠合并病毒性肝炎,以下哪项阻断母婴传播的措施是错误的（　　）

A. 乙肝病毒表面抗原阳性孕妇所生婴儿应在疫苗接种完成后6个月检测HBV标志物

B. 严格消毒制度

C. 分娩期防止产程延长、软产道裂伤、羊水吸入和新生儿产伤

D. 以联合免疫法进行新生儿免疫接种

E. 乙肝病毒表面抗原阳性产妇均应剖宫产

A₂型题

20. 护士值夜班时巡视病房,发现产前区10床妊娠合并心脏病的孕妇不能平卧,要坐起来呼吸,首先考虑的是（　　）

A. 焦虑　　　　　B. 失眠

C. 头晕　　　　　D. 心力衰竭

E. 紧张

21. 患者,女性,36岁,孕1产0,孕28周,入院诊断为妊娠合并心脏病,预防该孕妇发生心力衰竭的措施错误的是（　　）

A. 指导孕妇加强营养快速增加体重

B. 注意休息避免劳累

C. 定期内科医生随访

D. 积极治疗贫血

E. 防治上呼吸道感染

22. 患者,女性,35岁,孕2产0,诊断为妊娠合并心脏病,心功能Ⅱ级,阴道分娩过程中,错误的护理是（　　）

A. 严密观察产程　　B. 严禁饮食

C. 预防心力衰竭　　D. 减轻体力消耗

E. 减轻心脏负担

23. 患者,女性,25岁,孕1产0,患有先天性心脏病,心功能Ⅰ级,无心力衰竭或其他并发症,孕前正确的指导是（　　）

A. 可以妊娠　　　　B. 不可以妊娠

C. 绝对不可以妊娠　D. 终生不孕

E. 立刻进行绝育手术

24. 患者,女性,26岁,孕1产0,孕35周,诊断为妊娠合并心脏病,在分娩中使用抗生素的原则是（　　）

A. 无感染征象不一定用抗生素

B. 有胎膜早破时为预防感染按需给抗生素

C. 有感染征象时才给予抗生素

D. 产程开始应给予抗生素,维持至产后1周预防亚急性心内膜炎

E. 产程开始应给予抗生素,维持至产后2周预防亚急性心内膜炎

25. 患者,女性,29岁,孕2产1,孕38周,诊断为妊娠合并心脏病,现已临产,入院诊断为妊娠合并心脏病,心功能Ⅰ级,产妇的分娩期处理是（　　）

A. 必须剖宫产　　B. 缩短第二产程

C. 嘱产妇屏气用力　D. 无感染者不用抗生素

E. 为预防产后出血,胎儿娩出后应注射麦角新碱

26. 患者,女性,33岁,孕1产0孕38周,诊断为妊娠合并心脏病,现宫颈口开张10cm,胎先露达到坐骨棘水平以下3cm,为了尽快缩短第二产程,以下护理

措施错误的是( )
A. 必要时行会阴切开术
B. 宫颈口开全后行助产术
C. 无宫缩时嘱产妇放松
D. 持续吸氧预防母婴缺氧
E. 嘱产妇宫缩时屏气用力

27. 患者,女性,31岁,孕1产0,孕40周,入院诊断为妊娠合并心脏病为防止分娩时发生心力衰竭,下列哪项处理是错误的( )
A. 吸氧　　　　　B. 尽量缩短第二产程
C. 产后注射麦角新碱　D. 适当应用镇静剂
E. 胎儿娩出后腹部放沙袋

28. 患者,女性,27岁,孕2产1,孕28周,自觉多饮、多食、多尿,经OGTT检查诊断为妊娠期糖尿病,患者控制血糖的方法不妥的是( )
A. 饮食治疗　　　　B. 运动治疗
C. 血糖监测　　　　D. 胰岛素治疗
E. 服用磺脲类药物

29. 患者,女性,30岁,孕1产0,孕30周,妊娠合并风湿性心脏病,早期心衰的可靠诊断依据是( )
A. 心界扩大
B. 心尖部闻及二级收缩期杂音
C. 肺底部湿啰音出现,咳嗽后消失
D. 休息时心率>110次/分
E. 踝部凹陷性水肿

30. 患者,女性,38岁,孕3产1,孕8周,从事家务劳动后感胸闷、气急、心悸,最近几日半夜常因胸闷而需起床。体格检查:心率118次/分,呼吸22次/分,心界向左侧扩大,心尖区有Ⅲ级收期缩期杂音,性质粗糙,肺底有湿啰音,咳嗽后不消失,下肢水肿(＋)。处理应是( )
A. 加强产前监护
B. 限制食盐摄入
C. 立即终止妊娠
D. 积极控制心力衰竭,继续妊娠
E. 控制心力衰竭后行人工流产术

31. 患者,女性,29岁,孕1产0,孕37周,妊娠合并风湿性心脏病,既往无心力衰竭史。诉昨日受凉后出现胸闷、气急、咳嗽,夜间不能平卧,检查心率120次/分,下肢水肿。该患者的处理应是( )
A. 立即行剖宫产术
B. 控制心力衰竭后静脉滴注缩宫素
C. 积极控制心力衰竭,继续妊娠
D. 控制心力衰竭后行剖宫产术
E. 静脉滴注缩宫素引产

32. 患者,女性,30岁,孕1产0孕38周,诊断为妊娠合并心脏病,心功能Ⅰ级,宫高31cm,腹围95cm,胎位正,宫颈条件良好。关于该患者的治疗哪项说法正确( )
A. 产后立即肌内注射麦角新碱
B. 不宜行阴道分娩
C. 宫口开全即手术助产
D. 产后24小时行输卵管结扎术
E. 产后不宜哺乳,应加服激素退奶

33. 患者,女性,26岁,孕1产0,妊娠合并心脏病,4小时前顺产一男婴,其产褥期的处理,错误的是( )
A. 产后3日内仍容易产生心力衰竭
B. 产后应继续使用抗生素预防感染
C. 凡不宜再妊娠者,应在产后第3日施行输卵管结扎术
D. 产前或待产时曾有过心力衰竭的产妇,产后仍需继续使用强心药物
E. 心功能Ⅲ、Ⅳ级者不宜哺乳

34. 患者,女性,26岁,孕1产1,患有风湿性心脏病。分娩期无异常,现为产后第一日,诉休息时不能平卧,有心悸、气短,心率111次/分,下列哪项恰当( )
A. 应早期下床活动　　B. 禁止哺乳
C. 产后1个月行绝育术　D. 不用抗生素
E. 禁用镇静剂

35. 患者,女性,32岁,孕1产0,孕39周,入院诊断为妊娠合并心脏病,心功能Ⅲ级,其分娩后24小时内应( )
A. 做适量室内活动　　B. 绝对卧床休息
C. 给新生儿按需哺乳　D. 自己护理新生儿
E. 按产褥期的常规进行护理

36. 患者,女性,26岁,孕1产0,患有先天性心脏病,停经7周,尿妊娠试验阳性,B超检查见妊娠环,近1周自觉心悸气短,有时痰中带血丝,来院检查咨询应该怎样处理( )
A. 给孕妇用强心药物口服
B. 间断吸氧
C. 给予广谱抗生素预防感染
D. 严密观察对症处理
E. 控制心力衰竭后尽早终止妊娠

37. 患者,女性,32岁,孕1产0,既往有风湿性心脏病病史,现妊娠38[+1]周,3小时前出现规律宫缩。体格检查:血压123/86mmHg,心率90次/分,心功能Ⅱ级,左枕前位,宫颈口开张约5cm,先露位于坐骨棘以下1cm。正确的护理措施是( )
A. 从产程开始至产后1周都使用抗生素预防感染
B. 第二产程开始就鼓励产妇屏气用力,尽快结束

分娩

C. 胎儿娩出后立刻使用麦角新碱预防产后出血

D. 输液时加快输液速度

E. 分娩时禁用所有的镇静药、镇痛药,以免影响胎儿

38. 患者,女性,38岁,孕1产0,孕30周,休息时有胸闷、气急等症状。体格检查:脉搏105次/分,心音向左扩大,心尖区可闻及粗糙的Ⅱ级收缩期杂音,肺底可闻及湿啰音。护士向该患者宣教妊娠和分娩对心脏的影响,哪项是错误的( )

A. 因心功能不良可导致胎儿宫内窘迫

B. 因心功能不良需要增加休息的时间

C. 因心功能不良可能会导致早产

D. 产后2~3日心脏负担最快减轻

E. 分娩中第二产程心脏的负担最重

39. 患者,女性,34岁,孕2产2,诊断为妊娠合并心脏病,心功能Ⅱ级。今日凌晨顺产1男婴,产程顺利,产后生命体征平稳,出血不多。母婴区护士实施的护理措施不正确的是( )

A. 禁止该产妇母乳喂养

B. 产后3日严密观察心力衰竭的表现

C. 告之产后10日左右可以出院

D. 按医嘱使用抗生素至产后1周

E. 指导产妇进食富含纤维的食物,预防便秘

40. 患者,女性,30岁,孕1产0。既往有心脏病史,无心力衰竭病史。现妊娠36^{+5}周,诉轻微活动后即感胸闷、憋气,休息后可以缓解。以下措施错误的是( )

A. 预防感染、贫血等诱发心力衰竭因素

B. 产后应用广谱抗生素2周

C. 严密监测生命体征

D. 产后1周行绝育术

E. 剖宫产终止妊娠

41. 患者,女性,35岁,孕1产1,妊娠合并心脏病,心功能Ⅲ级,孕38周行剖宫产术,手术过程顺利。术后安全返回病房,子宫收缩良好,血压、心率正常,护士对该产妇的护理措施中正确的是( )

A. 产后2小时密切监测生命体征,随后护理同普通产妇

B. 产后3日按医嘱使用抗生素

C. 早吸吮、早接触,协助母乳喂养

D. 指导其清淡饮食,防止便秘

E. 产后72小时内行节育术

42. 患者,女性,孕1产0,孕28周,自觉多饮、多食、多尿,诊断为妊娠合并糖尿病,通过饮食控制和运动,血糖还是控制不佳,宜选用的治疗药物为( )

A. 格列苯脲　　　　B. 消渴丸

C. 胰岛素　　　　　D. 苯乙双胍

E. 二甲双胍

43. 患者,女性,29岁,孕1产0,孕39周,孕期诊断为妊娠合并糖尿病,1小时前自然分娩一活女婴,体重4000g,胎盘娩出后,胰岛素的用量应( )

A. 及时下调　　　　B. 维持原量

C. 增加1倍　　　　D. 增加2倍

E. 增加3倍

44. 患者,女性,31岁,孕2产1,孕期诊断为妊娠合并糖尿病,无其他合并症。于妊娠39周剖宫产一健康男婴,对于该新生儿应重点监测的内容是( )

A. 大小便　　　　　B. 体重

C. 黄疸　　　　　　D. 血糖

E. 体温

45. 患者,女性,35岁,孕2产1,孕20周,1周前自觉头晕、乏力、食欲缺乏,诊断为缺铁性贫血,在口服铁剂时应同时服用( )

A. 维生素A　　　　B. 维生素B

C. 维生素C　　　　D. 维生素D

E. 维生素E

46. 患者,女性,28岁,孕1产0,孕28周,产检行血常规检查示血红蛋白98g/L,医生开处方补充铁剂,向护士咨询服药的时间,护士的建议应该是( )

A. 餐前30分钟　　　B. 餐后30分钟

C. 空腹时　　　　　D. 睡前

E. 晨起

47. 患者,女性,28岁,孕1产0,孕38周。近2周出现食欲减退、恶心、呕吐,右季肋区疼痛,诊断为妊娠合并急性乙型肝炎入院。错误的处理是( )

A. 安排在隔离产房分娩

B. 分娩时减少产妇体力消耗,缩短第二产程

C. 胎儿娩出后留脐血查乙肝表面抗原

D. 新生儿尽早注射乙肝免疫球蛋白和乙肝疫苗

E. 指导患者增加运动量,提高免疫力

48. 患者,女性,29岁,孕1产0,孕31周,孕期检查中发现血糖升高13.4mmol/L,行OGTT检查,确诊为糖尿病,对于该患者最可能存在的护理问题是( )

A. 气体交换受损　　B. 液体过多

C. 活动无耐力　　　D. 自理能力缺陷

E. 营养失调

49. 患者,女性,32岁,孕2产1,入院诊断为妊娠合并轻度贫血,1小时前自然分娩1活女婴,对该孕妇提供产褥期家庭护理指导,不必要的是( )

A. 加强休息,注意补充含铁食物

B. 指导母乳喂养,按需哺乳

C.产褥期注意保持外阴清洁

D.产褥期持续应用抗生素预防感染

E.产褥期继续摄入补铁剂,纠正贫血

50.患者,女性,28岁,孕1产0,孕26周,血液检查示:血红蛋白100g/L,红细胞$3.0×10^{12}$/L,血细胞比容0.25,红细胞平均体积70fl,血清铁5.5μmol/L。医生给予补充铁剂治疗,对该患者的用药指导不正确的是( )

A.需要加用维生素C　B.首选口服铁剂治疗

C.服药后需要卧床休息

D.服药后可能会出现黑便,不需要特殊处理

E.在餐后服用铁剂

A_3/A_4型题

(51～53题共用题干)

患者,女性,25岁,孕1产0,孕16周,患有先天性心脏病,1周前出现心慌、气短,评估后确定该患者的心功能属于Ⅱ级。

51.对于该患者,下列哪项护理措施是错误的( )

A.每日至少睡眠10小时

B.给予低盐、易消化、无刺激的饮食

C.输液速度40～60滴/分

D.避免劳累　　　　E.防止受凉

52.妊娠合并心脏病的患者中,下列不属于早期心力衰竭的体征是( )

A.休息时心率大于110次/分

B.休息时呼吸大于20次/分

C.肝脾大,有压痛

D.阵发性夜间呼吸困难

E.轻微活动后感胸闷

53.经过增加产前检查次数,严密监测妊娠过程等措施,目前妊娠37周,自然临产。该产妇应该采取的分娩体位是( )

A.仰卧位　　　　B.右侧卧位

C.俯卧位　　　　D.半卧位

E.随意卧位

(54～56题共用题干)

患者,女性,38岁,孕3产1孕27周,行OGTT检查,结果为空腹5.6mmol/L、1小时11.3mmol/L、2小时9.8mmol/L。否认糖尿病病史,孕前检查血糖正常。

54.对于该孕妇,最可能的诊断是( )

A.糖尿病合并妊娠　B.妊娠期高血压疾病

C.妊娠期糖尿病　　D.低血糖症

E.酮症酸中毒

55.该孕妇在妊娠期最不可能出现的并发症是( )

A.过期妊娠　　　　B.妊娠期高血压疾病

C.羊水过多　　　　D.胎膜早破

E.泌尿系统感染

56.不恰当的护理措施是( )

A.监测血糖变化

B.控制孕妇饮食

C.指导正确口服降糖药

D.告知胰岛素治疗的注意事项

E.指导孕妇适度运动

(57、58题共用题干)

患者,女性,29岁,孕1产0孕28周,产检发现尿糖(+++),空腹血糖7.8mmol/L,餐后2小时血糖16.7mmol/L,诊断为妊娠期糖尿病。

57.该患者最适宜的治疗是( )

A.单纯饮食控制治疗　B.运动治疗

C.综合生活方式干预治疗

D.口服降糖药治疗　E.胰岛素注射治疗

58.注射胰岛素后,孕妇出现极度乏力、头昏、心悸、多汗,应考虑为( )

A.上呼吸道感染　　　B.饥饿

C.高血糖反应　　　　D.低血糖反应

E.糖尿病酮症酸中毒

(59、60题共用题干)

患者,女性,34岁,孕1产0,孕31周,患有先天性心脏病。休息时心率119次/分,呼吸21次/分,夜间常常由于胸闷、憋气而需要坐起来呼吸,心脏听诊可闻及舒张期杂音,确诊为早期心力衰竭。

59.为预防妊娠期间发生心力衰竭,以下哪项不是护士需向其宣教的内容( )

A.避免情绪激动

B.多摄入水果、蔬菜,预防便秘

C.每日睡眠10小时以上

D.出现临产症状后才入院

E.避免感染

60.下面哪项不是预防分娩期间发生心力衰竭的措施( )

A.使用镇静药

B.指导产妇屏气用力

C.胎儿娩出后腹部压沙袋

D.半卧位

E.吸氧

(叶艳娜)

──────── ☆ 考点提纲栏——提炼教材精华,突显高频考点 ☆ ────────

妊娠满28周及以后,胎儿及其附属物由母体产道娩出的过程,称为分娩。★妊娠满37周至不足42周之间分娩,称为足月产。★妊娠满28周至不足37周之间分娩,称为早产。★妊娠满42周以上分娩,称为过期产。

第1节　影响分娩的因素

影响分娩的四因素。

一、产力　将胎儿及其附属物从宫腔内逼出的力量,称为产力。★产力包括子宫收缩力、腹肌及膈肌收缩力和肛提肌收缩力。

1. ★子宫收缩力是临产后的主要产力,贯穿于整个分娩过程。
临产后的正常宫缩具有以下特点:
（1）节律性:是临产的重要标志。
（2）对称性:正常宫缩起自两侧子宫角部,向中央集中,左右对称。
（3）极性:宫缩以子宫底部最强、最持久,向下逐渐减弱。
（4）缩复作用:宫缩时子宫体部肌纤维缩短、变宽,间歇时肌纤维放松,但不能恢复到原来的长度而较前略短。

2. 腹肌、膈肌收缩力(腹压)　是第二产程时娩出胎儿的重要辅助力量,在第三产程还可促使胎盘娩出。

3. 肛提肌收缩力　在第二产程协助胎先露在骨盆腔进行内旋转;在第三产程有助于胎盘娩出。

二、产道　产道是是胎儿娩出的通道,分为骨产道与软产道两部分。

1. 骨产道　指真骨盆。其大小、形状与分娩顺利与否关系密切。
（1）骨盆的平面及径线:详见第1章第1节。
（2）骨盆轴:为连接骨盆三个假想平面中点的曲线。此轴上段向下向后,中段向下,下段向下向前。分娩时,胎儿沿此轴娩出。
（3）骨盆倾斜度:骨盆入口与地平面所形成的角度。一般为60°。若骨盆倾斜度过大,影响胎头衔接和娩出。

2. 软产道　是由子宫下段、宫颈、阴道及盆底软组织构成的弯曲通道。
（1）子宫下段的形成
1)★子宫下段由非孕时长约1cm的子宫峡部伸展形成。子宫峡部于妊娠12周后逐渐扩展成为子宫腔的一部分,至妊娠末期逐渐被拉长形成子宫下段;★临产后规律的宫缩进一步使子宫下段拉长达7～10cm,肌壁变薄成为软产道的一部分。
2)由于子宫上、下段的肌肉厚薄不同,在两者交界处的内面形成一环形状隆起处,称为生理缩复环。
（2）宫颈的变化:宫颈管消失;宫口扩张。
（3）骨盆底组织、阴道及会阴的变化:临产后,胎先露下降直接压迫骨盆底和扩张阴道,阴道黏膜皱襞展平使腔道加宽。使3～4cm厚的会阴体变成2～4mm,以利胎儿娩出。分娩时如保护会阴不当,容易造成裂伤。

临 产 诊 断

规律宫缩渐增强,
镇静药物不能控,
颈管消失宫口开,
先露下降已明确。

三、胎儿 胎儿大小、胎位及有无畸形影响着胎儿能否顺利通过产道。

1. 胎儿大小 在分娩过程中,胎儿大小是决定分娩难易的重要因素之一。胎头是胎体的最大部分,也是胎儿通过产道最困难的部分。

（1）胎头颅骨、骨缝及囟门:由顶骨、额骨、颞骨各2块及枕骨1块构成;颅骨间的缝隙称为颅缝;颅缝交界空隙较大处称囟门。

1)前囟(大囟门):位于胎头前方,为两额骨与两顶骨的菱形空隙。

2)后囟(小囟门):位于胎头后方,为两顶骨与枕骨之间的三角形空隙。

胎头颅缝和颅囟,有一定可塑性,分娩时颅骨可略微变形或重叠从而缩小头颅体积,有利于分娩。*矢状缝和囟门是确定胎方位的重要标志。

（2）胎头径线

1)*双顶径:为两顶骨隆突间的距离,足月时平均约9.3cm,临床常用B超测定此值判断胎儿大小。

2)枕额径:为鼻根上方至枕骨隆突间的距离,足月时平均约11.3cm。

3)*枕下前囟径:自前囟中心至枕骨隆突下方的距离,足月时平均约9.5cm,胎头俯屈后以此径通过产道。

4)枕颏径:为颏骨下方中央至后囟顶部间的距离,足月时平均约13.3cm。

2. 胎位 纵产式中头先露较臀先露易通过产道。横位时,肩先露,妊娠足月活胎不能通过产道,对母儿威胁极大。

3. 胎儿畸形 胎儿某一部分发育异常,如脑积水、联体儿等,由于胎头或胎体过大,通过产道常发生困难。

四、精神心理因素 产妇一系列的精神心理因素能够影响机体内部的平衡、适应力和健康。常常处于焦虑不安、恐惧等精神心理状态,会导致产程延长、胎儿窘迫。

第2节 正常分娩妇女的护理

一、枕先露的分娩机制 分娩机制是指胎儿先露部随着骨盆各平面的不同形态,被动地进行一系列适应性转动,以其最小径线通过产道的全过程。以临床上最多见的枕左前位为例说明。

1. 衔接 胎头双顶径进入骨盆入口平面,颅骨最低点接近或达到坐骨棘水平,称为衔接。部分初产妇可在预产期前1~2周内衔接,经产妇多在分娩开始后衔接。

2. 下降 胎头沿骨盆轴前进的动作,称为下降。*下降贯穿于分娩的全过程。胎头下降程度可作为产程进展的重要标志。

3. 俯屈 胎头下降至骨盆底时,遇到盆底的阻力,发生俯屈,使衔接时的枕额径变为枕下前囟径。

4. *内旋转 为胎头矢状缝适应中骨盆和出口前后径相一致的动作,此动作一般在第一产程末完成。

5. 仰伸 胎头沿骨盆轴下段继续向下向前的方向转向前,胎头枕骨以耻骨弓为支点,使胎头逐渐仰伸,胎头的顶、额、鼻、口、颏相继娩出。

6. 复位及外旋转

（1）胎头娩出后,胎头枕部向左旋转45°,以恢复胎头与胎肩的垂直关系,称复位。

（2）胎肩在骨盆内继续下降,前肩向母体骨盆中线旋转45°,使胎儿双肩径适应骨盆出口前后径,而此时,胎头枕部顺势在外继续向左旋转了45°,称外旋转。

7. 胎儿娩出 胎儿前肩、后肩娩出,胎体及下肢随之娩出。

二、先兆临产 分娩发动前,出现预示孕妇不久即将临产的症状。

1. 子宫不规律收缩 分娩发动前出现的不规律宫缩,不伴有宫颈管的消失和宫口的扩张;常在夜间出现,清晨消失;给予强镇静药物能抑制宫缩。

2. 胎儿下降感 随着胎先露下降入骨盆,宫底随之下降,缓解对上腹部的压迫,多数孕妇会感觉进食量增加,呼吸较轻快。

3. *见红 在临产前24~48小时,阴道内流出少量血性黏液或血性白带,称为见红。是分娩的一个比较可靠的征象。

三、临产诊断 *临产的标志是有规律且逐渐增强的子宫收缩,持续30秒或以上,间歇5~6分钟,同时伴有进行性宫颈管消失、宫口扩张和胎先露下降。用强镇静药物不能抑制宫缩。

四、产程分期 从出现规律性宫缩至胎儿胎盘娩出的全过程,称为总产程。

1. ★第一产程(宫颈扩张期)　从开始出现规律宫缩到宫口开全。初产妇需11～12小时;经产妇需6～8小时。

2. ★第二产程(胎儿娩出期)　从宫口开全到胎儿娩出。初产妇需1～2小时;经产妇需几分钟至1小时。

3. ★第三产程(胎盘娩出期)　从胎儿娩出到胎盘娩出。需5～15分钟,不超过30分钟。

五、产程护理

(一)第一产程妇女的观察和护理

1. 临床表现

(1)规律宫缩:从临产的规律宫缩开始,逐渐增强的子宫收缩(宫缩期延长、间歇期缩短、强度增强)。

(2)宫口扩张:分为潜伏期和活跃期。★潜伏期是指从规律宫缩开始至宫口扩张3cm,约需8小时,超过16小时称潜伏期延长;活跃期是指宫口扩张3cm至宫口开全(10cm),平均需4小时,超过8小时称活跃期延长。

(3)胎先露下降:★是决定能否经阴道分娩的重要观察项目。★胎头下降程度以颅骨最低点与坐骨棘平面的关系为标志。胎头颅骨最低点在坐骨棘水平时,以"0"表示;在坐骨棘平面上1cm时,以"-1"表示;在坐骨棘平面下1cm时,以"+1"表示,余依此类推。

(4)★破膜:多发生在宫口近开全时,前羊水流出,约100ml。

2. 护理措施

(1)一般护理

1)精神安慰。

2)测量血压。

3)饮食与活动指导:鼓励产妇在宫缩间歇时进食高热量、易消化、清淡的食物(图5-1),注意补充水分,保证体力和精力充沛。如宫缩不强且未破膜,可在室内适当走动。

4)排尿与排便观察。

★鼓励产妇每2～4小时排尿1次,以免影响宫缩及胎先露下降。

★灌肠(临床现多不主张使用):初产妇宫口扩张<4cm,经产妇<2cm,且无禁忌证,可行温肥皂水灌肠。

目的:通过反射作用刺激子宫收缩;清洁直肠,避免分娩时粪便溢出污染消毒区域;排空直肠,使先露部下降无阻,有利于产程进展。

禁忌证:胎膜破裂、阴道流血、胎儿窘迫、先兆早产、胎头未入盆、胎位异常、宫缩增强估计一小时内分娩者、剖宫产史、妊娠期高血压疾病及合并严重心脏病等。

(2)产程护理

1)观察子宫收缩。

2)监测胎心音:是产程中极为重要的观察指标。

用听诊器听取:★胎心听取应在宫缩间歇时。潜伏期每隔1～2小时听一次,活跃期每15～30分钟听一次,每次听诊1分钟。

使用胎儿监护仪:监测胎心率变化及其与宫缩、胎动的关系。

3)★破膜观察:一旦破膜立即卧床,听胎心音,观察羊水性状和量,记录破膜时间,破膜超过12小时尚未分娩者,遵医嘱应用抗生素。

4)观察宫口扩张与胎先露下降:在宫缩时进行肛门检查或阴道检查。了解宫颈软硬度和厚薄、宫颈扩张程度、是否破膜、胎方位及先露下降程度、骨盆腔大小等。阴道检查应在严密消毒外阴后、戴无菌手套进行。

★初产妇宫口开全(10cm),经产妇宫口扩张至4cm,应将产妇送入产房准备接生。

破膜护理

一听二看三记录,要卧床,十二时用抗生素。

❀ 分娩当天的饮食

所以可以尽量在产妇宫缩间歇的时候适当给其喝点果汁、
菜汤或老红糖水、藕粉等流质食物，来补充产妇的体力，
同时也可以增加产力。

一二一 努力！

吃饱才有力气生娃呀！

●● 图5-1 分娩饮食 ●●

（二）第二产程妇女的观察和护理
1. 临床表现：宫缩持续时间长，间歇时间短，产力最强。宫口开全后，产妇有排便感、宫缩时不自主地向下屏气用力。
　（1）*胎头拨露：胎头于宫缩时露出阴道口，间歇期又稍回缩阴道内。
　（2）*胎头着冠：胎头在宫缩间歇期不再回缩。

2. 护理措施
　（1）指导产妇正确使用腹压。*是第二产程的首要护理目标。
　（2）胎儿监护：观察宫缩及监测胎心音，*在宫缩间歇期每隔5～10分钟听胎心1次。
　（3）消毒外阴，接生。消毒顺序：小阴唇-大阴唇-阴阜-大腿内上1/3-会阴-肛周两股-肛门。

（三）第三产程妇女的观察和护理

1. 临床表现　胎盘剥离的征象：①子宫变硬呈球形，宫底升高达脐上；②阴道少量流血；③阴道口外露的脐带自行下降延伸；④*用手掌尺侧在产妇耻骨联合上方轻按压子宫下段时，子宫体上升而外露的脐带不再回缩。

胎盘娩出方式有两种：胎儿面娩出式（多见，出血少）；母体面娩出式（少见，出血较多）。正常分娩出血量一般不超过300ml。

2. 护理措施
　（1）新生儿的即时护理
　　1）*清理呼吸道（是首要的措施）。
　　2）*新生儿Apgar评分：心率、呼吸、肌张力、喉反射及皮肤颜色5项，满分10分。
　　3）脐带处理：用无菌纱布擦净脐根部周围，进行脐带结扎，用力得当，松紧适宜，防止脐带出血。*5%聚维酮碘溶液或75%乙醇溶液消毒脐带断面。
　　4）早开奶：*在产后30分钟内，指导产妇给正常新生儿进行第1次吸吮。

　（2）产妇的护理
　　1）助娩胎盘：当确认胎盘已完全剥离时，立即协助胎盘娩出。*切忌在胎盘完全剥离前牵拉脐带或按揉子宫。
　　2）检查胎盘胎膜。
　　3）检查软产道：有裂伤应及时缝合。
　　4）预防产后出血：胎儿前肩娩出后，遵医嘱使用*缩宫素。*产后2小时内产妇留产房观察，应严密观察血压、脉搏、面色；宫底高度及宫缩情况；膀胱是否充盈；会阴部伤口是否有血肿；阴道流血量；还应询问产妇有无自觉症状。如有异常情况及时报告医师并协助处理。

要点回顾
1. 子宫收缩的特点有哪些？
2. 产程的分期及其所需的时间分别是什么？
3. 胎盘的剥离征象有哪些？
4. 产后2小时观察的内容有什么？

模拟试题栏——识破命题思路,提升应试能力

一、专业实务

A₁型题

1. 下列除哪项外均可称为产力(　　)

   A. 子宫收缩力　　　　B. 腹壁肌收缩力

   C. 膈肌收缩力　　　　D. 肛提肌收缩力

   E. 子宫韧带收缩力

2. 过期妊娠是指孕妇妊娠期达到或超过(　　)

   A. 37周　　　　　　　B. 39周

   C. 40周　　　　　　　D. 42周

   E. 44周

3. 子宫下段在临产后可伸展至(　　)

   A. 6～7cm　　　　　　B. 7～8cm

   C. 7～10cm　　　　　D. 5cm以上

   E. 2cm以上

4. 正常骨盆倾斜度是多少(　　)

   A. 60°　　　　　　　　B. 70°

   C. 80°　　　　　　　　D. 85°

   E. 90°

5. 正常枕先露分娩时什么情况下发生仰伸(　　)

   A. 胎头拔露时　　　　B. 胎头着冠时

   C. 胎头在耻骨下露出时　D. 后囟在耻骨下方

   E. 前囟在耻骨下方

6. 枕左前位胎头通过软产道时进行内旋转,是使胎头的(　　)

   A. 矢状缝与骨盆入口横径相一致

   B. 矢状缝与中骨盆横径相一致

   C. 矢状缝与中骨盆前后径相一致

   D. 前囟转至耻骨弓下面

   E. 后囟转至骶骨前面

7. 正常枕先露分娩机制,下述哪项正确(　　)

   A. 下降、衔接、内旋转、俯屈、仰伸、复位、外旋转

   B. 衔接、俯屈、内旋转、下降、仰伸、复位、外旋转

   C. 衔接、下降、俯屈、内旋转、仰伸、复位、外旋转

   D. 下降、俯屈、衔接、内旋转、仰伸、复位、外旋转

   E. 衔接、下降、内旋转、俯屈、仰伸、复位、外旋转

8. 潜伏期是指(　　)

   A. 从规律宫缩开始至宫口扩张1cm

   B. 从规律宫缩开始至宫口扩2cm

   C. 从规律宫缩开始至宫口扩张3cm

   D. 从规律宫缩开始至宫口扩张4cm

   E. 从规律宫缩开始至宫口扩张5cm

A₂型题

9. 某妇女,30岁,孕1产0,妊娠36周,产检胎儿已入盆,胎位正常,此胎儿的胎位可能是(　　)

   A. 骶左前　　　　　　B. 枕左前

   C. 骶右前　　　　　　D. 枕后位

   E. 枕左后

10. 患者,女性,28岁,孕1产0,医生诊断其为"早产",该孕妇可能妊娠(　　)

    A. 35周末　　　　　　B. 38周末

    C. 40周末　　　　　　D. 41周末

    E. 42周末

11. 某妇女,32岁,孕1产0,妊娠足月时,行B超检查,提示胎儿已经成熟,试判断该胎头的双顶径约为(　　)

    A. 8.4cm　　　　　　B. 9cm

    C. 9.3cm　　　　　　D. 8.5cm

    E. 8.8cm

12. 某妇女,25岁,孕1产0,妊娠38周前来产检,医生检查后提示胎儿已经衔接,指的是胎头(　　)

    A. 胎头进入骨盆　　　B. 胎头平坐骨棘

    C. 胎头双顶径进入骨盆入口平面

    D. 胎头枕额径进入骨盆入口

    E. 胎头在坐骨棘以下

13. 某妇女,26岁,孕1产0,妊娠晚期,产检胎头已入盆,自觉食欲好,食量增加,呼吸轻快,尿频,这种表现是(　　)

    A. 甲亢　　　　　　　B. 糖尿病

    C. 胎儿下降感　　　　D. 临产

    E. 进入第一产程

14. 某妇女,30岁,孕1产0,昨晚出现见红,今晨入院,医生诊断为临产,下列哪项是临产的表现(　　)

    A. 子宫口开大　　　　B. 不规律宫缩

    C. 用镇静剂后宫缩消失　D. 胎儿下降感

    E. 阴道"见红"

15. 某妇女,26岁,孕1产0,妊娠39周。现已临产,在胎儿分娩过程中,贯穿于整个产程的是(　　)

    A. 衔接　　　　　　　B. 下降

    C. 俯屈　　　　　　　D. 仰伸

    E. 内旋转

16. 某妇女,30岁,孕1产0,妊娠36周。现已临产,临产后最主要的产力是(　　)

A. 子宫收缩力 　　B. 腹肌收缩力

C. 膈肌收缩力 　　D. 肛提肌收缩力

E. 骨骼肌收缩力

17. 某妇女,25岁,孕1产0,妊娠39周。已临产,属正常分娩,胎膜破裂的时间一般是在( )

A. 临产前 　　B. 潜伏期

C. 活跃期 　　D. 第二产程

E. 第三产程

18. 某妇女,28岁,孕1产0,妊娠40周,临产,该产妇第一产程需要多少时间( )

A. 2～3小时 　　B. 6～8小时

C. 11～12小时 　　D. 13～15小时

E. 15～18小时

19. 某妇女,25岁,孕1产0,妊娠40周。已临产,出现胎头宫缩时暴露阴道口,当宫缩间歇时缩回阴道内,此种现象称为( )

A. 胎头着冠 　　B. 胎头拨露

C. 胎头俯屈 　　D. 胎头仰伸

E. 胎头下降

20. 某妇女,26岁,孕1产0,自然分娩,胎盘娩出后还应让产妇在产房观察多少小时( )

A. 半小时 　　B. 1小时

C. 1个半小时 　　D. 2小时

E. 两个半小时

A₃/A₄型题

(21、22题共用题干)

　　某妇女,32岁,孕1产0,已临产,现出现腹部一阵阵疼痛,疼痛持续一段时间后休息一段时间,又再次有规律地出现

21. 此为子宫收缩特性的( )

A. 节律性 　　B. 极性

C. 对称性 　　D. 缩复性

E. 不规律性

22. 下列哪项不属于临产的诊断依据( )

A. 见红 　　B. 宫颈管缩短

C. 宫口扩张 　　D. 规律性宫缩

E. 胎儿下降

二、实践能力

A₁型题

23. 可以动态监测产妇产程进展和识别难产的重要手段是( )

A. 胎儿监护 　　B. 多普勒听胎心

C. 产程图 　　D. 阴道检查

E. 肛门检查

24. 临床中常用胎先露与中骨盆平面之间的关系来判

断产程的进展,原因是( )

A. 入口平面最窄 　　B. 中骨盆平面最窄

C. 中骨盆平面不规则 　　D. 出口平面是两个三角形

E. 出口平面不规则

25. 正常分娩时,从胎儿娩出至胎盘娩出超过多长时间需要处理( )

A. 15分钟 　　B. 30分钟

C. 1小时 　　D. 2小时

E. 3小时

26. 临产后肛门检查了解胎头下降程度,最常用做标记的是( )

A. 骶岬 　　B. 坐骨棘

C. 坐骨结节 　　D. 耻骨联合后面

E. 耻骨弓

27. 新生儿出生后进行Apgar评分的评价指标不包括( )

A. 皮肤颜色 　　B. 角膜反射

C. 心率 　　D. 呼吸

E. 肌张力

A₂型题

28. 某妇女,29岁,孕1产0,妊娠39周,现出现见红,一般预示该孕妇还有多长时间可能临产( )

A. 6～10小时 　　B. 15～18小时

C. 20～36小时 　　D. 24～48小时

E. 48～72小时

29. 某妇女,33岁,孕2产1,孕40周,第一胎因前置胎盘行剖宫产术。检查宫口开大2cm,胎位为枕左前,胎心音132次/分。制订的护理措施中哪项是错误的( )

A. 剃毛(备皮) 　　B. 灌肠

C. 鼓励少量多次进食 　　D. 严密观察产程

E. 勤听胎心音

30. 某妇女,24岁,孕1产0,妊娠40周临产。为此产妇行胎心听诊应选择在( )

A. 宫缩开始时 　　B. 宫缩最强时

C. 宫缩快结束时 　　D. 宫缩间歇期

E. 临产后任一时间

31. 某妇女,24岁,孕1产0,停经40周,阵发性腹痛5小时,宫缩持续时间为30～45秒,间歇期为4～5分钟,胎心148次/分,宫口开大3cm,可扪及前羊膜囊。最恰当的处理是( )

A. 待破膜后入院待产

B. 待宫缩变频后再入院

C. 立即住院待产

D. 注射哌替啶100mg,以区别真假临产

E. 暂门诊观察

32. 某妇女，24岁，孕1产0，已临产。临产后，护士应每隔多长时间鼓励产妇排尿一次（　　）
    A. 半小时　　　　　　B. 1小时
    C. 1~2小时　　　　　D. 2~4小时
    E. 4~6小时

33. 某妇女，27岁，孕1产0，已临产，护士观察产程进展需要进行肛查，应在何时进行（　　）
    A. 宫缩开始时　　　　B. 宫缩最强烈时
    C. 宫缩减弱时　　　　D. 宫缩间歇期
    E. 随时可查

34. 某妇女，26岁，孕1产0，足月临产，进入第二产程，宫缩规律有力。宫缩时因疼痛加剧，产妇烦躁不安、大声喊叫，要求行剖宫产尽快结束分娩。此时，产妇主要心理特点是（　　）
    A. 焦虑　　　　　　　B. 内省
    C. 依赖　　　　　　　D. 悲伤
    E. 抑郁

35. 某妇女，26岁，孕1产0，足月临产，宫口开大2cm，S⁻³此时护士的护理错误是（　　）
    A. 询问病史　　　　　B. 产科检查
    C. 指导产妇正确运用腹压
    D. 指导产妇合理进食　　E. 观察产程

36. 某妇女，26岁，孕1产0，足月临产，关于正常分娩过程，下列哪项护理是正确的（　　）
    A. 第一产程应避免用腹压
    B. 宫口开大5cm宫缩强可灌肠
    C. 人工破膜应在宫缩时进行
    D. 宫缩密集时1~2小时听胎心1次
    E. 肛门检查在活跃期每4小时查1次

37. 某妇女，26岁，孕1产0，足月临产，在分娩过程中，此产妇的精神心理因素不会带来的改变是（　　）
    A. 产程延长　　　　　B. 血压升高
    C. 胎儿窘迫　　　　　D. 呼吸急促
    E. 胎位异常

38. 某妇女，26岁，孕1产0，8小时前临产，现检查胎方位为枕左前，先露S⁺¹是指（　　）
    A. 胎头颅骨最低点在坐骨棘平面以上1cm
    B. 胎头颅骨最低点在坐骨棘平面以下1cm
    C. 胎儿双顶径在坐骨棘平面以上1cm
    D. 胎儿双顶径在坐骨棘平面以下1cm
    E. 胎儿先露部在坐骨棘平面以下1cm

39. 某妇女，24岁，孕1产0。妊娠37周，规律下腹疼痛伴阴道血性分泌物6小时。查体:胎位LOA,胎心率146次/分，宫缩持续时间40秒，间隔4分钟一次，宫缩力好，肛查胎先露S⁻¹，宫颈管缩短，宫口可容三

指尖。目前最恰当的处理措施是（　　）
    A. 立即送产房接生
    B. 滴注缩宫素加强宫缩
    C. 抑制宫缩，保胎治疗
    D. 立即行剖宫产终止妊娠
    E. 检查后确定分娩方式

40. 某妇女，26岁，孕1产0，妊娠40周，阵发性腹痛10小时后，于2:00时入院，入院时查宫口开大1.5cm，9:00时宫口开大3cm，12:00时宫口开全，13:30时胎儿娩出，13:50时胎盘娩出，最恰当的诊断是（　　）
    A. 第三产程延长　　　B. 第二产程延长
    C. 活跃期延长　　　　D. 潜伏期延长
    E. 正常产程

41. 某妇女，35岁，孕1产0，10小时前临产，现宫口已经开全，指的是（　　）
    A. 宫口开大4cm　　　B. 宫口开大10cm
    C. 宫口开大8cm　　　D. 宫口开大9cm
    E. 宫口开大3cm

42. 某妇女，23岁，孕1产0，临产10小时，现宫口已经开全，护士可以指导产妇采取什么体位分娩（　　）
    A. 平卧位　　　　　　B. 左侧卧位
    C. 右侧卧位　　　　　D. 头高足低位
    E. 膀胱截石位

43. 某妇女，26岁，孕2产1，现宫口已扩张至4cm，护士应（　　）
    A. 指导其屏气用力　　B. 指导其下床活动
    C. 检查有无破膜　　　D. 将其送入产房
    E. 随时检查宫口

44. 某妇女，29岁，孕1产0，第一胎足月临产12小时，肛查:宫口开全，胎膜已破，胎方位正常，头先露，双顶径达坐骨棘水平，胎心音正常，下列哪项处理可促进产程进展（　　）
    A. 陪伴在产妇身旁，指导使用腹压
    B. 观察胎头是否达阴道口
    C. 准备产包　　　　　D. 消毒外阴
    E. 洗手准备接生

45. 某妇女，27岁，孕1产0，15分钟前顺产一男婴，护士需要判断胎盘是否剥离，下列哪项不是胎盘剥离征象（　　）
    A. 宫底升高　　　　　B. 宫体变硬呈球形
    C. 阴道少量出血
    D. 于耻骨上压子宫，外露脐带回缩
    E. 外露脐带自行下降延长

46. 某妇女，26岁，孕1产0，胎儿已娩出，助产士协助

胎盘娩出时正确的护理措施是(　　)

　　A. 胎盘娩出后,按摩子宫,刺激其收缩以减少出血

　　B. 胎盘未完全剥离之前,用手按揉宫底

　　C. 胎盘未完全剥离之前,牵拉脐带

　　D. 胎盘未完全剥离之前,下压宫底

　　E. 胎盘未完全剥离之前,徒手剥离胎盘

47. 患儿,女性,足月儿,出生后1分钟评估患儿情况:躯干皮肤色红,四肢较紫,心率120次/分,哭声响亮,肌张力好,呼吸45次/分。该足月儿最终的Apgar评分是(　　)

　　A. 6分　　　　　　　　B. 7分

　　C. 8分　　　　　　　　D. 9分

　　E. 10分

48. 某妇女,26岁,孕1产0,自然分娩,产后2小时观察内容不包括(　　)

　　A. 血压及脉搏　　　　B. 子宫收缩情况

　　C. 阴道流血量　　　　D. 乳汁分泌情况

　　E. 膀胱充盈情况

A_3/A_4型题

(49、50题共用题干)

　　某妇女,29岁,孕1产0,在产程中胎膜破裂,医生诊断为"自然破膜"。

49. 该产妇破膜的时间为(　　)

　　A. 规律宫缩开始时　　B. 宫颈管消失时

　　C. 宫颈口近开全时　　D. 宫颈口扩大至2cm时

　　E. 宫颈口扩大至3cm时

50. 对于该产妇的护理,错误的是(　　)

　　A. 破膜后即听胎心　　B. 记录破膜时间

　　C. 注意羊水性状

　　D. 胎头尚未入盆者,破膜后应卧床休息

　　E. 破膜超过24小时,预防性应用抗生素

(51、52题共用题干)

　　某妇女,26岁,孕1产0,孕39周。昨日下午出现腹部疼痛,每次持续4～10秒,间隔时间不定;晚上发现内裤上有红色分泌物。

51. 上述情况属于(　　)

　　A. 先兆临产　　　　　B. 临产

　　C. 进入第一产程　　　D. 进入第二产程

　　E. 进入第三产程

52. 今晨该女士入院后感下腹阵痛,每次持续时间为35秒,间隔5～6分钟。该情况为(　　)

　　A. 先兆临产　　　　　B. 未临产

　　C. 进入第一产程　　　D. 进入第二产程

　　E. 进入第三产程

(53～56题共用题干)

　　某妇女,26岁,孕1产0,孕39周,急诊入院,现宫口已经开大10cm,宫缩好。

53. 该产妇已经进入(　　)

　　A. 临产　　　　　　　B. 未临产

　　C. 第一产程　　　　　D. 第二产程

　　E. 第三产程

54. 此时护士不应做的是(　　)

　　A. 指导产妇屏气用力

　　B. 指导产妇哈气不要用力

　　C. 清洁与消毒外阴　　D. 准备接生

　　E. 观察产程

55. 新生儿娩出后,护士首先应(　　)

　　A. 用各种刺激使大声啼哭

　　B. 清理呼吸道

　　C. 无呼吸者给予呼吸兴奋剂

　　D. 脐带结扎　　　　　E. 称体重

56. 胎儿娩出约20分钟后胎盘娩出,护士不应该做的是(　　)

　　A. 检查软产道　　　　B. 肌注缩宫素

　　C. 检查胎盘胎膜　　　D. 将产妇送入爱婴区

　　E. 观察膀胱充盈情况

(57、58题共用题干)

　　某妇女,28岁,孕1产0,孕40周,临产,5分钟前顺产一女婴,胎盘未娩出。

57. 该产妇处于(　　)

　　A. 第一产程　　　　　B. 第二产程

　　C. 第三产程　　　　　D. 宫口扩张潜伏期

　　E. 宫口扩张活跃期

58. 对该产妇的处理错误的是(　　)

　　A. 立即挤压子宫,促使胎盘娩出

　　B. 胎盘娩出后详细检查胎盘胎膜是否完整

　　C. 检查阴道、会阴有无裂伤

　　D. 第三产程结束后,产妇在产房观察2小时

　　E. 产后2小时情况良好,护送到休息室

(59～60题共用题干)

　　某妇女,28岁,孕1产0,阴道自然分娩一男婴,会阴有轻度裂伤,产后5小时未排尿,检查阴道出血不多,宫底脐上一横指。

59. 该产妇可能的问题是(　　)

　　A. 尿潴留　　　　　　B. 宫腔积血

　　C. 子宫复旧不良　　　D. 腹胀

　　E. 阴道伤口疼痛

60. 该产妇如不及时处理会出现什么严重后果(　　)

　　A. 影响子宫收缩,造成产后出血

　　B. 恶露排出不畅　　　C. 会阴伤口愈合延迟

　　D. 腹胀腹痛　　　　　E. 影响乳汁分泌

(钟玉芬)

第6章 异常分娩妇女的护理

分娩过程能否顺利完成取决于产力、产道、胎儿及产妇的精神心理状态,其中一个或一个以上因素异常或不能相互适应而使分娩进展受阻,称为异常分娩,俗称难产。异常分娩包括产力异常、产道异常、胎位及胎儿发育异常。

第1节 产力异常

一、概述 产力异常主要指子宫收缩力异常。在分娩过程中,子宫收缩的节律性、对称性及极性不正常或强度、频率有改变称为子宫收缩力异常,简称产力异常。

二、分类 产力异常的分类见表6-1。

表6-1 子宫收缩力异常分类

子宫收缩力异常	宫缩乏力	协调性(低张性)	原发性
			继发性
		不协调性(高张性)	
	宫缩过强	协调性	急产(产道无梗阻时)
			病理性缩复环(产道梗阻时)
		不协调性	强直性子宫收缩
			子宫痉挛性狭窄环

三、病因

1. 宫缩乏力
- (1)★头盆不称或胎位异常,是最常见原因。
- (2)子宫局部因素:子宫发育异常、子宫壁过度膨胀(如双胎妊娠、巨大儿、羊水过多等)、子宫肌瘤等。
- (3)★精神因素:初产妇(尤其是高龄初产妇)精神过度紧张,睡眠减少,进食不足,过多消耗体力。
- (4)内分泌失调:产妇体内雌激素、缩宫素、前列腺素、乙酰胆碱等分泌不足,孕激素下降缓慢,电解质(钾、钠、钙、镁等)异常。
- (5)★药物影响:临产后使用大剂量镇静剂与镇痛剂,如吗啡、氯丙嗪、硫酸镁、哌替啶、苯巴比妥钠等。
- (6)膀胱充盈影响胎先露下降。

2. 子宫收缩过强
- (1)急产:经产妇多见,其主要原因是软产道阻力小。
- (2)缩宫素使用不当:如引产时剂量过大。
- (3)★阴道内操作过多或不当。

四、临床表现 产力异常的临床表现见图6-1。

1. 宫缩乏力
- (1)★协调性宫缩乏力:最常见,表现为宫缩具有正常的节律性、对称性和极性,但收缩力弱。
  - 1)子宫收缩<2次/10分钟,宫腔内压力<15mmHg。
  - 2)★子宫收缩高峰期宫体不隆起变硬,指压宫底可出现凹陷。
  - 3)★产程延长。

•• 图6-1 异常分娩产妇 ••

1. 宫缩乏力
- （2）不协调性宫缩乏力：表现为子宫收缩的极性倒置。
  - 1）宫腔内压力达20mmHg。
  - 2）*子宫体始终不软，产妇持续腹痛，拒按，烦躁不安。
  - 3）*产程延长、停滞。
- （3）产程异常曲线
  - 1）*潜伏期延长：指初产妇潜伏期超过16小时。
  - 2）*活跃期延长：指初产妇活跃期超过8小时。
  - 3）*活跃期停滞：指活跃期内宫颈口不再扩张达4小时以上。
  - 4）*第二产程延长：宫口开全后，初产妇超过2小时，经产妇超过1小时尚未分娩者。
  - 5）*滞产：总产程超过24小时。

2. 宫缩过强
- （1）协调性宫缩过强：表现为子宫收缩的节律性、对称性、极性均正常，仅子宫收缩力过强。分娩在短时间内结束，总产程不足3小时者为急产，多见于经产妇。
- （2）不协调性宫缩过强
  - 1）*强直性子宫收缩：产妇持续腹痛、烦躁，胎心、胎位不清，并可出现病理性缩复环。
  - 2）子宫痉挛性狭窄环：子宫壁某部肌肉呈痉挛性不协调性子宫收缩所形成的环状狭窄，持续不放松。产妇出现持续腹痛、烦躁，胎心改变，产程可停滞，阴道检查可触及狭窄环，此环特点*不随宫缩上升，此为与病理缩复环的重要区别。

五、对母儿影响

1. 宫缩乏力
- （1）对产妇：影响进食、休息，严重时可脱水、酸中毒；*盆底受压过久，形成生殖道瘘；易致产后出血、产后感染。
- （2）对胎儿：易发生胎儿窘迫，手术干预机会增多，产伤增加。

2. 宫缩过强
- （1）*对产妇：易发生软产道裂伤，产褥感染。
- （2）*对胎儿：引起胎儿宫内窘迫、新生儿颅内出血、新生儿坠地摔伤、感染等。

六、治疗要点

1. 宫缩乏力（视频6-1）
- （1）协调性宫缩乏力
  - 1）一般处理：鼓励进食，纠正酸中毒，改善全身状况，给予镇静剂。
  - 2）*加强宫缩：若无头盆不称，给予人工破膜，静脉滴注缩宫素。
  - 3）*第二产程：若胎头双顶径已通过坐骨棘平面，等待自然分娩，或阴道手术助产；胎头未衔接者或胎儿窘迫，应行剖宫产术。
  - 4）*第三产程及产后：防产后出血。
- （2）不协调性宫缩乏力：*可酌情给予镇静剂，恢复子宫收缩的协调性。*禁用缩宫素。

2. 宫缩过强
- （1）协调性宫缩过强：注意预防急产和发生急产后进行抢救。
- （2）不协调性宫缩过强：*立即停用缩宫素，停止宫内操作，给予宫缩抑制剂。若仍不缓解，应行剖宫产术。

七、护理诊断/问题

1. 宫缩乏力
- （1）疲乏：与产程延长、产妇体力消耗、水电解质紊乱有关。
- （2）有体液不足的危险：与产程延长、过度疲乏影响摄入有关。

2. 宫缩过强
- （1）急性疼痛：与过频过强的子宫收缩有关。
- （2）焦虑：与担心自身及胎儿安危有关。

八、护理措施

1. 宫缩乏力
- （1）提供心理支持。
- （2）鼓励产妇进食，注意检查有无头盆不称，及时排空膀胱和直肠。
- （3）提供减轻疼痛的支持措施，有条件者可选择镇痛分娩。
- （4）*人工破膜：宫颈扩张≥3cm，无头盆不称，胎头已衔接者，在宫缩间歇期行人工破膜。破膜后先露紧贴子宫下段和宫颈内口，引起宫缩加强，加速宫口扩张及产程进展。
- （5）*静脉滴注缩宫素
  - 1）2.5U缩宫素加入0.9%生理盐水500ml内，静脉滴注，4～5滴/分开始，不超过60滴/分。
  - 2）维持持续40～60秒，间歇2～3分钟的有效宫缩。

1. 宫缩乏力 {
(5)*静脉滴注缩宫素 {
(3)出现宫缩>5次/10分钟,宫缩持续>60秒,胎心率异常,应立即停药。
(4)专人看护:宫缩、胎心、血压及产程进展。
}
}

2. 宫缩过强 {
(1)预防母儿损伤,*有急产史者在预产期前1~2周不宜外出,提前1~2周住院待产。
(2)*密切观察宫缩与产程进展,嘱产妇不要向下屏气用力。
(3)*新生儿按医嘱给予维生素K₁肌内注射,预防颅内出血。
(4)做好产后护理。
(5)心理护理:提供交谈分散产妇的注意力,减轻焦虑与紧张。
}

九、健康指导

1. 加强产前宣教,让孕妇及家属了解分娩过程,认识到过多镇静剂的使用会影响子宫收缩。
2. 临产后,指导产妇休息、饮食、排尿及排便。
3. 产后,保持外阴部清洁,注意恶露的量、颜色、气味及会阴伤口等情况。指导母乳喂养。
4. 如新生儿发生意外,协助产妇及家属平稳度过悲伤期,为产妇提供出院后的避孕和今后的生育指导。

第2节　产道异常

　　产道异常分为骨产道异常和软产道异常。

一、骨产道异常的分类和临床表现

1. 扁平骨盆 {
(1)*入口平面前后径狭窄。
(2)骶耻外径<18cm,骨盆入口前后径<10cm,对角径<11.5cm。
(3)表现为胎头衔接受阻,跨耻征阳性或可疑阳性。
}

2. 漏斗骨盆 {
(1)入口平面正常,*中骨盆和出口平面狭窄。
(2)坐骨棘间径<10cm,坐骨结节间径<8cm,耻骨弓角度<90°,出口横径和后矢状径之和<15cm。
(3)胎头受阻于中骨盆,可出现第二产程停滞,继发性宫缩乏力。
}

3. 均小骨盆 {
(1)*骨盆形态正常,各平面径线均小于正常2cm或以上。
(2)孕妇矮小,身高<145cm。
(3)易头盆不称。
}

4. 畸形骨盆 {
(1)骨盆形态异常。
(2)可有致骨盆畸形的外伤或疾病史,米氏菱形窝不对称或脊柱髋关节畸形等。
}

二、软产道异常分类

1. 阴道异常　阴道横膈、阴道纵隔、阴道包块。
2. 宫颈异常　宫颈黏连和瘢痕、宫颈坚韧、宫颈水肿、子宫颈癌。
3. 子宫异常　子宫畸形、瘢痕子宫。

三、护理诊断/问题

1. 有感染的危险　与胎膜早破、产程延长、手术操作有关。
2. 有新生儿窒息的危险　与产道异常、产程延长有关。
3. 潜在并发症:子宫破裂、胎儿窘迫。

四、护理措施

1. 临产后密切观察胎儿情况及产程进展,做好手术准备。
2. *骨盆轻度狭窄、头位、胎儿<3000g、产力好者,协助医生试产。
3. 试产护理要点 {
(1)*专人守护,少肛查、禁灌肠,有异常立即告知医生。
(2)*试产过程中一般不用镇静、镇痛药。
(3)密切观察胎儿情况及产程进度,注意有无脐带脱垂。
(4)*试产2~4小时,胎头仍未入盆,并伴胎儿窘迫,停止试产,注意先兆子宫破裂的征象。
}

4. 减少新生儿受伤 仔细检查新生儿有无产伤并重点监护。

5. 预防感染
- （1）★防止产程延长和滞产，肛查次数不宜过多，阴道检查时应严格消毒。
- （2）产后护理
  - 1）保持外阴清洁干燥，防止感染。
  - 2）观察生命体征，及时发现其他感染现象。
  - 3）加强营养，增强抵抗力。

五、健康指导
1. 产前检查发现骨盆狭窄，及早进行产前指导，让孕妇和家属了解骨盆狭窄对母儿的影响和处理措施，提前1～2周入院待产。
2. 对助产术后重度窒息、复苏时间较长的新生儿，应保持安静，延迟哺乳；指导产妇和家属注意其精神状态和运动功能，警惕智力障碍、瘫痪等远期后遗症发生，出院后定期随访。

第3节 胎儿异常

胎儿异常分为胎位异常和胎儿发育异常。

一、临床表现

1. 胎位异常
- （1）持续性枕横位、枕后位：由于临产后胎头俯屈不良造成，产妇自觉肛门坠胀及排便感，宫口尚未开全而过早屏气用力，宫颈水肿，产妇疲劳、产程延长、胎儿宫内窘迫、产后出血和感染。
- （2）臀先露（臀位）：★最常见胎位异常。
- （3）肩先露（横位）：★对母亲最不利的胎位。

2. 胎儿发育异常 包括胎儿过大及胎儿畸形，可致难产。
- （1）★巨大儿：胎儿体重≥4000g者。
- （2）脑积水、连体胎儿等。

二、辅助检查
1. B超检查 确定胎位及胎儿发育。
2. 实验室检查 尿糖、血糖及甲胎蛋白测定。

三、治疗要点
1. 持续性枕横位、枕后位 阴道手术助产或剖宫产。
2. 臀先露（臀位） ★孕30～34周纠正胎位。方法：胸膝卧位（图6-2）；艾灸至阴穴。无效者提前1周住院以决定分娩方式。
3. 肩先露（横位） ★矫正胎位方法同臀位，无效行剖宫产术。
4. 胎儿发育异常 胎儿过大，行剖宫产术。各种胎儿畸形一经发现，及时终止妊娠。

妊娠30周臀位孕妇纠正胎位方法

● ● 图6-2 胸膝卧位矫正胎位 ● ●

四、护理诊断/问题
1. 潜在并发症：胎儿窘迫。
2. 恐惧 与难产及胎儿发育异常有关。

五、护理措施
1. 临产后密切观察胎儿情况及产程进展，有明显头盆不称、胎位异常、胎儿巨大的孕妇，提前住院，按医嘱做好剖宫产术前准备与护理。
2. 骨盆轻度狭窄、头位者，协助医生试产。
3. 选择阴道分娩产妇的护理
- 1）鼓励进食，指导合理用力。
- 2）协助做好阴道助产和新生儿抢救的准备。
- 3）预防产后出血。
4. 心理护理。

六、健康指导 定期产前检查，妊娠30周后发现臀位或横位应及时矫正，未能矫正者，应提前入院待产。

要点回顾

1. 协调性宫缩乏力加强宫缩的方法有哪些？
2. 实施人工破膜的条件有哪些？
3. 缩宫素应用方法及注意事项有哪些？
4. 骨盆狭窄试产条件是什么？

模拟试题栏——识破命题思路，提升应试能力

一、专业实务

A_1型题

1. 产妇潜伏期延长是指潜伏期超过(　　)
   - A. 16小时
   - B. 8小时
   - C. 4小时
   - D. 2小时
   - E. 24小时

2. 关于急产的描述不正确的是(　　)
   - A. 产程中产妇持续腹痛、烦躁
   - B. 产程中产妇子宫体始终不硬，指压有凹陷
   - C. 总产程不超过3小时者
   - D. 产道无梗阻时，协调性宫缩过强所致
   - E. 多见于经产妇

3. 宫缩乏力的最常见原因是(　　)
   - A. 头盆不称或胎位异常
   - B. 子宫发育异常
   - C. 高龄初产妇，精神过度紧张
   - D. 产妇体内雌激素、乙酰胆碱等分泌不足，孕激素下降缓慢
   - E. 膀胱充盈影响胎先露部下降

4. 与导致臀位无关的因素是(　　)
   - A. 羊水过多
   - B. 羊水过少
   - C. 前置胎盘
   - D. 子宫收缩乏力
   - E. 胎头衔接受阻

5. 矫正臀位的最适合时间是妊娠(　　)
   - A. 20周
   - B. 24周
   - C. 30周
   - D. 36周
   - E. 38周

6. 滞产是指总产程超过(　　)
   - A. 10小时
   - B. 12小时
   - C. 18小时
   - D. 20小时
   - E. 24小时

7. 不协调性宫缩乏力的临床表现是(　　)
   - A. 产妇自觉舒适能安静间断入睡
   - B. 头盆均相称
   - C. 一般不发生胎儿窘迫
   - D. 宫缩间歇期，宫壁不能完全放松，有压痛
   - E. 宫缩持续时间不定，间歇时间长

A_2型题

8. 患者，女性，27岁，孕1产0，妊娠40周，遵医嘱用缩宫素静脉滴注催产，一般500ml液体中加入缩宫素多少单位(　　)
   - A. 2.5U
   - B. 5U
   - C. 10U
   - D. 15U
   - E. 1.5U

9. 患者，女性，26岁，孕1产0，妊娠25周，骨盆测量显示中骨盆、出口平面狭窄，属于(　　)
   - A. 扁平骨盆
   - B. 漏斗骨盆
   - C. 均小骨盆
   - D. 畸形骨盆
   - E. 横径狭小骨盆

10. 患者，女性，28岁，孕2产0，妊娠35周，中骨盆狭窄，其最容易出现的是(　　)
    - A. 胎膜早破
    - B. 持续性枕横位或枕后位
    - C. 胎位异常
    - D. 前置胎盘
    - E. 胎先露衔接受阻

11. 患者，女性，28岁，孕3产0，LOA，进入活跃期后，宫颈口不再扩张达4小时以上，为(　　)
    - A. 潜伏期延长
    - B. 活跃期延长
    - C. 活跃期停滞
    - D. 第二产程延长
    - E. 第二产程停滞

12. 患者，女性，25岁，孕1产0，胎位正常，有可能是下列哪种胎位(　　)
    - A. 臀先露
    - B. 肩先露(横位)
    - C. 持续性枕横位
    - D. 持续性枕后位
    - E. 枕左前位

13. 患者，女性，27岁，孕1产0，孕39周，LOA，阵发性腹痛4小时入院。可能引起胎头入盆受阻的原因，不包括(　　)
    - A. 羊水过多
    - B. 胎儿过大或畸形
    - C. 腹壁松弛
    - D. 宫缩过强
    - E. 骨盆狭窄

14. 患者，女性，31岁，孕2产0，身体矮小，匀称。骨

盆测量数值如下:髂前上棘间径21cm,髂嵴间径23cm,骶耻外径16cm,出口横径7cm,此孕妇骨盆为( )

A. 扁平骨盆 　　　　　B. 畸形骨盆

C. 漏斗骨盆 　　　　　D. 横径狭小骨盆

E. 均小骨盆

A_3/A_4型题

(15、16题共用题干)

患者,女性,28岁,孕1产0,已临产后4小时胎头仍未入盆,产科检查:宫缩40″/(4~5′),强度中等,胎位LOA,估计胎儿体重3000g。

15. 最大的可能是( )

A. 中骨盆狭窄 　　　　B. 出口狭窄

C. 骨盆入口狭窄 　　　D. 漏斗骨盆

E. 妇女型骨盆

16. 此时测量骨盆哪条径线最有价值( )

A. 出口横径 　　　　　B. 骶耻外径

C. 髂棘间径 　　　　　D. 坐骨棘间径

E. 髂嵴间径

二、实践能力

A_1型题

17. 属横产式胎位的是( )

A. 头先露 　　　　　　B. 面先露

C. 枕先露 　　　　　　D. 臀先露

E. 肩先露

18. 难产最基本的临床表现是( )

A. 胎儿窘迫 　　　　　B. 胎膜早破

C. 产程延长 　　　　　D. 会阴裂伤

E. 新生儿损伤

19. 异常分娩产妇试产的护理措施错误的是( )

A. 试产时间不宜过长,一般2~4小时

B. 要有专人守护并给予心理支持

D. 严密观察宫缩、胎心及产程进展情况

C. 鼓励产妇进食、进水

E. 发现胎心异常者给予吸氧,继续试产

A_2型题

20. 患者,女性,28岁,孕1产0,LOA,产时宫缩乏力,产后要特别注意观察的情况是( )

A. 会阴裂伤情况 　　　B. 进食

C. 阴道出血情况 　　　D. 休息

E. 体温

21. 患者,女性,34岁,产时宫缩乏力,产后加强宫缩的方法不包括有( )

A. 按摩子宫 　　　　　B. 针刺穴位

C. 刺激乳头 　　　　　D. 缩宫素静滴

E. 嘱产妇下床活动

22. 患者,女性,28岁,单纯性宫缩乏力,加强宫缩的方法中需要专人监护的是( )

A. 人工破膜 　　　　　B. 针刺穴位

C. 刺激乳头 　　　　　D. 缩宫素静脉滴注

E. 嘱产妇排空膀胱

23. 患者,女性,26岁,孕1产0,LOA,规律宫缩已17小时,宫口开大8cm,胎心140次/分,经详细检查胎头矢状缝与坐骨棘间径一致。枕骨在母体右侧,S^{-1}。下列诊断正确的是( )

A. LOA 　　　　　　　B. ROA

C. 持续性枕横位 　　　D. ROP

E. 持续性枕后位

24. 患者,女性,25岁,孕3产0,孕39周,见红20小时,阵发性腹痛4小时入院。入院时宫口开大1cm,入院后第4、8、12、16小时宫口开大分别为3cm、5cm、7cm、开全,开全后1小时胎儿娩出,10分钟后胎盘娩出。该患者可诊断为( )

A. 潜伏期延长 　　　　B. 活跃期延长

C. 活跃期停滞 　　　　D. 第二产程延长

E. 滞产

25. 患者,女性,26岁,孕38周,骨盆异常,常见的并发症不包括( )

A. 产后出血 　　　　　B. 胎膜早破

C. 胎位异常 　　　　　D. 前置胎盘

E. 脐带脱垂

26. 患者,女性,32岁,孕3产0,孕39周,近3日来食欲增加,昨晚10时有轻微腹部阵痛,一夜未眠,今晨7时就诊,精神疲乏,有不规则宫缩持续20秒,间歇10~20分钟;肛诊:头先露,宫口开2cm,胎膜未破,最恰当的护理措施是( )

A. 补充营养

B. 遵医嘱静脉滴注缩宫素

C. 遵医嘱肌内注射哌替啶

D. 人工破膜

E. 肥皂水灌肠

27. 患者,女性,34岁,孕2产0,妊娠38周,臀位,入住产科病房。产妇在床边排尿突然阴道流水,量多。护理措施中不恰当的是( )

A. 安置产妇卧床休息,抬高臀部

B. 立即听胎心

C. 协助CT检查

D. 观察羊水的量和性状

E. 记录破膜时间,听胎心

28. 患者,女性,30岁,孕2产0,妊娠39周,宫缩过强,处理不正确的是(　　)

A. 预产期前1~2周住院待产

B. 见红后即入产房待产

C. 接生准备按经产妇处理

D. 潜伏期灌肠

E. 仔细观察产程进展和听胎心

29. 怀疑头盆不称的试产时间为(　　)

A. 1~2小时　　　　B. 2~4小时

C. 4~6小时　　　　D. 6~8小时

E. 8~10小时

A₃/A₄型题

(30~32题共用题干)

患者,女性,30岁,孕1产0,妊娠39周,阵发性腹痛4小时入院。胎心良好。

30. 如出现宫缩乏力,行人工破膜加速产程进展适用于(　　)

A. 臀位,宫口开大5cm以上

B. 横位宫口开大4cm以上

C. 头盆不称

D. 头先露,宫口开大2cm

E. 头先露,宫口开大3cm以上,无头盆不称,胎头已衔接

31. 协调性子宫收缩乏力,宫口开大4cm,未破膜,无头盆不称,最佳处理首选为(　　)

A. 人工破膜后视情况酌情静脉滴注缩宫素

B. 剖宫产

C. 等待产程自然进展

D. 缩宫素加强宫缩

E. 应用地西泮

32. 不协调性宫缩乏力的首先措施是(　　)

A. 肌内注射盐酸哌替啶

B. 肥皂水灌肠

C. 人工破膜

D. 静脉滴注缩宫素

E. 补充能量

(33、34题共用题干)

患者,女性,30岁,孕1产0,妊娠39周,见红。入院2天,每晚感腹痛、晨起消失。胎心142次/分。检查:骨盆正常,宫口未开,S⁻¹,产妇疲乏无力。

33. 此时最适合的处理方法是(　　)

A. 剖宫产术　　　　B. 胎头吸引术

C. 待其自然分娩　　D. 缩宫素静脉滴注

E. 肌内注射哌替啶

34. 该产妇因活跃期延长遵医嘱行缩宫素静脉滴注,点滴中呼叫腹痛难忍,检查宫缩:持续60秒,间歇1~2分钟,胎心110次/分,脐下有明显环状凹陷,压痛明显,S⁺¹。应采取的措施是(　　)

A. 给予哌替啶后继续观察产程进展

B. 吸氧,准备行会阴切开术

C. 吸氧,准备行产钳助产术

D. 吸氧,应用止痛药物

E. 停止静脉滴注缩宫素,准备行剖宫产术

(35~37题共用题干)

患者,女性,29岁,孕1产0,妊娠40周,规律宫缩16小时,宫口开大6cm,宫缩转弱,持续25~30秒,间歇5~6分钟,4小时后,肛查宫口开大6cm,S⁻¹。电子胎心监护CST:出现频繁的晚期减速,羊水Ⅱ度。

35. 产程曲线异常属于(　　)

A. 第二产程延长　　B. 活跃期延长

C. 活跃期停滞　　　D. 潜伏期延长

E. 潜伏期缩短

36. 此种异常,最可能的原因是(　　)

A. 子宫收缩乏力　　B. 宫颈水肿

C. 胎儿过大　　　　D. 入口平面狭窄

E. 中骨盆狭窄

37. 首选的处理措施是(　　)

A. 剖宫产术　　　　B. 胎头吸引术

C. 待其自然分娩　　D. 缩宫素静脉滴注

E. 肌内注射哌替啶

(38~40题共用题干)

患者,女性,28岁,孕3产0,妊娠41周,规律宫缩10小时入院。检查:髂棘间径25cm,骶耻外径20cm,坐骨结节间径7cm。枕右前位,胎心134次/分。阴道检查:双坐骨棘内突,宫口开大4cm,S⁰,4小时后产妇呼叫腹痛难忍,检查宫缩持续60秒,间歇1~2分钟,胎心99次/分,脐下有明显环状凹陷,子宫下段膨隆,压痛明显,阴道检查:宫口开大4cm,S⁰枕右前位,未触及条索状物。

38. 此时产程受阻的原因是(　　)

A. 子宫收缩乏力　　B. 胎位异常

C. 胎儿过大　　　　D. 入口和中骨盆狭小

E. 中骨盆和出口狭窄

39. 临床诊断不包括(　　)

A. 子宫痉挛性狭窄环　B. 漏斗骨盆

C. 胎儿窘迫　　　　D. 先兆子宫破裂

E. 活跃期停滞

40. 立即采取的护理措施是(　　)

A. 吸氧,准备行剖宫产术

B. 吸氧,准备行会阴切开术

C. 吸氧,准备行产钳助产术

D. 吸氧,应用止痛药物

E. 静脉滴注缩宫素,加速分娩

（41～46题共用题干）

　　患者,女性,28岁,孕2产0,足月妊娠临产,4小时前肛查宫口开4cm,现肛查宫口仍开4cm,检查:宫缩7～8分钟一次,持续时间30秒。胎膜未破,余无异常。

41. 从产程图上可以看出,该产妇存在的问题是(　　)

A. 第二产程延长 　　　 B. 活跃期延长

C. 活跃期停滞 　　　　 D. 潜伏期延长

E. 潜伏期缩短

42. 正确的处理措施是(　　)

A. 静脉滴注缩宫素 　　 B. 人工破膜

C. 会阴侧切 　　　　　 D. 给予镇静剂

E. 产钳助产

43. 若进行人工破膜,应在什么情况下进行(　　)

A. 宫缩时 　　　　　　 B. 孕妇屏气时

C. 宫缩间歇时 　　　　 D. 孕妇深呼吸时

E. 孕妇腹憋时

44. 人工破膜后最重要的观察点是(　　)

A. 胎心的变化 　　　　 B. 面色

C. 体温 　　　　　　　 D. 脉搏

E. 血压

45. 破膜1小时后观察的重点是(　　)

A. 血压 　　　　　　　 B. 面色

C. 体温 　　　　　　　 D. 脉搏

E. 宫缩

46. 破膜1小时候观察到的宫缩仍为宫缩7～8分钟一次,持续时间30秒。应采取的处理措施是(　　)

A. 静脉滴注缩宫素 　　 B. 人工破膜

C. 会阴侧切 　　　　　 D. 给予镇静剂

E. 产钳助产

（47、48题共用题干）

　　患者,女性,28岁,孕1产0,由丈夫陪同到产科门诊产检。

47. 妊娠26周时,发现为臀位,应采取的措施是(　　)

A. 胸膝卧位

B. 艾灸至阴穴

C. 外倒转术

D. 等待4周后复查再处理

E. 中药转胎位

48. 妊娠31周,发现该孕妇仍为臀位,可主张采取的措施是(　　)

A. 胸膝卧位

B. 胸膝卧位,艾灸至阴穴

C. 外倒转术

D. 顺其自然,不处理

E. 中药转胎位

（49、50题共用题干）

　　患者,女性,27岁,孕2产0,足月临产18小时,宫口开全已2小时,宫缩30″/(7～8′),胎头矢状缝在骨盆右斜径上,小囟门在母体骨盆右后方,S^{+3},坐骨棘略突。

49. 此患者胎位为(　　)

A. 枕右前 　　　　　　 B. 枕左前

C. 枕左前 　　　　　　 D. 持续性枕右后

E. 持续性枕右横

50. 其护理措施正确的是(　　)

A. 肥皂水灌肠

B. 静脉滴注5%碳酸氢钠溶液

C. 静脉滴注缩宫素加速分娩

D. 立即做剖宫产术前准备

E. 协助医生阴道手术助产

（褚金玲）

第 **7** 章　分娩期并发症妇女的护理

第1节　胎膜早破

一、概述　胎膜于临产前发生破裂者称为胎膜早破。为常见分娩期并发症。

二、病因

1. 胎膜受力不均,如胎位异常或头盆不称、宫颈内口松弛等。
2. 羊膜腔压力增高,如多胎妊娠、羊水过多等。
3. 妊娠后期腹部创伤、性交或胎膜感染。
4. 微量元素缺乏。
5. 细胞因子升高。

三、临床表现

1. 孕妇突感有较多液体自阴道流出,当咳嗽、打喷嚏、负重等腹压增加时,羊水即流出。

2. 辅助检查
　（1）阴道流液酸碱试纸测定:*羊水呈弱碱性（pH≥6.5）。
　（2）阴道流液涂片:镜检可见羊齿植物状结晶。涂片染色后,可见毳毛、脂肪滴和胎儿皮肤脱落细胞。
　（3）羊膜镜:可直视胎先露部,看不到前羊膜囊。

四、治疗要点　治疗主要根据孕周和胎儿情况而定。

（1）妊娠28～35周,不伴感染、羊水池深度≥3cm者,应尽量延长孕期。
（2）>35孕周者,可等待自然分娩,观察12~18小时,无禁忌证,如仍未临产,应给予引产。有手术指征者行剖宫产。

五、护理问题

1. 有胎儿受伤的危险　与脐带脱垂和早产儿肺部发育不成熟有关。
2. 有感染的危险　与破膜破后下生殖道宫腔感染机会增加有关。
3. 焦虑　与担心胎儿安危有关。

六、护理措施

1. *胎头未衔接的应绝对卧床,左侧卧位,保持外阴清洁,避免不必要的肛门及阴道检查。
2. 严密观察胎心音、产妇体温、宫缩、羊水性状和气味、血白细胞计数。
3. 外阴护理:用碘伏溶液擦洗外阴,每日2次。
4. 遵医嘱用药:*破膜超过12小时以上者,应用抗生素以预防感染;应用地塞米松,促进胎儿肺的成熟。
5. 做好阴道分娩或剖宫产术的准备,并做好抢救新生儿窒息的准备。
6. 心理护理。

七、健康指导

1. 积极预防和治疗下生殖道感染。
2. 妊娠后期禁止性生活,避免突然腹压增加。
3. 及时治疗宫颈松弛,于妊娠14～18周行宫颈环扎术并卧床休息。
4. 补充足量的维生素、钙、锌及铜等营养素。
5. 一旦破膜,尽快住院待产。

第2节　产后出血

一、概述　*胎儿娩出后24小时内,阴道流血量超过500ml者（剖宫产时失血量超过1000ml）,称为产后出血。

70%～80%发生在产后2小时内。居我国产妇死亡原因之首。

二、病因

*1. 产后子宫收缩乏力　最常见原因。
- （1）全身因素：产妇精神过度紧张，对分娩恐惧；体质虚弱或合并慢性全身性疾病等。
- （2）产科因素：产程延长使体力消耗过多；前置胎盘、胎盘早剥、妊娠期高血压疾病、宫腔感染等。
- （3）子宫因素：①子宫肌纤维过度伸展；②子宫肌壁损伤；③子宫病变。

2. 胎盘因素
- （1）胎盘滞留：胎儿娩出30分钟后，胎盘尚未娩出，将导致出血。常见原因有：①膀胱充盈；②胎盘嵌顿；③胎盘剥离不全。
- （2）胎盘植入（图7-1）：胎盘绒毛在其附着部位与子宫肌层紧密连接。根据胎盘植入的面积分为部分性或完全性。部分性胎盘粘连或植入，已剥离面血窦开放发生致命性出血；完全性胎盘粘连与植入，因胎盘未剥离而出血不多。常见原因有：①子宫内膜损伤；②胎盘附着部位异常；③子宫手术史等。
- （3）胎盘部分残留。

3. 软产道损伤　可因胎儿过大、娩出速度过快和助产手术不当等引起。

4. 凝血功能障碍　任何原发或继发的凝血功能异常，均能造成产后出血。

» » 图7-1　胎盘植入 « «

三、临床表现　不同原因产后出血的表现不同（表7-1）。*如失血严重，休克时间长，导致垂体功能减退，可引起希恩综合征。

表7-1　不同原因产后出血的表现

出血原因	出血特点
子宫收缩乏力	胎盘娩出后阴道大量流血，间歇性、血色暗红、有血凝块。子宫软、皮囊样、轮廓不清，按摩子宫和用宫缩剂后子宫变硬，阴道流血停止或减少。
软产道裂伤	胎儿娩出过程中或娩出后立即发生阴道流血，持续性、色鲜红、能自凝。
胎盘因素	胎儿娩出后10分钟内胎盘未娩出，或胎盘胎膜有缺损，阴道流血呈间歇性、血色暗红、有血凝块。
凝血功能障碍	胎盘娩出前、后持续阴道流血，血液不凝，且伴有全身多部位出血。

四、辅助检查　检查血常规、血型及凝血功能。

五、治疗原则　查找原因，迅速止血，补充血容量，纠正休克，预防感染。

六、护理问题

1. 潜在并发症：失血性休克。

2. 有感染的危险　与手术操作、大量失血后抵抗力降低有关。

七、护理措施　护理措施见图7-2。

1. 预防产后出血
- （1）产前预防：做好孕期保健。
- （2）高危预防：提前住院待产。
- （3）产时预防：正确处理产程。
  - 1）第一产程：保证产妇的基本需要，防止产程延长。
  - 2）第二产程：严格执行无菌技术，正确指导产妇使用腹压，胎头胎肩娩出要慢，*胎肩娩出后立即肌内注射缩宫素。
  - 3）第三产程：*胎盘未剥离，不可牵拉脐带或挤压子宫；胎盘娩出后仔细检查胎盘胎膜的完整性；监测出血量。

» » 图7-2　产后出血的护理措施 « «

1. 预防产后出血
   - (4)产后预防：*胎盘娩出2小时内，留产房监护，密切观察产妇子宫收缩、阴道出血、会阴伤口。
   - (5)预防休克：仔细估计出血量和出血性休克表现，及早补充血容量。

2. 迅速止血补充血容量，纠正失血性休克；防止感染。
   - (1)针对原因迅速止血
     1) *宫缩乏力性出血：加强宫缩　①按摩子宫；②遵医嘱注射缩宫素；③宫腔纱条填塞来压迫止血，24小时后取出纱布条；④子宫压缩缝合术；⑤结扎盆腔血管；⑥髂内动脉或子宫动脉栓塞；⑦切除子宫。
     2) 胎盘因素：胎儿娩出后，疑有胎盘滞留时，立即做宫腔检查。若胎盘已剥离则应立即取出胎盘；若胎盘粘连，可试行徒手剥离胎盘后取出；若剥离困难疑有胎盘植入，停止剥离，根据出血情况及胎盘剥离面积行保守治疗或子宫切除术。
     3) 软产道损伤：及时修补缝合止血。
     4) 凝血功能障碍：去除病因，纠正凝血功能。
   - (2)失血性休克的护理
     1) 及早补充血容量，失血多甚至休克者应输血。
     2) 让产妇平卧、保暖、给氧，注意宫缩和阴道出血情况。
     3) 严密观察产妇生命体征、意识状态，并详细记录。
   - (3)预防感染
     1) 保持环境清洁，注意室内通风和消毒。
     2) 严格无菌操作。
     3) 监测感染征象，遵医嘱给予抗生素。
     4) 保持会阴清洁，观察恶露及会阴伤口情况。

3. 心理护理。
4. 生活护理　鼓励进食易消化、营养丰富、富含铁质、蛋白质、维生素的食物。
5. 出院指导　告知产后子宫复旧和恶露变化情况，发现异常，及时就诊（图7-3）。

结语

产后出血的原因不一，且具有较大的危险性，所以做好产后出血的预防和护理就显得非常重要。妈妈们在产前和产中要防患于未然，在产后积极护理，一定要保持平稳的心态。

● ● ● 图7-3　产后出血的结语 ● ● ●

第3节　羊水栓塞

一、概述　羊水栓塞指在产程中羊水进入母体血循环引起的肺栓塞、休克、弥散性血管内凝血和肾衰竭等一系列变化的综合征。其病理变化是羊水中的有形成分直接栓塞肺小血管及其化学致敏作用，导致肺动脉高压、过敏性休克、弥散性血管内凝血及急性肾衰竭。该病起病急、进展快、病情凶险，是产妇导致死亡的重要原因之一。

二、病因
1. 羊水进入母体血液循环需具备的三个条件　①胎膜破裂；②母体子宫壁血窦开放；③强烈的宫缩。
2. 诱因　胎膜早破、人工破膜；宫缩过强；前置胎盘、胎盘早剥、宫颈裂伤、子宫破裂、剖宫产术、中期妊娠引产羊膜腔穿刺术、钳刮术等。

三、临床表现　羊水栓塞可发生在胎膜破裂后的任何时间，但多数发生在分娩过程中宫缩较强时或分娩前后短时间内。不典型者仅有大量阴道流血和休克；病情严重者可无先兆症状，产妇仅一声尖叫或打一下呵欠即进入昏迷状态，血压迅速下降甚至消失，于数分钟内死亡；典型的临床表现分为三个阶段。
1. *心肺循环衰竭及休克　因肺动脉高压可引起心力衰竭及急性呼吸衰竭，或由变态反应引起过敏性休克。产妇突然出现寒战、呛咳、气促、烦躁不安、面色苍白、四肢厥冷，继而出现呼吸困难、发绀、抽搐、昏迷、血压下降、心率加快、肺部听诊有湿啰音等表现。
2. *DIC引起的出血　表现为难以控制的全身广泛性出血，血不凝固，产妇可因出血性休克而死亡。
3. *急性肾衰竭期　羊水栓塞后期产妇出现少尿、无尿和尿毒症的表现。

四、辅助检查
1. 实验室检查　痰液涂片可查到羊水内容物，下腔静脉取血镜检可见羊水的有形物质。血液检查DIC的各项指标呈阳性。
2. X线检查　可见双侧肺部弥散性点状、片状浸润影，沿肺门周围分布，伴轻度肺不张。
3. 心电图　提示右侧房室扩大。

五、治疗要点　抗过敏、纠正呼吸循环衰竭和*改善低氧血症、抗休克、防止DIC及肾衰竭。尽快结束分娩,应用足量抗生素以控制感染。

六、护理诊断/问题

1. 气体交换受损　与肺动脉高压导致肺血管阻力增加及肺水肿有关。
2. 组织灌注量不足　与失血及DIC有关。
3. 潜在并发症:休克、肾衰竭、DIC、胎儿窘迫。
4. 恐惧　与病情急骤、危重有关。

七、护理措施

1. 急救护理
   - (1)*立即就地抢救,取半卧位,保暖、面罩给氧,必要时行气管切开及使用人工呼吸机,以减轻肺水肿,改善脑缺氧。
   - (2)*快速建立静脉通道,使用静脉留置针,并接上三通管,至少建立三条静脉通道,确保快速输入药物及各种抢救药品。

2. 治疗配合
   - (1)解除肺动脉高压:遵医嘱迅速使用解痉药使支气管平滑肌及血管平滑肌解除痉挛,以解除肺动脉高压,纠正缺氧,扩张脑血管及冠状动脉。盐酸罂粟碱为首选。
   - (2)抗过敏:遵医嘱及时静脉注射糖皮质激素,如地塞米松或氢化可的松。
   - (3)纠正休克和酸中毒:用低分子右旋糖酐补充血容量后,血压仍不回升,可选用多巴胺治疗,同时使用5%碳酸氢钠纠正酸中毒。
   - (4)防治心力衰竭、肾衰竭。
   - (5)防治DIC:DIC早期遵医嘱应用肝素抗凝,补充凝血因子;晚期抗纤溶的同时也补充凝血因子,防止大出血。
   - (6)防治感染:遵医嘱使用对肾脏毒性小的广谱抗生素。

3. 病情观察
   - (1)监测产程进展,宫缩强度及胎儿情况。
   - (2)观察皮肤黏膜有无出血点及瘀斑;阴道出血量及血液凝固情况,如阴道流血不止,应做好子宫切除的术前准备。
   - (3)密切观察生命体征、神志、尿量、肺部有无湿啰音,及时记录,发现异常,立即报告医生。
   - (4)产科处理的护理:原则上遵医嘱先改善产妇呼吸、循环功能、纠正凝血功能障碍,待病情稳定后协助立即分娩。

4. 羊水栓塞的预防　正确掌握缩宫素的使用方法,防止宫缩过强;*人工破膜宜在宫缩间歇期。

八、健康指导

- (1)产后42日复查尿常规及凝血功能,防止并发症的发生。
- (2)若保留子宫并有生育愿望的,1年后身心状态良好时再怀孕。

第4节　子宫破裂

一、概述　子宫破裂是指在妊娠晚期或分娩期子宫体部或子宫下段发生裂开。是直接危及母儿生命的严重并发症。

　　分类:①按病因分类:自然破裂、创伤性破裂;②按破裂部位分类:子宫下段破裂、子宫体破裂;③按病情发展过程分类:先兆子宫破裂、子宫破裂;④按破裂程度分类:完全性子宫破裂、不完全性子宫破裂。

二、病因

1. 胎先露下降受阻　包括骨盆狭窄、头盆不称、胎位不正或胎儿畸形等。
2. 瘢痕子宫　如曾行剖宫产、肌瘤剔除术、输卵管间质部切除术或子宫穿孔后修补术等。
3. 产程处理不当　阴道助产手术、忽略性横位内倒转术操作不当、*缩宫素使用不当等。
4. 外伤　意外车祸、跌伤等。

三、临床表现

1. 先兆子宫破裂　*典型表现是病理性缩复环形成、下腹压痛、胎心率改变及血尿。

2. 子宫破裂
　（1）完全性子宫破裂:子宫壁全层破裂,宫腔与腹腔相通,羊水及胎儿的一部分或全部被挤入腹腔。
　　　1)*症状:突感下腹撕裂样剧痛,随之出现全腹疼痛;休克征象;阴道流血,量可多可少。
　　　2)体征:腹部检查出现全腹压痛、反跳痛,腹壁下可触及胎体和扪及缩小的宫体,移动性浊音阳性,胎心音消失;阴道检查可发现胎先露上移,宫口缩小。
　（2）不完全性子宫破裂:子宫肌层部分或全层破裂,浆膜层完整,腹部检查子宫破裂处压痛明显,可触及逐渐增大的血肿,常伴胎心音变化。

子宫病理性缩复环与子宫痉挛性狭窄环的鉴别(表7-2)。

表7-2　子宫病理性缩复环与子宫痉挛性狭窄环鉴别

类别	子宫病理性缩复环	子宫痉挛性狭窄环
致病因素	梗阻性难产、子宫强直性收缩所致	子宫局部肌肉呈痉挛性不协调收缩形成
发展	是子宫先兆破裂的主要临床表现	可导致产程停滞,不是子宫破裂先兆
查体	在腹外可见腹部呈葫芦状	腹外不可见,阴道检查时在宫腔内可触及狭窄环
位置	可随子宫收缩上升高达脐部以上	不随宫缩移动,多出现在子宫上下段交界处

四、辅助检查

1. 腹腔穿刺或后穹隆穿刺　可帮助明确有无内出血。
2. B超检查　可协助确定破口部位及破裂程度。
3. 常规检查　血、尿常规检查。

五、治疗要点

1. *先兆子宫破裂　立即抑制宫缩,同时尽快行剖宫产术结束分娩。
2. *子宫破裂　无论胎儿是否存活,均应在抢救休克的同时做好术前准备,及时行剖腹取胎术。术后给予抗生素控制感染。

六、护理诊断/问题

1. 组织灌注量不足　与子宫破裂大出血致失血性休克有关。
2. 疼痛　与强烈宫缩、子宫破裂有关。
3. 预感性悲哀　与胎儿死亡、切除子宫、产妇生命受到威胁有关。

七、护理措施

1. 一般护理
　（1）*休克患者取平卧位或中凹位,吸氧、保暖,迅速建立静脉通路。
　（2）帮助术后患者制订合理的膳食计划,给予高蛋白、高热量、高维生素、高铁饮食,促进其尽快康复。
　（3）术后患者每日擦洗外阴2次,保持外阴清洁,预防感染。

2. 病情观察
　（1）分娩期严密观察宫缩、腹形及产程进展,及时发现梗阻性难产及先兆子宫破裂的征象,并报告医生。
　（2）术前、术中、术后严密观察患者的生命体征、出血量及尿量,并做好记录。

3. 治疗配合
　（1）*发生先兆子宫破裂时,立即停止使用缩宫素,并遵医嘱给予宫缩抑制剂,同时做好剖宫产术前准备。
　（2）*发生子宫破裂时,积极配合医生进行抢救,迅速建立静脉通路,遵医嘱及时补充血容量等,纠正休克的同时做好剖宫产术前准备。
　（3）术后遵医嘱给予抗生素防止感染等。

八、健康指导

1. 加强产检,及时纠正胎位异常,对有可能发生子宫破裂的高危妊娠者,引导其正确认识异常妊娠,制订分娩计划,进行择期手术,防止子宫破裂。
2. 帮助拟定产褥期休养计划,指导胎儿死亡的产妇退乳。*如需再次妊娠,应指导其避孕2年后再怀孕。

要点回顾

1. 引起产后出血最常见的原因是什么?
2. 羊水栓塞患者急救护理时应选择什么体位?
3. 先兆子宫破裂的典型表现是什么?
4. 子宫破裂最常见的护理问题及相应的护理措施是什么?

★ ── **模拟试题栏——识破命题思路,提升应试能力** ── ★

一、专业实务

A₁型题

1. 胎膜早破是指胎膜破裂发生在( )
   - A. 临产前
   - B. 潜伏期
   - C. 活跃期
   - D. 第一产程末
   - E. 第二产程末

2. 下列不属于胎膜早破的病因的是( )
   - A. 机械性刺激
   - B. 微量元素缺乏
   - C. 羊水过多
   - D. 下生殖道感染
   - E. 宫颈内口紧闭

3. 正常分娩产妇产后出血是指( )
   - A. 胎盘娩出后24小时出血量达400ml
   - B. 胎儿娩出后24小时出血量大于500ml
   - C. 产后10日内出血量达500ml
   - D. 产后2周内出血量达500ml
   - E. 产褥期出血量达500ml

4. 产后出血最常见的原因是( )
   - A. 软产道裂伤
   - B. 胎盘剥离不全
   - C. 宫缩乏力
   - D. 凝血机制障碍
   - E. 滞产

5. 临床上,下述哪种产科疾病死亡率最高( )
   - A. 前置胎盘
   - B. 胎盘早期剥离
   - C. 产后出血
   - D. 妊娠高血压疾病
   - E. 子宫破裂

6. 头盆不称时引起子宫破裂的原因为( )
   - A. 子宫收缩剂使用不当
   - B. 胎先露下降受阻
   - C. 尿潴留
   - D. 子宫损伤
   - E. 子宫本身的病变

7. 最容易导致子宫破裂的胎方位是( )
   - A. 持续性枕横位
   - B. 持续性枕后位
   - C. 横位
   - D. 左枕前
   - E. 右枕前位

8. 羊水栓塞多发生于下列哪种情况( )
   - A. 中期引产
   - B. 足月分娩
   - C. 钳刮术
   - D. 剖宫产术
   - E. 胎头吸引术

9. 产后出血最易发生在产后几小时内( )
   - A. 2小时内
   - B. 6小时内
   - C. 12小时内
   - D. 24小时内
   - E. 48小时内

10. 胎膜早破后阴道pH测定为( )
    - A. >3
    - B. >6.5
    - C. >5
    - D. >6
    - E. >4

11. 羊水栓塞为何易引起肺动脉高压( )
    - A. 支气管分泌物增多
    - B. 羊水中有形成分形成栓子,阻塞肺小血管
    - C. 迷走神经兴奋
    - D. 肺小血管痉挛
    - E. 凝血活酶的作用

A₂型题

12. 患者,女性,28岁,孕1产0,因"胎膜早破"入院。检查:头先露,未入盆,其余正常,错误的护理措施是( )
    - A. 绝对卧床休息,禁灌肠
    - B. 卧床休息,取半卧位
    - C. 严密观察胎心音
    - D. 严密观察流出羊水的性状
    - E. 指导患者自测胎动

13. 患者,女性,25岁,孕1产0,产科急诊收治。主诉今晚入睡前突感一阵水样物质从阴道内流出,平卧着被送至医院。查阅产前检查记录单及体检:孕33周,臀先露,胎先露高浮,胎心好。无宫缩。急诊医生将检查结果、治疗方案、可能的并发症告知家属,其中最严重的并发症为( )
    - A. 早产
    - B. 脐带脱垂
    - C. 胎儿窘迫
    - D. 宫内感染
    - E. 产程延长

14. 患者,女性,28岁,孕3产0,规律宫缩7小时,出现病理性缩复环。护士告知家属与子宫破裂无关的是( )
    - A. 子宫收缩剂使用不当
    - B. 子宫有瘢痕

C.持续性枕横位

D.头盆不称

E.协调性宫缩乏力

15.患者,女性,25岁,孕2产1,产后检查胎盘胎膜完整,触诊宫体柔软,出血呈间歇性,按摩子宫,宫缩好转后出血明显减少,可能的出血原因是( )

A.软产道损伤   B.子宫收缩乏力

C.胎盘胎膜残留   D.凝血功能障碍

E.多种因素造成的出血

16.患者,女性,25岁,孕1产0,足月顺产,胎儿娩出后,阴道活动性出血约600ml,血液呈鲜红色,很快凝成血块,出血原因的最大可能是( )

A.宫缩乏力   B.软产道损伤

C.胎盘滞留   D.胎盘残留

E.凝血功能障碍

17.患者,女性,26岁,孕1产0,妊娠29周,胎动胎心消失1周入院,经人工破膜及静脉滴注缩宫素娩出一死婴,随后出现阴道出血,人工剥离胎盘和按摩子宫同时注射缩宫素处理后无效,出血不止且无凝血块,出血原因是( )

A.子宫收缩乏力   B.软产道损伤

C.胎盘残留   D.胎盘滞留

E.凝血功能障碍

18.患者,女性,29岁,孕5产0,停经40周。顺产体重3000g女婴后40分钟胎盘尚未娩出,阵发性阴道流血400ml,色暗红。该患者出血原因最可能是( )

A.子宫收缩乏力   B.胎盘粘连

C.软产道损伤   D.凝血功能障碍

E.胎儿过大

19.患者,女性,24岁,孕1产0,胎儿娩出3分钟后,突然出现烦躁不安、呛咳、呼吸困难、面色苍白、吐泡沫样痰,你认为患者并发了下列哪种疾病( )

A.羊水栓塞   B.肺炎

C.心脏病   D.高血压

E.脑栓塞

20.患者,女性,32岁,孕3产0,人工流产2次,妊娠40周入院,产程进展顺利,胎儿娩出后30分钟胎盘未娩出,阴道少量出血,最可能的原因是( )

A.胎盘剥离不全   B.胎盘嵌顿

C.胎盘残留   D.胎盘滞留

E.胎盘植入

21.患者,女性,28岁,孕1产0,妊娠40周,胎膜早破,临产20小时,宫口开大7cm,胎头位于坐骨棘水平,宫缩持续20秒,间歇7~8分钟,肌内注射缩宫素

10U,10分钟后宫缩强且持续不缓解,产妇呼叫,腹痛剧烈,胎心率90~100次/分,耻骨联合上方有压痛,出现病理性缩复环,首先应考虑( )

A.胎盘早期剥离   B.高张性宫缩乏力

C.先兆子宫破裂   D.子宫收缩过强

E.痉挛性子宫收缩

22.患者,女性,25岁,孕1产0,足月妊娠,有规律宫缩1小时来就诊。宫口扩张4cm,因宫缩强,宫口迅速开全,产妇用力屏气后胎儿迅速娩出阴道,当即有鲜血持续性流出,5分钟后胎盘自然娩出。检查胎盘完整,子宫收缩良好,但仍有鲜血持续性流出,能自凝,会阴无裂伤。最可能的出血原因为( )

A.子宫收缩乏力   B.凝血功能障碍

C.胎膜残留   D.羊水栓塞

E.宫颈裂伤

A_3/A_4型题

（23、24题共用题干）

患者,女性,24岁,孕1产1,足月顺产,胎儿娩出后,阴道出血约500ml,血液呈鲜红色,很快凝成血块,此时胎盘尚未娩出。

23.根据上述情况,考虑出血原因的最大可能是( )

A.宫缩乏力   B.软产道损伤

C.胎盘滞留   D.胎盘残留

E.凝血功能障碍

24.不合适采取的护理措施是( )

A.按摩子宫底   B.观察宫底高度和硬度

C.避免膀胱充盈   D.早牵拉脐带助娩胎盘

E.检查胎盘胎膜的完整性

二、实践能力

A_1型题

25.胎膜早破的健康教育中,不正确的是( )

A.积极预防和治疗下生殖道感染。

B.妊娠后期禁止性生活、避免负重及腹部受压。

C.宫颈松弛者妊娠14~18周行宫颈环扎术。

D.补充微量元素。

E.一旦破膜,待有宫缩再住院待产。

26.产后出血的处理哪项不妥( )

A.应迅速而有条不紊地抢救

B.医生到后方可采取止血措施

C.宫缩乏力引起的出血立即按摩子宫

D.压出宫腔积血可促进宫缩

E.注射子宫收缩剂

27.关于子宫收缩乏力性产后出血的处理,下列哪项首选( )

A. 宫腔内填塞纱布　　B. 按摩子宫

C. 应用宫缩剂　　　　D. 子宫切除术

E. 按摩子宫加静脉滴注缩宫素

28. 产后出血的原因当中,下列哪项因素应考虑子宫切除(　　)

A. 宫缩乏力　　　　　B. 软产道损伤

C. 胎盘滞留　　　　　D. 胎盘植入

E. 凝血功能障碍

29. 先兆子宫破裂的典型表现为(　　)

A. 病理缩复环　　　　B. 腹痛拒按

C. 撕裂样痛　　　　　D. 腹胀

E. 血尿

30. 胎膜早破时应禁止(　　)

A. 听胎心　　　　　　B. 卧床休息

C. 应用抗生素　　　　D. 左侧卧位

E. 灌肠

31. 完全性子宫破裂者典型的临床表现是(　　)

A. 产程中出现肉眼血尿

B. 出现病理性缩复环

C. 患者喊叫,腹痛难忍

D. 子宫缩小,腹壁下清楚扪及胎体

E. 胎动消失伴阴道大量流血

32. 关于羊水栓塞的治疗,错误的是(　　)

A. 使用肾上腺素抗过敏

B. 治疗凝血功能障碍

C. 使用抗生素预防感染

D. 使用镇静解痉药物解除支气管痉挛

E. 等待自然分娩

A₂型题

33. 患者,女性,25岁,孕1产0,急诊收治。诊断为胎膜早破。关于胎膜早破的处理不正确的是(　　)

A. 妊娠≤35周,尽量延长孕龄,预防感染

B. 破膜12小时以上应预防性使用抗生素

C. 妊娠≥35周分娩发动,可令其自然分娩

D. 胎膜早破均应选择剖宫产终止妊娠

E. 避免不必要的肛诊与阴道检查

34. 患者,女性,26岁,孕2产1,在缩宫素引产过程中,产妇自觉腹痛难忍,检查脐下两指处呈环状凹陷,有压痛,导尿呈血性。下列处理哪项是错误的(　　)

A. 给予镇痛剂　　　　B. 立即停用缩宫素

C. 准备手术　　　　　D. 抗休克

E. 待宫口开全,立即行阴道助产

35. 患者,女性,26岁,孕1产0,停经37周,阴道不自主流水1小时,诊断为胎膜早破。其护理不正确的是

(　　)

A. 立即听胎心,并记录破膜时间

B. 破膜超过12小时者遵嘱使用抗生素

C. 卧床休息,左侧卧位

D. 头先露不需观察脐带脱垂情况

E. 注意羊水的性状和颜色

36. 患者,女性,29岁,孕1产0,停经38周。阴道不自主流液8小时,疑为胎膜早破。护士立刻告知患者绝对卧床休息,为了防止(　　)

A. 早产　　　　　　　B. 感染

C. 脐带脱垂　　　　　D. 胎位异常

E. 子宫破裂

37. 患者,女性,23岁,孕1产1。急产分娩一活婴男,分娩后5分钟,突然出现烦躁不安,呛咳,呼吸困难,寒战,首先应考虑为下列何种疾病(　　)

A. 羊水栓塞　　　　　B. 妊娠高血压疾病

C. 急性肾衰竭　　　　D. 癫痫

E. 产后感染

38. 患者,女性,25岁,孕1产1,因子宫收缩乏力引起产后出血,其首要的处理措施是(　　)

A. 静脉滴注缩宫素　　B. 按摩子宫同时给予缩宫素

C. 宫腔填塞纱布条　　D. 结扎子宫动脉

E. 切除子宫

39. 患者,女性,29岁,孕2产1,妊娠39周,顺产一女婴后40分钟胎盘尚未娩出,经检查为胎盘植入,植入面积为胎盘面积的2/3,对该患者处理正确的是

(　　)

A. 切除子宫术　　　　B. 静脉滴注缩宫素

C. 人工徒手剥离胎盘　D. 大号刮匙清除

E. 结扎子宫动脉

40. 患者,女性,26岁,孕1产0,妊娠37周,破水4小时来急诊室,检查:血压为110/75 mmHg,胎头高浮,胎心100次/分,适宜的处理措施是(　　)

A. 用平车送患者办理入院

B. 左侧卧位,急诊室吸氧观察

C. 用轮椅送患者办理入院

D. 立即做B超

E. 嘱患者自行办理入院手续

41. 患者,女性,26岁,孕1产1,胎儿娩出后30分钟未见胎盘娩出,由于产后粗暴按摩子宫,使子宫不协调性收缩,在子宫颈内口附近形成痉挛性狭窄环,并出现产后出血,应考虑下列哪项因素(　　)

A. 胎盘剥离不全　　　B. 胎盘嵌顿

C. 胎盘粘连　　　　　D. 胎盘植入

E. 胎盘剥离后滞留

42. 患者，女性，25岁，孕1产0,在待产过程中，突然发生先兆子宫破裂，下列护理措施中，应作为首选的是（　　）

A. 抗休克,静脉输液、输血

B. 停止一切操作,抑制宫缩

C. 行阴道助产,尽快结束分娩

D. 大量抗生素控制感染

E. 继续观察,待自然分娩

43. 患者，女性，26岁，孕1产1,现产后半小时。关于产后出血的预防错误的是（　　）

A. 胎儿娩出后,用手按摩子宫协助胎盘剥离

B. 胎儿前肩娩出后静脉注射缩宫素

C. 密切注意胎盘剥离征象,及时娩出胎盘

D. 产后2小时内在产房观察阴道流血、宫缩及一般情况

E. 胎儿娩出后阴道流血多时立即徒手剥离胎盘

44. 患者，女性，28岁，孕1产1,产后2小时,诊断为产后出血。在配合医生抢救产后出血的过程中，下列何项不属于有效止血的护理措施（　　）

A. 遵医嘱给予抗生素

B. 大面积胎盘植入行子宫次全切除

C. 按摩子宫

D. 注射缩宫素

E. 产道损伤时准备缝合用物

45. 患者，女性，25岁，孕1产1,诊断为产后出血。下列何项不属于产后预防感染的护理措施（　　）

A. 每日冲洗会阴伤口2次

B. 各种操作严格执行无菌技术

C. 每日测量体温4次

D. 按摩子宫

E. 遵医嘱使用抗生素

46. 患者，女性，28岁，孕1产0,现孕40周,产程进展24小时,宫口开大4cm,静脉滴注缩宫素10U,宫缩持续不缓解,胎心率100次/分,脐上有压痛,腹部有一环状凹陷,应考虑（　　）

A. 胎盘早剥　　　　B. 先兆子宫破裂

C. 高张性宫缩乏力　D. 子宫收缩过强

E. 痉挛性子宫

47. 患者，女性，26岁，孕1产0。因子宫破裂,胎儿死亡,行子宫切除术,术后制订心理调适的护理措施,下列哪项不妥（　　）

A. 允许患者说出内心的感受

B. 安排与哺乳患者同住一室

C. 适时向患者解释胎儿死亡的原因

D. 鼓励家属多陪伴患者

E. 观察患者情绪变化

48. 患者，女性，35岁，孕1产1。因第二产程延长行会阴侧切及产钳助产。产后检查:宫底脐下2横指,血压110/70mmHg,回病房1小时后产妇心悸,口渴,出冷汗,恶心,打呵欠。检查:阴道流血不多,宫底脐上1横指,软,血压90/60mmHg,首先应考虑（　　）

A. 产后虚脱　　　　B. 宫腔内有隐性出血

C. 低血糖性休克　　D. 仰卧位低血压综合征

E. 羊水栓塞

49. 患者，女性，28岁，孕1产0。妊娠39周,孕检未发现异常。现已临产,羊膜已破,宫缩强烈,产妇突然出现烦躁不安,寒战及呕吐,咳嗽,呼吸困难,发绀及休克症状,数分钟后死亡。最可能的诊断是（　　）

A. 胎盘早剥　　　　B. 羊水栓塞

C. 子痫　　　　　　D. 子宫破裂

E. 前置胎盘

50. 患者，女性，26岁，孕1产1,胎儿娩出后,阴道持续流血10分钟,量已超过200ml,色鲜红,子宫轮廓清,应选择下列哪项措施（　　）

A. 娩出胎盘,检查软产道

B. 按摩子宫　　　C. 输血

D. 注射缩宫素　　E. 注射抗生素

51. 患者，女性，25岁，孕1产1,足月自娩,胎儿娩出后30分钟,胎盘尚未娩出。检查:子宫下段有一狭窄环,使胎盘嵌顿于宫腔内。此时,应采取的方法是（　　）

A. 按摩子宫底挤压出胎盘

B. 肌注镇静剂徒手取胎盘

C. 麻醉下手取胎盘

D. 大号刮匙刮取胎盘

E. 行子宫切除术

A_3/A_4 型题

（52~54题共用题干）

　　患者，女性，27岁，孕1产0。孕39周,有规律宫缩17小时,宫口开大2cm,胎头下降缓慢,胎心音正常。诊断子宫收缩乏力。

52. 为预防产后出血,胎儿娩出后（　　）

A. 即给予导尿术　　B. 立即静脉滴注缩宫素

C. 安置中凹位　　　D. 严密观察血压

E. 吸氧保暖

53. 为预防产后出血,胎盘娩出前应注意（　　）

A. 患者生命体征　　B. 患者情绪变化

C. 不过早牵拉脐带　　D. 禁止使用缩宫素

E. 补充能量水分

54. 为预防产后出血。胎盘娩出后不妥的护理措施是（　　）

  A. 按摩子宫底　　　　B. 观察宫底高度和硬度

  C. 避免膀胱充盈　　　D. 停止缩宫素改输血液

  E. 检查胎盘胎膜的完整性

（55～57题共用题干）

  患者，女性，28岁，孕1产0。现妊娠37周，臀位。今晨排便时突感有羊水持续性地从阴道流出。遂住院待产。

55. 该患者正确的诊断是（　　）

  A. 胎儿窘迫　　　　　B. 胎膜早破

  C. 前置胎盘　　　　　D. 胎盘早剥

  E. 临产

56. 对患者采取的护理措施不恰当的是（　　）

  A. 嘱患者绝对卧床休息，左侧卧位

  B. 及时听胎心

  C. 观察羊水性状

  D. 记录破膜时间

  E. 协助去B超室检查

57. 该患者易发生的是（　　）

  A. 新生儿窒息　　　　B. 脐带脱垂

  C. 早产　　　　　　　D. 过期产

  E. 宫缩过强

（58～59共用题干）

  患者，女性，30岁，孕1产0，停经35周，双胎妊娠。分娩过程中第二个胎儿娩出后，阴道出血约500ml。检查见胎盘、胎膜完整，子宫时软时硬，轮廓不清，血色暗红，患者面色苍白，神志淡漠，血压下降。

58. 该患者出血的原因为（　　）

  A. 子宫收缩乏力　　　B. 软产道损伤

  C. 胎盘残留　　　　　D. 胎盘滞留

  E. DIC

59. 应首先采取的护理措施是（　　）

  A. 协助医生刮出残留胎盘

  B. 缝合软产道

  C. 遵医嘱给予抗凝药物

  D. 配合医生人工剥离胎盘

  E. 按摩子宫同时注射缩宫素

（张翠红）

第8章 产褥期妇女的护理

★产妇全身各器官除乳腺外从胎盘娩出至恢复或接近正常未孕状态的一段时间，称产褥期（图8-1），一般需6周。

第1节 产褥期妇女的生理和心理调适

一、产褥期妇女的生理调适

1. 生殖系统的变化
   - （1）子宫：胎盘娩出后，子宫逐渐恢复至未孕状态的过程称子宫复旧。主要表现为子宫体肌纤维缩复和子宫内膜再生。
     - 1）子宫体肌纤维缩复：胎盘娩出后，随着肌纤维不断缩复，子宫体积逐渐缩小。产后6周，子宫恢复至正常未孕大小。
     - 2）子宫内膜再生：★胎盘附着处内膜完全修复需6周，其他部位的子宫内膜约于产后第3周基本完成修复。
     - 3）子宫颈：★产后1周后宫颈内口关闭，产后4周子宫颈恢复至未孕状态。初产妇的宫颈外口由产前圆形（未产型），变为产后"一"字型横裂（已产型）。
   - （2）阴道及外阴：黏膜皱襞约在产后3周复现。分娩后外阴有轻度水肿，于产后2～3日自然消退。

2. 乳房
   - （1）★主要变化是泌乳，乳汁中含有大量免疫抗体。
   - （2）★初乳：产后7日内分泌的乳汁。初乳中含有较多蛋白质，脂肪和乳糖较少，易消化吸收，并有防御感染及排泄胎粪的作用，是新生儿早期理想的天然食物。
   - （3）★过渡乳：产后7～14日分泌的乳汁。
   - （4）★成熟乳：产后14日以后所分泌的乳汁，呈白色。其蛋白质量逐渐减少，脂肪和乳糖含量逐渐增多。

3. 血液、循环系统的变化
   - ★（1）产后72小时内，由于子宫收缩，子宫胎盘血液进入体循环，以及组织间液回吸收，使产妇循环血量增加15%～25%。
   - ★（2）心脏病产妇需预防心力衰竭的发生。
   - （3）产褥早期，血液高凝，有利于减少产后出血；产后2～4周恢复。

4. 消化系统的变化　产后腹肌、盆底肌松弛，胃肠道肌张力、蠕动减弱，★易发生便秘。

5. 泌尿系统的变化　妊娠期体内潴留的水分产后迅速排出，产后1周尿量增多。在分娩过程中膀胱受压致使黏膜水肿充血及肌张力降低、会阴伤口疼痛、不习惯卧床排尿等原因，★易发生尿潴留。

6. 内分泌系统的变化
   - （1）★不哺乳产妇：于产后6～10周恢复月经，平均于产后10周恢复排卵。
   - （2）★哺乳产妇：平均在产后4～6个月恢复排卵。产后月经较晚恢复者，首次月经来潮前多有排卵，有受孕可能，应注意避孕。

二、产褥期妇女的心理调适

1. 依赖期　产后1～3日。产妇的许多需要是通过别人来满足，家人的关心帮助，医务人员的关心指导都是极为重要的。

2. 依赖-独立期　产后3～14日。产妇多能改变依赖期的状态，表现出较为独立的行为，但也容易产生压抑，及时护理和指导能帮助其应对压抑。

3. 独立期　产后2周至1个月。产妇接纳新家庭的形成及正常运作。

产后宫颈的恢复

宫颈内口1周闭，颈管形成难过指。

4周宫颈全复旧，产前圆形产后一。

产妇从胎儿出生到全身器官恢复（乳房除外），一般需要6周产褥期（即哺乳期的头1～2个月）。

● ● 图8-1　产褥期 ● ●

第2节　产褥期妇女的护理

一、临床表现

1. 生命体征　*产后体温多数在正常范围,可在产后24小时内略升,但不超过38℃。脉搏略慢,1周后恢复正常。呼吸变为胸腹式呼吸,深慢,14～16次/分。血压平稳。

2. 子宫复旧　产后第1日子宫底平脐。*以后每日下降1～2cm,产后10日子宫降入骨盆腔内,腹部不可扪及。

3. 产后宫缩痛　在产褥早期因宫缩引起下腹部阵发性剧烈疼痛,称为产后宫缩痛。于产后1～2日出现,哺乳时更甚,持续2～3日后自然消失。*多见于经产妇。

4. 恶露　产后子宫蜕膜脱落,含有血液、坏死蜕膜组织等经阴道排出,称为恶露。正常恶露有血腥味,无臭味,持续4～6周。总量250～500ml(表8-1)。

5. 褥汗　产褥早期,产妇排出大量汗液,夜间睡眠和初醒时最明显,于1周后自行好转。

产后子宫的恢复

产后1日底平脐,10日降至骨盆里。

内膜修复需3周,胎盘附着6周毕。

*表8-1　三种恶露的特点

类型	血性恶露	浆液恶露	白色恶露
颜色	鲜红	淡红	白色
主要成分	血液	多量血浆、坏死蜕膜组织、细菌	白细胞、坏死蜕膜组织、大量细菌
持续时间	产后3～4日	持续10日	持续3周

二、护理措施

1. 一般护理

(1)生命体征:每日测量2次,如有异常,及时报告医生并加强护理。

(2)环境:室温22～24℃,湿度55%～60%,保证室内有充足的光线,定期通风换气。

(3)营养:自然分娩后休息1小时,产妇可进流食或半流饮食,后根据具体情况普食。指导产妇加强营养,均衡膳食,以含足够蛋白质和热量的食品为主。

(4)休息与活动(图8-2):产后12小时内以卧床休息为主,24小时可下床活动。尽早下床活动有利于子宫复旧、恶露引流、大小便通畅。由于产妇产后盆底肌肉松弛,应避免负重劳动或蹲位活动。

2. 生殖器官的观察与护理

(1)子宫复旧观察及护理:每日应观察宫底高度和硬度,观察恶露量、颜色及气味。

　1)若子宫复旧不良,红色恶露增多且持续时间延长,应遵医嘱给予缩宫素。

　2)若恶露有臭味且有子宫压痛,表明合并感染,应遵医嘱给予抗生素。

(2)会阴护理

　1)用0.05%聚准酮碘溶液行会阴擦洗,2～3次/日,会阴切口应单独擦洗。每次操作均应更换消毒会阴垫。

　*2)会阴伤口水肿时,以50%硫酸镁湿热敷,2～3次/日,每次20分钟。产后24小时可用红外线照射外阴。

恶　露

产后恶露有三类,血性浆液与白色。

颜色是由成分主,血液蜕膜白细胞。

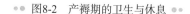

●● 图8-2　产褥期的卫生与休息 ●●

2. 生殖器官的观察与护理
- （2）会阴护理
  - （3）会阴侧切,产妇应采取*健侧卧位。伤口于产后3～5日拆线。
  - （4）伤口有感染应提前拆线引流,定时换药。
- （3）尿潴留和便秘的处理
  - （1）*产后4小时内应鼓励、协助产妇排尿。如帮助产妇坐起或下床排尿,用温开水冲洗外阴或听流水声诱导排尿,热敷下腹部及按摩膀胱,针刺三阴交、气海、关元穴位,或肌内注射甲硫新斯的明1mg等,如上述方法无效,应遵医嘱导尿。
  - （2）对于便秘者,应劝其多食蔬菜、水果等高纤维食物,早下床活动,同时遵医嘱给予果导片等缓泻剂。

3. 心理护理。

三、健康指导

- 1. 出院指导　*嘱产妇应在产后42日去医院进行健康检查（图8-3）。
- 2. 性生活指导　一般在*产后6周健康检查正常后恢复性生活,而且应采取避孕措施。

◦◦◦ 图8-3　产后健康体检 ◦◦◦

第3节　母乳喂养

一、母乳喂养的优点（图8-4）

1. 营养全面且易消化吸收,温度适宜,无污染,经济方便。
2. 含有丰富的免疫蛋白和免疫细胞,能保护新生儿、婴儿少患疾病。
3. 吸吮动作有利于婴儿面部肌肉发育,可预防婴儿因奶瓶喂养引起的龋齿。
4. 喂养时皮肤接触和眼神交流等,有利于婴儿心理的健康发育。
5. 有利于子宫的收缩,减少产后出血。
6. 可降低产妇患乳腺癌和卵巢癌的危险性。
7. 产妇哺乳期闭经,体内的营养物质得以储存,有利于产后恢复,延长生育间隔。

◦◦◦ 图8-4　母乳喂养的好处 ◦◦◦

二、母乳喂养指导

1. 纯母乳喂养的概念　婴儿出生6个月内,除母乳外不添加任何食物（包括水）,但不包括药品、维生素、矿物质等。

2. 指导产妇哺乳
- （1）*哺乳时间：早开奶,母婴同室,按需哺乳。
- （2）哺乳姿势：端坐位和卧位均可,重要的是让母亲和婴儿感到舒适。
- （3）按摩乳房：每次哺乳前柔和按摩乳房,双侧乳房轮流哺乳。
- （4）婴儿的含接姿势：婴儿的下颌接触乳房,口唇含住乳头和大部分乳晕。
- （5）正确取出乳头：喂奶后应轻下压新生儿下颌,待松口后慢拉出乳头。避免在口腔负压下拉出乳头而引起局部疼痛或皮肤损伤。
- （6）竖抱拍背：将新生儿竖抱使其头伏在母亲肩上,轻拍背部1~2分钟,排出胃内空气以防溢奶。

3. *乳头皲裂的护理　婴儿的含接姿势应正确。症状轻者可继续哺乳,健侧乳房先哺喂,再哺喂患侧。每次哺乳后,挤出数滴奶涂于皲裂的乳头、乳晕上,有利于伤口的愈合。

4. 乳房胀痛的护理　产后3～4日,因淋巴和静脉充盈,乳腺管不畅,乳房渐胀变硬,触之疼痛,可有轻度发热。
- （1）*尽早哺乳：产后半小时内开始哺乳。
- （2）*外敷乳房：哺乳前热敷乳房,有利促使乳腺管通畅。两次哺乳间冷敷乳房,减轻局部充血、肿胀。
- （3）按摩乳房：哺乳前按摩乳房,从乳房边缘向乳晕方向轻轻按摩。
- （4）配戴乳罩：穿戴合适的具有承托性的乳罩。
- （5）服用中药：散结通乳的中药,如木通、漏芦等。

5. 退乳护理　不哺乳者应及时退奶,忌挤压乳房。双侧乳房可外敷芒硝,也可用生麦芽60～90g水煎当茶饮。目前不推荐用雌激素、溴隐亭退乳。

要点回顾

1. 何谓产褥期,产褥期产妇有哪些生理变化?
2. 何为恶露?产褥期会阴护理措施是什么?
3. 如何指导母乳喂养?

模拟试题栏——识破命题思路,提升应试能力

一、专业实务

A₁型题

1. 产褥期是指( )
   A. 从胎儿娩出到生殖器恢复正常
   B. 从胎盘娩出到生殖器官完全恢复正常的一段时间
   C. 从第二产程到生殖器官恢复正常
   D. 从胎儿娩出到全身恢复正常
   E. 从胎儿娩出到恶露干净这段时间

2. 产褥期产妇内分泌系统的改变,正确的是( )
   A. 不哺乳产妇平均在产后12周恢复排卵
   B. 哺乳产妇平均在产后8周恢复排卵
   C. 哺乳产妇平均在产后2~4个月恢复排卵
   D. 哺乳产妇平均在产后4~6个月恢复排卵
   E. 哺乳产妇平均在产后6~8个月恢复排卵

3. 产后胎盘附着部位子宫内膜完全愈合在产后几周( )
   A. 1周
   B. 2周
   C. 3周
   D. 5周
   E. 6周

4. 关于正常产褥期的描述,下列恰当的是( )
   A. 产后初期产妇脉搏增快
   B. 母乳喂养可促进子宫复旧
   C. 血性恶露持续2周
   D. 产后宫缩痛多见于初产妇
   E. 产后第1日子宫底稍下降

5. 产后血容量明显增加的时间是( )
   A. 产后2小时内
   B. 产后6小时内
   C. 产后20小时内
   D. 产后72小时内
   E. 产后48小时内

A₂型题

6. 某产妇,35岁,孕2产2,产后第4日,检查子宫底时,每日子宫底较前一日应下降( )
   A. 5~6cm
   B. 4~5cm
   C. 3~4cm
   D. 2~3cm
   E. 1~2cm

7. 某产妇,36岁,孕1产0,顺产,会阴侧切伤口红肿,若指导该产妇坐浴,应该在产后( )
   A. 4日后
   B. 6日后
   C. 5日后
   D. 7日后
   E. 2日后

8. 某产妇,28岁,孕1产1,自然分娩一女婴,腹部检查:耻骨联合上方扪不到宫底,该产妇大约是产后( )
   A. 当天
   B. 第1日
   C. 第4~6日
   D. 第8~9日
   E. 第10~14日

9. 某产妇,30岁,孕1产1,足月顺产,产后第1日,体温37.6℃,心率65次/分,出汗多,阴道流血不多,宫底平脐,收缩好,属于( )
   A. 正常产褥
   B. 胎盘胎膜部分残留
   C. 上呼吸道感染
   D. 子宫复旧不良
   E. 产后子宫内膜炎

10. 某产妇,28岁,孕1产1,自然分娩一男婴,现奶汁为乳白色的成熟乳,考虑该产妇至少在产后( )
    A. 3~5日
    B. 10日
    C. 14日
    D. 2~3周
    E. 6周

二、实践能力

A₁型题

11. 正常分娩产后多少时间应鼓励产妇排尿( )
    A. 12小时
    B. 7小时
    C. 4小时
    D. 5小时
    E. 6小时

12. 有关产褥期的护理,下列哪项不准确( )
    A. 测体温、脉搏、呼吸,每日2次
    B. 产后适宜多取蹲位
    C. 产后24小时鼓励产妇下床活动
    D. 饮食应富含营养
    E. 产妇应多吃蔬菜水果

13. 有关会阴护理,哪项是错误的( )
    A. 产后7日内禁止坐浴
    B. 外阴水肿可用50%硫酸镁湿热敷
    C. 会阴切开缝合者向患侧卧位
    D. 伤口有感染者,提早拆线
    E. 正常伤口3~5日拆线

14. 为预防感染,产褥期会阴护理错误的是(　　)
    A. 保持外阴清洁
    B. 每日用消毒液擦洗外阴
    C. 嘱产妇健侧卧位
    D. 会阴伤口红肿者,可局部红外线照射
    E. 会阴伤口化脓者可行坐浴

15. 新生儿喂养不正确的是(　　)
    A. 按时哺乳　　　　B. 按需哺乳
    C. 母乳喂养　　　　D. 产后30分钟内开始哺乳
    E. 哺乳前温水擦洗乳头乳晕

A₂型题

16. 某产妇,36岁,孕1产0,产后母乳喂养,询问如何避免乳头皲裂,护士应指导主要措施为(　　)
    A. 让新生儿早吸吮多吸吮乳头
    B. 喂哺前消毒乳头
    C. 喂哺后清洗乳头
    D. 实行母婴同室
    E. 将乳头及大部分乳晕含入婴儿口内吸吮

17. 某产妇,36岁,孕1产0,乙肝患者,产后要求回奶,不能采用哪项回奶方法(　　)
    A. 限制进汤食物
    B. 停止吸奶
    C. 不要频繁将剩余的乳汁挤出
    D. 生麦芽煎汤服
    E. 已烯雌酚肌内注射

18. 某产妇,36岁,孕2产2,经阴道分娩后3个月,哺乳,不能采用下列哪种避孕措施(　　)
    A. 放置"V"形环　　B. 放置"T"形环
    C. 使用避孕套　　　D. 服用长效避孕药
    E. 输卵管结扎

19. 某产妇,36岁,孕1产0,足月顺产第4日,母乳喂养,乳房胀痛,无红肿,乳汁不畅,体温37.8℃。对该产妇护理首选(　　)
    A. 抗生素治疗　　　B. 生麦芽煎服
    C. 停止哺乳　　　　D. 少喝水
    E. 增加新生儿吸乳次数

20. 某产妇,36岁,孕1产0,分娩中行会阴侧切,护士应告知其会阴伤口拆线时间为(　　)
    A. 3日　　　　　　B. 4日
    C. 7日　　　　　　D. 3~5日
    E. 6~8日

21. 某产妇,36岁,孕1产0,顺产一男婴,产后4~6小时应积极处理产妇出现的(　　)
    A. 便秘　　　　　　B. 尿潴留

    C. 褥汗　　　　　　D. 恶露
    E. 疲乏

22. 某产妇,36岁,孕1产0,产后1周,咨询产后可以恢复性生活最早的时间是(　　)
    A. 产后3周　　　　B. 产后4周
    C. 产后5周　　　　D. 产后6周
    E. 产后7周

23. 某产妇,36岁,孕1产0,产后3周,体温39℃,左侧乳房疼痛,局部红肿,有波动感。最主要的处理措施是(　　)
    A. 全身应用抗生素　B. 托起患侧乳房
    C. 33%硫酸镁湿敷　D. 局部物理疗法
    E. 及时切开引流

A₃/A₄型题

(24~26题共用题干)

某产妇,36岁,孕1产0,分娩时行会阴左侧切开缝合术,现产后3日。

24. 该产妇可能的恶露是(　　)
    A. 血性恶露　　　　B. 浆液恶露
    C. 白色恶露　　　　D. 黏液恶露
    E. 月经

25. 针对该产妇,应指导其采取(　　)
    A. 左侧卧位　　　　B. 右侧卧位
    C. 患侧卧位　　　　D. 仰卧位
    E. 半坐卧位

26. 产后第5日,发现侧切伤口局部有硬结,对于该伤口,不正确的护理措施是(　　)
    A. 每日观察恶露的性状
    B. 每日观察子宫复旧情况
    C. 分娩后5日给予温水坐浴
    D. 勤换会阴垫
    E. 分娩后8日给予1∶5000高锰酸钾坐浴

(27~29题共用题干)

某产妇,36岁,孕1产0,阴道分娩,产后第1日,要求母乳喂养。

27. 护理人员在进行促进母乳喂养成功的指导中,错误的是(　　)
    A. 对所有保健人员进行技术培训
    B. 向产妇宣传母乳喂养的好处
    C. 帮助母亲早开奶
    D. 实行母婴同室
    E. 可给婴儿奶头安慰物

28. 为预防产后乳房胀痛,不正确的措施是(　　)
    A. 分娩后马上哺乳　B. 确保正确的含接姿势

C. 坚持按时哺喂　　D. 做到充分有效的吸吮

E. 按需哺乳

29. 该产妇产后第3日,自觉乳房胀痛,检查可见双侧乳房胀有硬结,触之疼痛,考虑乳房胀痛,护理中错误的是(　　)

A. 产后尽早哺乳

B. 哺乳前热敷乳房

C. 两次哺乳之间热敷

D. 婴儿吸吮力不足时,可借助吸奶器吸引

E. 按摩乳房

(30~34题共用题干)

某产妇,36岁,孕1产0,妊娠39周,于今晨2:30正常分娩,会阴裂伤缝合,6:40产妇主诉下腹胀痛。下腹膀胱区隆起,耻骨联合上叩诊呈浊音。

30. 该产妇存在的护理问题主要是(　　)

A. 分娩后疼痛　　　B. 体液过多

C. 排尿异常　　　　D. 尿潴留

E. 有子宫内膜感染的可能

31. 针对该护理问题,首选的护理措施是进行(　　)

A. 针灸　　　　　　B. 肌内注射新斯的明1mg

C. 诱导排尿　　　　D. 热敷膀胱区

E. 导尿术

32. 分娩第3日,乳房胀痛,局部无红肿,护理措施首选的是(　　)

A. 用吸奶器吸奶　　B. 用生麦芽煎水喝

C. 让新生儿多吸吮　D. 少喝汤水

E. 芒硝敷乳房

33. 如果该产妇会阴Ⅰ度裂伤缝合处水肿明显,会阴护理措施中正确的是(　　)

A. 冲洗阴道、会阴

B. 外用消炎药膏

C. 50%硫酸镁湿敷伤口

D. 坐浴,2次/日

E. 取伤口侧卧位

34. 出院时应告知产妇产后首次健康检查的时间是(　　)

A. 产后2周　　　　B. 产后4周

C. 产后5周　　　　D. 产后6周

E. 产后8周

(王秀莉)

第 1 节　产　褥　感　染

一、概述

1. ***产褥感染**　指分娩时及产褥期生殖道受病原体感染,引起局部和全身的炎性变化。为产妇死亡的四大原因之一。

2. 产褥病率　指分娩后24小时到产后10日内,口表测量体温每日4次,间隔时间4小时,有2次达到或超过38℃者。造成产褥病率的原因主要为产褥感染,也包括乳腺炎、呼吸道感染或泌尿系统感染等原因。

二、病因

1. 病原体　常见有需氧性链球菌、大肠杆菌属、葡萄球菌、厌氧性革兰阳性球菌等。*混合感染多见,以厌氧菌为主。

2. 诱因 {
(1)任何导致产妇生殖道和全身自然防御能力降低的因素均可引起。
(2)*产妇贫血、营养不良、妊娠晚期性生活、产科手术操作、产道损伤、产前产后出血过多、产程延长、胎盘残留等。
}

3. 感染途径 {
(1)内源性感染:正常孕产妇生殖道或其他部位寄生的病原体,当出现感染诱因时可致病。
(2)*外源性感染:被污染的衣物用具、各种手术诊疗器械、敷料接触患者、临产前性生活等导致病原体侵入产妇生殖道而引起感染。
}

三、病理及临床表现

1. 急性外阴、阴道、宫颈炎　主要为局部伤口感染,较严重时有低热。病变局限者,体温一般不超过38℃,病情发展可向上或宫旁组织蔓延,导致盆腔结缔组织炎。

2. ***急性子宫内膜炎、子宫肌炎**　最常见。病原体经胎盘剥离面侵入,扩散至子宫蜕膜层者为子宫内膜炎,表现为低热、下腹轻压痛、恶露多且有臭味;侵入子宫肌层者为子宫肌炎,表现为寒战、高热、下腹疼痛及压痛、恶露增多呈脓性。两者常相互伴随发生。

3. 急性盆腔结缔组织炎、急性输卵管炎　寒战、高热、下腹痛,宫旁压痛,边界不清。

4. 急性盆腔腹膜炎、弥漫性腹膜炎　全身中毒症状,下腹压痛、反跳痛。

5. 血栓性 {
(1)*盆腔内血栓性静脉炎:多于产后1~2周后出现高热、寒战、下腹疼痛和压痛。
静脉炎 (2)*下肢血栓性静脉炎:多于产后2~3周后,表现为弛张热、下肢水肿、皮肤发白、疼痛,又称"股白肿"。
}

6. 脓毒血症及败血症

四、辅助检查

1. 确定病原体 {
(1)分泌物涂片检查,必要时做血培养和厌氧菌培养。
(2)血清C反应蛋白>8mg/L,有助于早期诊断感染。
}

2. 确定病变部位　CT、B超检查。

五、治疗要点

1. 支持疗法　纠正贫血与水、电解质失衡,加强营养和休息,增强免疫力。*取半卧位,有利于恶露引流或使炎症局限于盆腔。

2. *抗生素 {
(1)首选广谱高效抗生素综合治疗,注意需氧菌与厌氧菌及耐药菌株问题。
应用 (2)严重者根据细菌培养和药敏试验结果选择相应的抗生素,必要时短期加用肾上腺糖皮质激素。
}

3. 其他 {
(1)*清除宫腔残留物,有盆腔脓肿应切开排脓或穿刺引流。
(2)对血栓性静脉炎患者,在应用大量抗生素的同时,加用肝素、尿激酶等治疗。
(3)中毒性休克或肾功能衰竭者,应积极进行抢救。
}

六、护理诊断/问题

1. 体温过高　与感染的因素存在有关。
2. 急性疼痛　与病原体感染、盆腔炎及伤口炎症刺激有关。
3. 焦虑　与担心疾病预后有关。
4. 体液不足　与发热消耗,摄入减少有关。
5. 知识缺乏:缺乏产褥感染及自我护理的相关知识。

七、护理措施

1. **休息**:房间注意开窗通风、促进产妇良好休息和睡眠。*协助和指导产妇取健侧卧位或半卧位,可减少恶露对伤口的刺激及有利于炎症局限和恶露的排出。*血栓性静脉炎患者应绝对卧床休息,抬高患肢,局部可热敷。
2. *病情观察:包括生命体征、阴道出血、子宫复旧情况、腹部体征、会阴伤口情况等,发现异常及时通告医生。若*患者体温>39℃行物理降温。
3. 饮食:*主要补充水分,给予高热量、高蛋白、高维生素饮食。
4. *卫生:协助产妇做好会阴、乳房及全身皮肤清洁卫生,及时更换会阴垫。
5. *遵医嘱正确使用有效抗生素:注意抗生素使用间隔时间,维持血液有效浓度。必要时*配合医生做好清宫术、脓肿引流术准备及术后护理。
6. *严格无菌操作及消毒隔离,避免院内感染。

八、健康指导

1. 指导产妇建立良好的卫生习惯,便后及时清洗会阴,勤换会阴垫。有异常及时就诊。
2. 指导产妇休息、饮食、活动、服药及定期复查等自我护理。

第2节　晚期产后出血

一、概述　产妇*在分娩24小时后的产褥期内发生子宫大量出血,为晚期产后出血。产后1～2周最常见。

二、病因与临床表现　晚期产后出血的病因与临床表现见表9-1。

表9-1　晚期产后出血的病因与临床表现

病因	临床表现
*胎盘胎膜残留	阴道分娩最常见原因,多发生于产后10日左右。表现为血性恶露持续时间延长,以后反复出血或突然大量出血。检查发现子宫复旧不全,宫口松弛,有时可触及残留组织
*蜕膜残留	临床表现与胎盘残留不易鉴别,需将宫腔刮出物送病理检查,见坏死蜕膜,混以纤维素、玻璃样变的蜕膜细胞及红细胞,不见绒毛组织
子宫胎盘附着面复旧不全	多发生在产后2周左右。阴道突然大量流血,子宫软而大,宫口松弛,有血块堵塞
感染	以子宫内膜炎多见。感染引起胎盘附着面复旧不良和子宫收缩不佳,血窦关闭不全导致子宫出血
*剖宫产切口裂开	多发生于产后2～3周,急性大量阴道出血
肿瘤	产后子宫滋养细胞肿瘤、子宫黏膜下肌瘤

三、辅助检查

1. 查血hCG、血常规、尿常规。
2. 病原体和药敏试验。
3. B超检查。
4. 宫腔刮出物送病理检查。

四、治疗要点

1. 药物治疗　少量或中量阴道流血,应给予足量、广谱、高效的抗生素及子宫收缩剂治疗,同时给予支持疗法和中药治疗。

2. 手术 { (1) *刮宫术:疑有胎盘胎膜、蜕膜残留或胎盘附着部位复旧不全者应行刮宫术。刮出物送病理检查。
治疗 { (2) *剖腹探查:剖宫产术后阴道流血,若保守治疗无效应适时剖腹探查。必要时切除子宫。

五、护理诊断/问题

{
1. 组织灌注量不足　与出血有关。
2. 有感染的危险　与阴道流血时间长、侵入性操作、机体抵抗能力下降有关。
3. 焦虑　与担心自身健康和婴儿喂养受到影响有关。

六、护理措施

1. 一般护理　促进产妇良好休息。以高热量、高蛋白、高维生素的饮食为主。

2. 止血、防
治休克 {
(1) 严密观察并记录阴道出血量、生命体征、意识状态、皮肤颜色、尿量等。
(2) 建立静脉通道,必要时遵医嘱输液、输血,补充血容量。
(3) 协助医生止血:刮宫术或剖腹探查术前准备、术中观察及术后护理。

3. 预防感染　严格无菌操作。保持会阴清洁,勤换会阴垫。监测体温,检查恶露的性状、子宫的大小、有无压痛等。遵医嘱复查血白细胞情况及使用抗生素。

4. 心理护理　耐心向患者及家属讲解有关知识和自我护理的方法。

七、健康指导

{
1. 注意个人卫生　产褥期禁止性生活、盆浴,保持会阴清洁。异常就诊。
2. 掌握康复技术　指导产妇检查及按摩子宫的方法;能对会阴伤口自我护理,按时回院复查。

第 3 节　产褥期抑郁症

一、概述　产褥期抑郁症指产妇在产后发生抑郁症状,是产褥期精神综合征最常见的一种,一般发生在产后2周内。主要表现为抑郁、情绪低落、自我评价降低、对生活缺乏信心、易怒烦躁、睡眠不佳,严重者甚至绝望,出现自杀或杀婴倾向,有时陷于错乱或昏睡状态。

二、病因

{
1. 育儿劳累、生活秩序的改变、做母亲的责任压力。
2. 机体内激素水平的改变导致情绪不稳定,甚至焦虑(图9-1)。

三、临床表现　产褥期抑郁症临床表现见图9-2。

图9-1　产褥期抑郁症的原因

图9-2　产褥期抑郁症的临床表现

产褥期抑郁症的诊断标准如下。

1. 在产后2周内出现下列5条或以上的症状,必须具备(1)(2)两条。
   - *(1)情绪抑郁。
   - *(2)对全部或者多数活动明显缺乏兴趣或愉悦。
   - (3)体重显著下降或者增加。
   - (4)失眠或者睡眠过度。
   - (5)精神运动性兴奋或阻滞。
   - (6)疲劳或乏力。
   - (7)遇事皆感毫无意义或自罪感。
   - (8)思维力减退或注意力涣散。
   - (9)反复出现想死亡的想法。

2. 在产后4周内发病。

四、治疗要点

1. 心理治疗　是治疗的重要手段,通过心理支持、心理咨询和社会干预等,解除致病的心理因素。
2. 药物治疗　对于中重度抑郁症及心理治疗无效者,应用抗抑郁药治疗,注意个性化选药。对于哺乳妇女,首选不通过乳汁的5-羟色胺再吸收抑制剂。

五、护理诊断/问题

1. 应对无效　与产妇抑郁有关。
2. 有暴力行为的发现　与产后抑郁有关。
3. 有自杀的危险　与产后抑郁有关。

六、护理措施

1. 一般护理　尽早识别有抑郁倾向的产妇,提供心理指导。创造安静愉悦的休养环境,保证产妇充足的睡眠,清淡营养饮食。
2. 心理护理　消除产妇的恐惧心理,增加产妇产后角色的适应和应对能力,增强信心。耐心倾听,开展心理疏导工作缓解压力使其能适应母亲角色,关心爱护婴儿。
3. 防范产妇暴力行为　密切观察产妇是否有抑郁症状,警惕有无自伤的行为,必要时遵医嘱用药。尽量避免与婴儿独处。

七、健康指导　本病以预防为主,强调家人与社会的关怀与照顾。做好出院指导和家庭随访,提高产妇母亲角色的适应和应对能力,同时积极提供心理咨询。

要点回顾

1. 什么是产褥感染及产褥病率?两者有什么关系?
2. 产褥感染的临床表现有哪些?如何进行护理?
3. 何谓晚期产后出血?晚期产后出血阴道流血有何特点,如何护理?
4. 何谓产褥期抑郁症?其病因有哪些?如何护理?

模拟试题栏——识破命题思路,提升应试能力

一、专业实务

A₁型题

1. 下列产褥期疾病属于产褥感染的是(　　　)
   - A. 急性膀胱炎
   - B. 腹泻
   - C. 急性子宫肌炎
   - D. 上呼吸道感染
   - E. 急性乳腺炎

2. 产褥感染最常见的病理类型是(　　　)
   - A. 急性子宫内膜炎
   - B. 腹膜炎
   - C. 急性输卵管炎
   - D. 栓塞性静脉炎
   - E. 急性盆腔结缔组织炎

3. 引起产褥感染的诱因不包括(　　　)
   - A. 产程延长
   - B. 胎膜早破
   - C. 早产
   - D. 妊娠合并贫血
   - E. 产钳助产

4. 产褥期抑郁症最常见于(　　　)
   - A. 产后7日
   - B. 产后48小时

C.产后72小时　　D.产后2周

E.产后4周

A₂型题

5.患者，女性，36岁，孕1产0。足月产后3日，出现下腹痛，体温不高，恶露多且有臭味，子宫软，宫底脐上1横指，考虑最可能的是(　　)

A.子宫内膜炎　　B.子宫肌炎

C.急性输卵管炎　　D.腹膜炎

E.盆腔结缔组织炎

6.患者，女性，36岁，孕1产0。顺产产后10日，突然大量阴道出血，病理检查可见绒毛最常见的原因是(　　)

A.胎盘、胎膜残留

B.蜕膜残留

C.剖宫产术后切口裂开

D.产褥感染

E.子宫胎盘附着面感染或复旧不全

7.患者，女性，36岁，孕1产0。5天前在家由产婆助产分娩一女婴，现体温39℃，子宫体轻压痛，血性恶露量多且臭，诊断为产褥感染，护士为其讲解产褥感染的来源，下列哪项是错误的(　　)

A.阴道内致病菌如厌氧菌类

B.阴道内大肠埃希菌

C.孕晚期性生活及盆浴带入的细菌

D.产褥期乳腺炎及脓肿

E.产程延长、胎膜残留或产科手术引起

8.患者，女性，36岁，孕1产0。于分娩后第2日起，连续3日体温持续在38.5℃左右。查体：双乳软，无红肿；子宫硬，无压痛；会阴切口红肿、疼痛，恶露淡红色，无臭味。该产妇发热的原因可能是(　　)

A.产褥感染　　B.急性乳腺炎

C.上呼吸道感染　　D.急性子宫内膜炎

E.急性输卵管炎

9.患者，女性，36岁，孕1产0。产后2周出现弛张热，下腹疼痛并且压痛明显，下肢肿胀疼痛、皮肤紧张发白。最可能的诊断是(　　)

A.子宫肌炎　　B.下肢血栓性静脉炎

C.急性盆腔结缔组织炎

D.急性盆腔腹膜炎　　E.急性宫颈炎

10.患者，女性，36岁，孕1产0。分娩后第2日起，连续3日体温维持在38℃左右。查体：子宫硬、无压痛，会阴侧切口红肿、疼痛，恶露淡红色，无臭味，双乳软，无红肿。该产妇发热的原因可能是(　　)

A.产褥感染　　B.急性乳腺炎

C.上呼吸道感染　　D.急性子宫内膜炎

E.会阴侧切口感染

11.患者，女性，36岁，孕1产0。因头盆不称行剖宫产术，术后第3日突然发生多量阴道流血，下列出血原因中，下列没有考虑价值的是(　　)

A.子宫创口缝合不良　　B.胎盘附着面复旧不全

C.感染　　D.胎盘残留

E.子宫颈裂伤

12.患者，女性，36岁，孕1产0。产后2周诊断为产褥期抑郁症，下述不正确的是(　　)

A.是产褥期精神综合征最常见的一种类型

B.一般在产后2周内出现症状

C.常表现为抑郁

D.对活动缺乏兴趣或愉悦

E.尽量让产妇与婴儿独处

二、实践能力

A₁型题

13.有关产褥期感染的治疗要点，错误的是(　　)

A.早期、足量、有效使用抗生素

B.纠正全身一般情况

C.半卧位以利引流

D.禁用缩宫素，避免感染扩散

E.胎盘残留者，应控制感染后清宫

14.产褥感染的护理哪一项不妥(　　)

A.防止交叉感染，进行床边隔离

B.产妇平卧，臀部抬高

C.病房要定时通风

D.保证营养摄入

E.保持外阴清洁

15.产褥感染体温过高的护理措施，错误的是(　　)

A.做好口腔、皮肤的清洁

B.体温超过39℃给予物理降温

C.鼓励患者多饮水

D.病室要紧闭门窗，以防患者着凉

E.给予易消化的半流质饮食

16.产褥感染的类型与主要症状的描述中，不正确的是(　　)

A.急性外阴炎，会阴阴道口红、肿、痛

B.急性子宫内膜炎，恶露多、臭，下腹压痛

C.急性盆腔结缔组织炎，下腹痛，盆腔包块

D.急性宫颈炎，宫颈充血脓性分泌物

E.血栓性静脉炎，下肢皮肤发红、肿，但无痛

A₂型题

17.患者，女性，36岁，孕1产0。产后第3日，体温38.5℃，子宫体轻压痛，血性恶露多且臭，最有可能的原

因是( )

A.子宫内膜炎、子宫肌炎

B.下肢血栓性静脉炎

C.急性盆腔结缔组织炎

D.急性盆腔腹膜炎

E.产后宫缩痛

18.患者,女性,36岁,孕1产0。产后4天,双乳稍胀,无明显压痛,突然畏寒,高达40℃,恶心、呕吐,下腹部剧痛,且有压痛、反跳痛、腹肌紧张感,首先考虑的疾病为( )

A.子宫内膜炎及子宫肌炎

B.子宫滋养细胞肿瘤

C.急性盆腔结缔组织炎

D.急性盆腔腹膜炎

E.流产合并感染

19.患者,女性,36岁,孕1产0。顺产后10日突然出现阴道大量流血,有凝血块排出,伴有寒战、高热,宫腔刮出物病理检查可见绒毛,其晚期产后出血的原因可能是( )

A.蜕膜残留

B.胎盘、胎膜残留

C.子宫胎盘附着面感染

D.子宫复旧不全

E.产后子宫滋养细胞肿瘤

20.患者,女性,36岁,孕1产0。顺产一活婴,产后2周,阴道突然大量流血。检查发现子宫复旧不全,宫口松弛,触及残留组织。最可能的诊断是( )

A.产后出血   B.晚期产后出血

C.产褥感染   D.急性盆腔结缔组织炎

E.血栓性静脉炎

21.患者,女性,36岁,孕1产0。足月妊娠,自然分娩后2周寒战,下肢肿胀、疼痛,皮肤紧张发白,可能的诊断是( )

A.子宫内膜炎及子宫肌炎

B.下肢血栓性静脉炎

C.急性盆腔结缔组织炎

D.急性盆腔腹膜炎

E.子宫滋养细胞肿瘤

22.患者,女性,36岁,孕1产0。阴道分娩后14天,间断阴道出血伴血块3天入院。目前血压120/80mmHg,心率100次/分。下列哪项处理是最无必要的( )

A.建立有效的静脉通道,大量输血

B.应用缩宫素

C.遵医嘱抗生素防治感染

D.行清宫术

E.B超

23.患者,女性,36岁,孕1产0。顺产1天,接受产褥期保健知识宣教后,向护士复述预防产褥感染的内容中,错误的是( )

A.妊娠晚期避免盆浴及性生活

B.接产中严格遵守无菌操作规程

C.产褥期应保持外阴清洁

D.凡临产者均应给予抗生素

E.治疗妊娠期的各种并发症,如贫血、慢性感染病灶等

24.患者,女性,36岁,孕1产0。孕39周,因胎膜早破临产15小时,行剖宫产术,术后5日体温持续保持在38~39℃,诊断为产褥感染,其临床表现可能是( )

A.宫底平脐有压痛,血性恶露,有臭味

B.乳腺肿胀,有压痛,可触及硬结

C.伤口红肿,有压痛

D.咳嗽,双肺可闻干湿性啰音

E.尿频、尿痛,一侧肾区叩击痛

25.患者,女性,36岁,孕1产0。产后5天发热40℃,恶露多,有臭味,宫底平脐,有压痛。下述哪项护理不妥( )

A.半卧位   B.床边隔离

C.物理降温   D.抗感染治疗

E.阴道冲洗1~2次／日

26.患者,女性,36岁,孕1产0。孕39周,胎膜早破1天临产入院,产程延长,产钳助产,产后出血300ml,产后第3日高热,体温39.3℃,宫底平脐,左宫旁压痛明显,血性恶露混浊有臭味,白细胞23×10⁹/L,中性粒细胞90%,下列处理不妥的是( )

A.入院后臀下放置无菌垫,保持外阴清洁

B.助产后仔细检查软产道

C.为了解产程,多次行阴道检查

D.预防产后出血

E.产后使用广谱抗生素

27.患者,女性,36岁,孕1产0。产后24小时出现寒战、高热,体温41℃,血压60/35mmHg,子宫压痛,下腹反跳痛,用升压药无效。最妥当的处理是( )

A.静脉滴注抗生素

B.使用肾上腺皮质激素

C.纠正酸中毒和抗感染

D.抗休克抗感染同时输注白蛋白

E. 抗休克抗感染同时进行子宫切除术

（28～30题共用题干）

　　患者，女性，36岁，孕1产0。足月分娩3天后，体温38℃，双乳稍胀，宫体软，宫底脐下1指，轻压痛，恶露多而混浊，有臭味。

28. 首先考虑的疾病为（　　）

　　A. 子宫内膜炎　　　B. 产后宫缩痛

　　C. 乳房炎　　　　　D. 急性盆腔结缔组织

　　E. 慢性盆腔炎

29. 对此产妇的护理,哪项错误（　　）

　　A. 采取平卧位　　　B. 抬高床头

　　C. 做好会阴护理　　D. 做好病情观察

　　E. 做好心理护理

30. 在护理中,应采取哪种隔离（　　）

　　A. 保护性　　　　　B. 床边

　　C. 呼吸道　　　　　D. 严密

　　E. 消化道

（31～33题共用题干）

　　患者,女性,36岁,孕1产0。产后3日,高热,体温39.3℃,宫底平脐,子宫右侧压痛明显,恶露血性、混浊、有臭味,白细胞$23×10^9$/L。

31. 该产妇的诊断为（　　）

　　A. 产褥病率　　　　B. 产褥感染

　　C. 急性膀胱炎　　　D. 上呼吸道感染

　　E. 急性乳腺炎

32. 该产妇的护理措施正确的是（　　）

　　A. 应避免母婴接触

　　B. 平卧位利于引流

　　C. 及时合理使用广谱抗生素

　　D. 多次行阴道检查

　　E. 让产妇自我观察体温、恶露、腹痛等变化

33. 对于产褥感染的预防措施,下列哪项不对（　　）

　　A. 加强孕期宣教

　　B. 孕晚期避免盆浴与性生活

　　C. 防止产道损伤及产后出血

　　D. 减少不必要的阴道及肛门检查

　　E. 破膜24小时仍不能分娩者应才使用抗生素

（34、35题共用题干）

　　患者,女性,36岁,孕1产0,孕40周行剖宫产术。术后第5日开始出现情绪低落,失眠,不吃喝,不说话,总是独自发呆或流泪,不愿意拥抱及喂哺婴儿,反应迟钝。

34. 目前,此产妇应考虑为（　　）

　　A. 精神病　　　　　B. 产后抑郁症

　　C. 躁狂症　　　　　D. 精神失常

　　E. 正常产褥期

35. 对于该患者,护士恰当的处理应为（　　）

　　A. 耐心进行心理护理

　　B. 耐心进行心理护理,必要时遵医嘱给予药物治疗

　　C. 必须给予药物治疗护理

　　D. 不予处理,可自然缓解

　　E. 观察病情变化,产科住院期间不予治疗护理

（王秀莉）

第10章 妇科护理病历

一、病史采集方法 采集妇科护理病史是护士对患者进行护理评估的首要步骤。

1. **方法** 通过观察、会谈及对患者进行身体检查、相关的实验室检查及相应的物理学诊断、心理测试等方法获得妇女生理、心理、社会等各方面的资料。

2. **注意事项** 由于女性生殖系统疾病常常涉及患者的隐私和与性生活有关的内容,患者会感到害羞和不适,因此在病史采集的过程中要做到态度和蔼、语言亲切、关心体贴和尊重患者,力求得到患者的真实病史;在可能的情况下,避免第三者在场,并给以保密承诺;对不愿说出真情者,应耐心启发;对未婚患者,有的需行直肠-腹部诊及相应的化验检查,明确病情后再补充询问与性生活有关的问题。

二、病史内容

1. **一般项目** 包括患者的姓名、年龄、婚姻、籍贯、职业、民族、教育程度、宗教信仰、家庭住址等,记录入院日期、入院方式、病史陈述者、可靠程度等。

2. **主诉** 指患者的主要症状及持续时间,患者的应对方式、主要的心理问题。*妇科患者常见的症状有外阴瘙痒、阴道流血、白带异常、闭经、下腹痛、下腹部包块及不孕等。

3. **现病史** 指围绕主诉详细了解病情发展及就医经过,采取的治疗、护理措施及效果。此外按时间顺序详细询问患者相应的心理反应、饮食、大小便、体重变化、活动能力、睡眠、自我感觉、角色关系、应激能力的变化。

4. **月经史**
   - (1)*包括初潮年龄、月经周期、经期、经血量和性状、有无痛经及不适、末次月经日期或绝经年龄等。可记录为:

$$初潮年龄 \frac{月经期日数}{月经周期日数} 末次月经日期或绝经年龄$$

   - (2)绝经后患者应询问绝经年龄、绝经后有无阴道出血、白带异常及其他不适。

5. **婚育史**
   - (1)包括结婚年龄、婚次、男方健康情况、是否近亲结婚、同居情况、性病史。
   - (2)*足月产、早产、流产及现存子女数,如足月产2次,无早产,流产1次,现存子女2人,可简写为2-0-1-2或用孕3产2(G_3P_2)表示。
   - (3)分娩方式、有无难产史、产后或流产后有无出血、感染史、末次分娩或流产的时间。
   - (4)采用的计划生育措施及效果。

6. **既往史** 询问既往健康状况,曾患过何种疾病,传染病史,特别是妇科疾病、结核病、肝炎、手术外伤史等。同时应询问有无食物过敏史、药物过敏史。

7. **个人史** 询问患者的生活和居住情况、出生地和曾居住地区、个人特殊嗜好、自理程度等。

8. **家族史** 了解患者的家庭成员(包括父母、兄弟、姐妹及子女)的健康状况,询问家族成员有无遗传性疾病(如血友病、白化病等)、可能与遗传有关的疾病(如糖尿病、高血压等)及传染病。

三、身体评估 全身体格检查,重点是腹部检查及盆腔检查。盆腔检查作为妇科特有的检查,又称为妇科检查,包括对外阴、阴道、宫颈、宫体及双附件的检查。

(一)盆腔检查的基本要求
   - (1)检查前取得患者的知情同意,检查时关心体贴、遮挡患者,态度严肃,语言亲切,仔细认真,动作轻柔。冬季要注意保暖。对年老体弱患者,应协助上下床,以免摔伤。
   - (2)检查前嘱咐患者排空膀胱,必要时导尿。大便充盈者应在排便和灌肠后进行。
   - (3)*防止交叉感染,检查器械、臀垫、手套等应每人次更换。
   - (4)除尿瘘患者有时需取膝胸位外,妇科检查时患者均取膀胱截石位,危重患者不能上检查台者可在病床上检查。

（一）盆腔检查的
基本要求

（5）*正常月经期或有阴道流血者应避免检查，如为阴道异常出血必须检查时，应在无菌操作下进行，以防发生感染。

（6）*未婚妇女一般仅限于直肠-腹部诊。禁用窥阴器和双合诊，确有必要时，应征得本人和家属的同意。

（7）凡腹壁肥厚、高度紧张不合作者行盆腔检查。

（8）*男医生对患者进行检查时，需有女医生或者女护士在场。

（二）盆腔检查
的方法及
步骤

1. 外阴检查

（1）观察外阴发育、阴毛多少及其分布情况，有无畸形、水肿、炎症、溃疡、赘生物或肿块，注意皮肤和黏膜色泽，尿道口有无红肿，前庭大腺是否肿大，阴道口及处女膜的情况等。

（2）检查时应让患者用力向下屏气，观察有无阴道前壁或后壁膨出、子宫脱垂及尿失禁等。

2. 阴道窥阴器检查

（1）阴道窥阴器放置与取出

1）应选择适合阴道大小的窥阴器。将阴道窥阴器两叶合拢，用润滑剂润滑两叶前端，避免损伤，沿阴道后壁插入。

2）如拟做宫颈刮片或取阴道分泌物做涂片细胞学检查，则不宜用润滑剂，可改用生理盐水润滑。

3）取窥阴器时应将两叶合拢后退出，以免引起患者剧痛或不适。

（2）窥视（视诊）

1）观察阴道：注意阴道壁黏膜色泽，有无充血、溃疡、赘生物，是否有先天畸形等，观察分泌物量、色及性状，有无气味。

2）观察子宫颈，注意大小、色泽、外口形状，有无糜烂、裂伤、息肉、肿物和接触性出血。必要时进行宫颈刮片或取分泌物做涂片检查。

3. *双合诊　指阴道和腹壁的联合检查。即检查者一手的两指或一指插入阴道，另一手在腹部配合检查。检查子宫附件和子宫旁组织，正常输卵管不能扪及，正常卵巢偶可扪及。

4. 三合诊　经直肠、阴道、腹部联合检查称三合诊。即一手示指在阴道内，中指在直肠内，另一只手腹部配合检查。一般在双合诊查不清时进行，对后位子宫、生殖器官肿瘤、结核、内膜异位症、炎症检查时尤为重要。

5. 直肠-腹部诊　一手示指伸入直肠，另一手在腹部配合检查称为直肠-腹部诊。一般适用于未婚、阴道闭锁或经期不宜做阴道检查者。

（三）记录　检查结束后按照顺序记录检查结果。

四、心理社会评估　可了解患者对健康问题的感知程度，对自己所患疾病的认识和态度，对治疗和护理的期望，对患者角色的接受程度。通过了解患者对疾病的认识和态度来反映其对健康问题的理解，通过语言、行为、情绪等评估精神状态，同时还可用一些量表来评估患者的应激水平和应对措施。

要点回顾

1. 妇科常见的症状有哪些？

2. 足月产2次，无早产，流产1次，现存子女2人，简写为什么？

3. 男医生给女患者做妇科检查要注意什么？

4. 双合诊的概念是什么？

━━━━━★　模拟试题栏——识破命题思路，提升应试能力　★━━━━━

一、专业实务

A₁型题

1. 妇科采集病史中下列何项最佳（　　　）

　A. 严肃，冷淡

B. 主诉是病史的主要组成部分

C. 危重患者同样详细了解病情后再做处理

D. 避免暗示和主观臆测

E. 患者不得有任何隐私，必须向医生讲明

2. 阴道及宫颈细胞学检查的禁忌证是( )

  A. 异常闭经   B. 宫颈炎症

  C. 宫颈癌筛查   D. 宫腔占位病变

  E. 月经期

A_2型题

3. 患者,女性,63岁。13岁初潮,每28~30日来一次月经,每次持续6~7日,50岁绝经。其月经史可描述为( )

  A. $13\dfrac{6\sim7}{28\sim30}60$ B. $13\dfrac{6\sim7}{28\sim30}50$

  C. $13\dfrac{28\sim30}{6\sim7}60$ D. $13\dfrac{28\sim30}{6\sim7}50$

  E. $60\dfrac{6\sim7}{28\sim30}13$

4. 患者,女性,60岁。足月产3次,早产1次,无流产,现存子女2人,生育史可描述为( )

  A. 1-0-3-2   B. 1-0-2-3

  C. 3-1-0-2   D. 3-0-1-2

  E. 3-2-0-1

5. 患者,女性,28岁,停经2个月阴道流血2天,下腹痛1天,妇查子宫增大如鹅蛋大小,宫口闭,为确诊,下列哪项检查最有意义( )

  A. 尿妊娠试验   B. A型超声

  C. 诊断性刮宫   D. B型超声

  E. BBT

6. 患者,女性,32岁,月经不规律,无明显诱因出现右下腹痛,查体:右下腹腹肌稍紧,右附件区压痛明显,为明确诊断,应首先进行的检查为( )

  A. 血常规   B. 腹腔镜

  C. 尿妊娠试验   D. 诊刮

  E. B超

二、实践能力

A_1型题

7. 阴道与腹壁联合检查称为( )

  A. 外阴检查   B. 窥阴器检查

  C. 双合诊   D. 三合诊

  E. 肛腹诊

8. 未婚妇女了解盆腔情况可选用( )

  A. 阴道窥阴器检查   B. 阴道指诊

  C. 双合诊   D. 三合诊

  E. 肛腹诊

9. 妇科检查中下列哪项不正确( )

  A. 检查前先排空膀胱

  B. 阴道出血者暂不检查

  C. 未婚女子应做三合诊检查

  D. 使用窥阴器应涂润滑油

  E. 男医务人员为患者做妇科检查时,需有其他女医护人员在场

A_2型题

10. 患者,女性,20岁。无性生活史。自诉近日在下腹部摸到一肿块,疑"卵巢肿瘤",应进行的检查为( )

  A. 三合诊   B. 下腹部叩诊

  C. 双合诊   D. 肛腹诊

  E. 下腹部触诊

11. 患者,女性,26岁,因突发性下腹痛就诊。心率110次/分,面色苍白,血压80/60mmHg,B超:子宫正常大,左附件区囊性占位,盆腔中度积液。对本病例最有价值的是( )

  A. 有无外伤史   B. 有无停经史

  C. 有无恶心、呕吐   D. 腹痛情况

  E. 有无昏厥

12. 患者,女性,30岁。外阴肿物疼痛一周,加剧5小时。检查:右侧前庭腺红肿,触痛(+),波动(+),应如何处理( )

  A. 全身抗生素治疗+支持疗法

  B. 脓肿挖出术+抗生素应用

  C. 脓肿切开引流并造口术+抗生素

  D. 脓肿切开引流+抗生素应用

  E. 局部抗生素应用+全身支持疗法

A_3/A_4型题

(13、14题共用题干)

  患者,女性,49岁,自觉潮热、出汗,情绪不稳定2个月,月经不规则半年。妇科检查:阴道分泌物少,黏膜皱褶变平,弹性下降,子宫轻度缩小余无异常。

13. 最可能的疾病是( )

  A. 卵巢功能障碍   B. 神经精神疾病

  C. 神经官能症   D. 萎缩性阴道炎

  E. 围绝经期综合征

14. 不可能是此疾病导致的为( )

  A. 骨质疏松症   B. 冠心病

  C. 高脂血症   D. 子宫内膜癌

  E. 血压升高及心律不齐

(李　辉)

第11章 女性生殖系统炎症患者的护理

第1节 概 述

一、女性生殖器官的自然防御功能

1. 两侧大阴唇自然合拢遮盖阴道口、尿道口。
2. 由于盆底肌的作用,阴道口闭合,阴道前后壁紧贴在一起,可防止外界污染。
3. 阴道自净作用:阴道上皮在雌激素作用下,增生变厚。上皮细胞中含有丰富的糖原,在阴道乳杆菌作用下分解为乳酸,维持*阴道正常的酸性环境(pH≤4.5,多为3.8~4.4),抑制其他病原体的生长,从而增强抵抗病原体侵入的能力。
4. 子宫颈分泌的黏液形成"黏液栓",堵塞子宫颈管。宫颈内口平时紧闭,病原体不易侵入。
5. 子宫内膜周期性剥脱,也是消除宫内感染的有利条件。
6. 输卵管黏膜上皮细胞的纤毛向宫腔方向摆动及输卵管的蠕动都有利于阻止病原体的侵入。
7. 生殖道免疫系统。妇女在特殊生理时期如月经期、妊娠期、分娩期,防御功能受到破坏,病原体容易侵入生殖道导致炎症发生。

二、病原体 常见的导致生殖系统炎症的病原体有细菌、原虫、真菌、病毒、螺旋体及衣原体。

三、传染途径

1. 沿黏膜上行蔓延。
2. 经血液循环播散。
3. 经淋巴系统播散。
4. 直接蔓延。

第2节 外 阴 炎

一、非特异性外阴炎 非特异性外阴炎主要指外阴的皮肤与黏膜的炎症。

1. 病因 各种刺激。
   - (1)经血、阴道分泌物、尿液、粪便的刺激。
   - (2)未及时清洁外阴。
   - (3)穿紧身化纤内裤或长时间使用月经垫,透气性差,可引起外阴炎症。

2. 临床表现
   - (1)症状:外阴瘙痒、疼痛、灼热。
   - (2)体征:局部红肿、糜烂,常有抓痕,严重者形成溃疡或湿疹。皮肤黏膜增厚、粗糙、皲裂或呈苔藓样变。

3. 辅助检查
   - (1)阴道分泌物检查。
   - (2)必要时检查血糖及除外蛲虫病。

4. 治疗要点
   - (1)去除病因及物理因素。积极治疗阴道炎、尿瘘、粪瘘、糖尿病。
   - (2)局部可用1:5000高锰酸钾溶液坐浴。若有破溃可涂抗生素软膏。急性期可用物理治疗。

5. 护理诊断/问题
   - (1)舒适的改变:与外阴瘙痒、灼痛有关。
   - (2)焦虑:与疾病影响正常性生活及治疗效果不佳有关。
   - (3)皮肤完整性受损:与病原体的侵蚀、炎症分泌物刺激有关。

6. 护理措施
   - (1)一般护理
     1. 对尿瘘、粪瘘、糖尿病患者加强指导。
     2. 保持外阴清洁、干燥。
     3. 患病期间减少辛辣刺激性食物的摄入。
     4. 避免局部使用刺激性的药物或清洗液。

6. 护理措施
- （2）疾病护理
  - 1）治疗指导:教会患者坐浴方法及注意事项。①局部使用★1∶5000高锰酸钾溶液坐浴,水温40℃,每次20分钟左右,每日2次。②坐浴时将会阴部浸没于浸泡液中。③月经期禁止坐浴。
  - 2）指导患者做好外阴部的护理,减少局部摩擦和混合感染的发生。

7. 健康指导
- （1）讲解外阴炎症的病因及预防护理的相关知识。
- （2）指导患者保持外阴部清洁干燥,注意四期（经期、孕期、分娩期及产褥期）的卫生。
- （3）指导患者纠正不正确的饮食及生活习惯。
- （4）加强对尿瘘、粪瘘患者的生活指导,便后及时清洁会阴,更换内裤。
- （5）对糖尿病患者加强指导,如自我监测血糖,保持外阴部清洁干燥。

二、前庭大腺炎及前庭大腺囊肿　前庭大腺炎是病原体侵入前庭大腺引起的炎症,多见于育龄期女性。前庭大腺囊肿主要由前庭大腺腺管开口堵塞,分泌物积聚于腺腔所致。

1. 病因
- （1）前庭大腺炎:①主要病原体为葡萄球菌、链球菌、大肠埃希菌、淋病奈瑟菌及沙眼衣原体;②在性生活、流产、分娩或其他情况污染外阴部时,病原体入侵腺管口,炎性渗出物堵塞管口,脓液积聚不能外流形成前庭大腺脓肿。
- （2）前庭大腺囊肿:①当前庭大腺脓肿消退后,脓液转清则形成前庭大腺囊肿;②先天性腺管狭窄或腺腔内黏液浓稠;③前庭大腺腺管损伤。

2. 临床表现
- （1）前庭大腺炎
  - 1）症状:炎症多为一侧,急性期,大阴唇下1/3处疼痛、肿胀、灼热感,严重时走路受限。
  - 2）体征:①检查局部可见皮肤红肿、发热、压痛明显;②脓肿形成时触之有波动感。
- （2）前庭大腺囊肿
  - 1）症状:囊肿多为单侧,也可以是双侧。小囊肿常无自觉症状,大囊肿可有外阴坠胀感或性交不适。
  - 2）体征:可触及位于外阴部后下方的囊肿。

3. 治疗要点
- （1）前庭大腺炎:应用抗生素。脓肿形成时可切开引流和造口术。
- （2）前庭大腺囊肿:大的囊肿行前庭大腺囊肿造口术。

4. 护理诊断/问题　疼痛:与炎症刺激导致不适有关。

5. 护理措施
- （1）急性期卧床休息。
- （2）保持外阴清洁卫生。
- （3）急性期可根据病原体选择抗生素,也可局部中药热敷或者坐浴。
- （4）切开引流和造口术后要引流,换药,每日1次。
- （5）观察伤口有无红、肿,注意引流物性质。

第3节　阴　道　炎

一、滴虫性阴道炎

1. 病因及发病机制
- （1）病原体:阴道毛滴虫。
- （2）温度25～40℃、pH5.2～6.6的环境最适宜其生长繁殖。
- （3）月经前后,妊娠期或产后隐藏在腺体及阴道皱襞中的滴虫常得以繁殖,造成滴虫阴道炎。
- （4）滴虫可寄生于阴道、尿道、尿道旁腺、膀胱、肾盂以及男性包皮褶、尿道、前列腺中。
- （5）传播途径
  - 1）★直接传播:经过性生活传播。
  - 2）间接传播:经游泳池、浴盆、厕所、器械、衣物等传播。
  - 3）医源性传播:通过污染的器械及敷料传播。

2. 临床表现
- （1）症状
  - 1）典型症状是阴道分泌物增加伴外阴瘙痒。
  - 2）分泌物特点:分泌物呈★稀薄泡沫状,若有其他细菌混合感染白带可呈黄绿色、血性、脓性且有臭味。

2. 临床表现 {（1）症状 {（3）伴随症状：局部灼热、疼痛、性交痛，如尿道口感染可有尿频、尿痛甚至血尿。
（4）可吞噬精子，影响精子在阴道内生存而造成不孕。
（2）体征：检查时可见阴道黏膜充血，严重时有散在的出血点（"草莓样"宫颈）。

3. 辅助检查　生理盐水悬滴法（最简便）及培养法。

4. 治疗要点 {（1）局部治疗：使用★0.1%～0.5%乙酸、1%乳酸溶液阴道灌洗，每日1次，7～10日为一疗程。阴道用药：甲硝唑泡腾片1片，每日1次，置于阴道后穹隆部，10日为一疗程。
（2）全身用药 {（1）用法：甲硝唑（灭滴灵）400mg/次，每日2次，7日为一疗程。
（2）注意事项：妊娠期、哺乳期妇女慎用。

5. 护理诊断/问题 {（1）舒适的改变：与外阴瘙痒、灼痛及白带增多有关。
（2）焦虑：与治疗效果不佳，反复发作有关。
（3）知识缺乏：缺乏阴道炎感染途径的认识及预防知识。
（4）皮肤完整性受损：与病原体的侵蚀、炎症分泌物刺激有关。
（5）睡眠形态紊乱：与外阴瘙痒、灼痛有关。

6. 护理措施 {（1）一般护理 {（1）指导患者自我护理：保持外阴部清洁干燥，内裤及毛巾应煮沸消毒5～10分钟，避免交叉和重复感染。
（2）患病期间减少辛辣刺激性食物的摄入。
（2）疾病护理 {（1）治疗期间勤换内裤，禁止性生活。消灭传染源，禁止滴虫患者、带虫者进入游泳池，浴盆浴巾要消毒。
（2）指导患者局部用药：局部用药前、后注意手的卫生；指导阴道用药的患者先行阴道灌洗后再采取下蹲位将药片送入阴道后穹隆部。
（3）指导患者全身用药：①由于甲硝唑可通过胎盘，故★孕20周前禁用此药；②甲硝唑亦可通过乳汁排泄，故★哺乳期服药期间及服药6小时内不宜哺乳；③用药期间观察用药反应，甲硝唑口服后偶见胃肠道反应。此外，偶见头痛、皮疹、白细胞减少等，一旦发现应及时报告医生并停药；④★指导配偶同时进行治疗，服用甲硝唑需24小时禁酒，或者服用替硝唑后需72小时禁酒。

7. 健康指导 {（1）讲解滴虫特性，指导患者配合检查，提高滴虫检出率。告知患者取分泌物前24～48小时勿性交、阴道灌洗或局部用药。
（2）消灭传染源。
（3）告知治愈标准及随访要求：嘱患者坚持治疗及随访，直至症状消失。由于滴虫阴道炎容易在月经期后复发，应在★月经干净后复查白带，连续3次为阴性方为治愈。
（4）教育患者养成良好的卫生习惯，避免无保护性生活。

二、外阴阴道假丝酵母菌病

1. 病因及发病机制 {（1）病原体：多为白色假丝酵母菌。
（2）酸性环境有利于其生长，感染者的阴道pH多为4.0～4.7。此菌不耐热，但是对干燥、日光、紫外线及化学制剂抵抗力强。
（3）好发人群：多见于孕妇和糖尿病患者，大量雌激素治疗或长期使用抗生素者，大量应用免疫抑制剂如皮质类固醇激素或免疫缺陷综合征者，肥胖及穿紧身化纤内裤者。
（4）传染方式：白色假丝酵母菌可寄生于口腔、肠道和阴道黏膜，条件适宜时这些部位的白色假丝酵母菌可以相互传染，即自身传染（内源性传染）；性传染；接触被污染的衣物间接传染。

痒不敢生

豆渣样或凝乳状白带

●● 图11-1　外阴阴道假丝酵母菌病症状 ●●

2. 临床表现 {（1）症状（图11-1） {（1）外阴、阴道口奇痒、灼痛。
（2）分泌物特点：白带增多，★呈稠厚的凝乳状白带或豆腐渣样白带。
（3）伴随症状：尿频、尿痛、性交痛。

2. 临床表现
（2）体征：外阴可见红斑、水肿，皮肤有抓痕。小阴唇内侧、阴道黏膜附着白色块状膜状物，易剥离，下面为糜烂及溃疡。

3. 辅助检查
（1）悬滴法：将阴道分泌物涂片滴入10%KOH溶液镜下找芽胞和菌丝。
（2）革兰染色法：首选的检查方法。
（3）培养法。

4. 治疗要点
（1）去除病因：积极治疗糖尿病，长期使用抗生素、雌激素和皮质类固醇激素者应及时停药。
（2）阴道灌洗：用★2%～4%NaHCO₃溶液阴道冲洗或坐浴，每日1次，10日为一疗程。
（3）阴道用药：取克霉唑、达克宁或制霉菌素片剂或栓剂塞入阴道内，每晚1次，7～14日为一疗程。
（4）全身用药：适用于未婚无性生活女性；外出不方便局部用药或月经来潮者。伊曲康唑200mg/次，每日1次，连用3～5日。或者氟康唑，150mg，顿服。
（5）性伴侣的治疗：对于难治性外阴阴道假丝酵母菌、复发性外阴阴道假丝酵母菌患者或者伴侣有真菌性龟头炎者需进行性伴侣治疗。

5. 护理诊断/问题
（1）舒适的改变：与外阴瘙痒、灼痛及白带增多有关。
（2）焦虑：与治疗效果不佳，反复发作有关。
（3）知识缺乏：缺乏阴道炎感染途径的认识及预防知识。
（4）皮肤完整性受损：与病原体的入侵、炎症分泌物刺激有关。

6. 护理措施
（1）一般护理
1）注意外阴卫生：保持外阴清洁干燥，避免使用刺激性洗液。非月经期不使用卫生护垫。
2）饮食指导：避免辛辣刺激性食物。
3）治疗期间勤换内裤，内裤应煮沸消毒。治疗期间避免性生活。
（2）疾病护理
1）指导患者正确局部用药：用药前后注意手的卫生，减少交叉感染机会；指导阴道用药的患者先行阴道灌洗后再采取下蹲位将药片送入阴道后穹隆部。
2）孕妇要积极治疗，否则阴道分娩时新生儿易传染为鹅口疮。
3）向患者讲解病因，糖尿病患者注意血糖变化，消除病因。

7. 健康指导
（1）向患者讲解外阴阴道念珠菌病的发生原因及疾病治疗护理相关知识。
（2）指导患者养成良好的卫生习惯，平日避免进行阴道冲洗。
（3）勿长期使用或滥用抗生素。
（4）告知患者复查白带前24～48小时勿阴道灌洗、局部用药及同房，避免影响检查结果。
（5）假丝酵母菌阴道炎易在月经前复发，治疗后应在月经前复查白带。

三、细菌性阴道病

1. 病因及发病机制　细菌性阴道病是生育年龄妇女最常见的阴道感染，有自愈性或复发性，为阴道内正常菌群失调引起的混合感染。加德纳菌、厌氧菌等增多，而乳酸杆菌减少，阴道内生态平衡系统改变而引起的疾病。

2. 临床表现
（1）症状：10%～40%患者无任何症状，有症状者主诉★白带增多并有难闻的臭味或鱼腥味。可有轻度外阴瘙痒或烧灼感。
（2）体征：有较多★均匀一致的白色稀薄的白带，阴道黏膜无红肿或充血等炎症表现。

3. 辅助检查
（1）氨试验：分泌物滴入10%KOH溶液产生烂鱼样腥臭味即为阳性。
（2）线索细胞检查：线索细胞＞20%为阳性。
（3）阴道pH大于4.5。

4. 治疗要点
（1）无症状可不予治疗。
（2）全身用药：口服甲硝唑，400mg/次，每日2次，7日为一疗程。
（3）局部治疗：阴道用药为甲硝唑1片，每日1次，置于阴道穹隆部，7日为一疗程。
（4）性伴侣治疗：反复发作及难治性细菌性阴道病患者性伴侣需同时治疗。
（5）妊娠妇女的治疗：由于本病在妊娠期有合并上生殖道感染的可能，因此有无症状都需治疗。口服甲硝唑，7日为一疗程。

5. 护理诊断/问题 { (1)舒适的改变:与阴道分泌物增多及外阴瘙痒有关。

(2)焦虑:与疾病反复发作及外阴异常气味有关。

6. 护理措施 {

(1)一般护理 {
1)注意性生活卫生,避免过频或无保护的性生活。
2)孕期注意个人卫生。
3)教会其自我护理方法,保持外阴清洁干燥,避免交叉感染。
}

(2)疾病护理 {
1)治疗期间勤换内裤,减少性生活。
2)指导患者正确用药:局部用药前后注意手的卫生,放药前给予酸性溶液冲洗阴道,再采取下蹲位塞入药片于阴道后穹隆。口服用药注意观察用药反应。
}

四、萎缩性阴道炎(老年性阴道炎)

1. 病因及发病机制 {
(1)易感易发因素:见于绝经后老年妇女,手术切除卵巢或盆腔放射治疗后女性,由于卵巢功能减退,雌激素水平下降,阴道黏膜变薄,糖原含量减少,乳杆菌减少,阴道pH上升,局部抵抗力下降。
(2)病原体:以需氧菌感染为主。
}

2. 临床表现 {
(1)症状:★白带增多,呈黄水样或脓血性,伴外阴、阴道烧灼感。可有尿频、尿痛、尿失禁症状。
(2)体征:外阴、阴道呈萎缩性改变。阴道黏膜充血,可见出血点、表浅溃疡。
}

3. 辅助检查 {
(1)阴道分泌物检查:显微镜下见到大量白细胞及基底层细胞,无滴虫及假丝酵母菌。
(2)宫颈防癌涂片检查:排除宫颈癌。
(3)局部活组织检查。
}

4. 治疗要点 {
(1)增加阴道酸度抑制细菌生长:选用1%乳酸或0.1%～0.5%乙酸冲洗阴道或坐浴。
(2)局部用药:阴道局部应用抗生素如诺氟沙星100mg,放于阴道深部,每日1次,共7～10日。

(3)增强阴道抵抗力 {
1)全身用药:可口服尼尔雌醇或小剂量雌激素。
2)局部用药:可阴道抹雌激素软膏。
3)乳腺癌和子宫内膜癌患者慎用雌激素制剂。
}
}

5. 护理诊断/问题 {
(1)舒适的改变:与外阴瘙痒、灼痛及白带增多有关。
(2)焦虑:与治疗效果不佳,反复发作有关。
(3)知识缺乏:缺乏阴道炎感染途径的认识及预防知识。
(4)皮肤完整性受损:与病原体的侵蚀、炎症分泌物刺激有关。
}

6. 护理措施 {
(1)一般护理:注意个人卫生,不用过热或有刺激性的清洗液洗外阴。加强锻炼,增强自身抵抗力。

(2)疾病护理 {
1)治疗期间勤换内裤,避免性生活。
2)指导患者正确用药:由于老人放药有一些困难,指导家属放药方法或由护士放药。
}
}

7. 健康指导 {
(1)指导患者养成良好的卫生习惯,尽量避免盆浴,必要时专人专盆。
(2)指导患者便后由前往后擦拭,防止粪便污染外阴。
(3)指导患者注意性生活卫生,必要时可用润滑剂减少对阴道的损伤。
(4)指导有关萎缩性阴道炎的病因及预防知识。
(5)指导复查白带注意事项。
}

列表区别四种常见的阴道炎(表11-1)。

表11-1　四种常见的阴道炎的异同

阴道炎的类型	主要症状	治疗及护理
滴虫阴道炎	阴痒	1. 个人卫生
	白带:稀薄泡沫状	2. 坐浴/阴道灌洗:1%乳酸、0.1%~0.5%乙酸液,1:5000高锰酸钾
		3. 局部用药:甲硝唑
		4. 全身用药:甲硝唑
外阴阴道假丝酵母菌病	外阴奇痒	1. 消除诱因
	白带:白色稠厚凝乳状	2. 个人卫生
	或豆渣状	3. 坐浴/阴道灌洗:2%～4%碳酸氢钠

阴道炎的类型	主要症状	治疗及护理
		4. 局部用药:制霉菌素栓,达克宁栓
		5. 全身用药:伊曲康唑,氟康唑
细菌性阴道病	轻度外阴瘙痒 白带:均匀一致的稀薄 白带,鱼腥臭味	1. 个人卫生 2. 坐浴/阴道灌洗:酸性溶液(如乳酸、乙酸) 3. 局部用药:甲硝唑 4. 全身用药:甲硝唑
萎缩性阴道炎	阴痒 白带:黄水样	5. 无症状可不治,妊娠期:必须治疗同滴虫,重者在阴道涂抹少量雌激素

五、婴幼儿外阴阴道炎

1. 病因　婴幼儿外阴未发育,体内缺乏雌激素,阴道上皮较薄,阴道pH呈中性,抵抗力差,婴幼儿卫生不良,大便污染、外阴不洁或蛲虫感染都可以引起炎症。

2. 临床表现
   - (1)症状:主要症状为阴道分泌物增多,呈脓性,引起外阴瘙痒,患儿烦躁不安。部分患儿伴有泌尿系统症状。
   - (2)体征:外阴、阴道黏膜充血、水肿,可见脓性分泌物流出。严重者外阴表面可见溃疡,小阴唇粘连。

3. 辅助检查
   - (1)阴道分泌物检查找滴虫或假丝酵母菌。
   - (2)阴道分泌物涂片染色或病原学检查。
   - (3)阴道分泌物做细菌培养。

4. 治疗要点
   - (1)针对病原体选择口服抗生素。
   - (2)局部用药:吸管将抗生素溶液滴入阴道。
   - (3)对症处理:有蛲虫应积极治疗。小阴唇粘连可外涂雌激素软膏。
   - (4)保持外阴清洁干燥。

5. 护理诊断/问题
   - (1)舒适的改变:与外阴瘙痒、灼痛及白带增多有关。
   - (2)皮肤完整性受损:与病原体的侵蚀、炎症分泌物刺激有关。

6. 护理措施
   - (1)一般护理:保持外阴清洁干燥,勤换内裤;避免穿开裆裤;注意外阴卫生,便后清洗外阴;专物专用,防止交叉感染。
   - (2)疾病护理
     - 1)指导患儿家属为患儿局部用药前后注意手的卫生。
     - 2)避免搔抓加重感染。

7. 健康指导
   - (1)教育家长及时治疗照顾者所患疾病,避免将病原体传染给孩子。
   - (2)教会家长消毒处理相关物品。
   - (3)指导家长护理患儿外阴。
   - (4)指导家长正确用药。

第4节　宫　颈　炎

　　宫颈炎包括子宫颈阴道部及子宫颈管黏膜炎症。临床上有急性和慢性两种。

一、病因及病理类型

1. 急性宫颈炎　常见病因是由淋病奈瑟菌,沙眼衣原体引起的感染。它们均感染宫颈柱状上皮,可累及宫颈黏膜腺体,并沿黏膜面扩散,以宫颈管病变最明显。其他病原体如链球菌、葡萄球菌常见于感染性流产和产褥感染。

2. 慢性宫颈炎　多由急性子宫颈炎迁延而来。也可以是病原体持续感染导致。病原体与急性宫颈炎相似。慢性宫颈炎的病理类型有慢性子宫颈管黏膜炎、子宫颈息肉、子宫颈肥大。曾经将"宫颈糜烂"作为慢性宫颈炎的最常见病理类型,现已明确子宫颈糜烂样改变只是一个临床征象,既可以是生理性改变,也可以是病理性改变。子宫颈腺囊肿绝大多数情况下是子宫颈的生理性变化。

二、临床表现

1. 急性宫颈炎
（1）症状：大部分患者无症状，有症状者表现为白带增多，多呈黏液脓性。可伴腰酸，下腹坠胀，尿频尿急，体温升高。
（2）体征：宫颈充血、肿大，★有脓性白带从宫颈口流出。

2. 慢性宫颈炎
（1）症状：多无症状，少数患者有白带增多，偶有接触性出血。可有腰骶部酸痛和下腹坠痛、不孕。
（2）体征：检查可见宫颈外口处的宫颈阴道部外观呈颗粒状的红色区，称为宫颈糜烂样改变，或者有黄色分泌物覆盖宫颈口或从宫颈口流出，或者表现为宫颈肥大或宫颈息肉。

三、辅助检查

1. 阴道分泌物悬滴法。
2. 宫颈分泌物涂片检查。
3. 培养法。
4. 聚合酶链反应（PCR）：是检测和确诊淋病奈瑟球菌感染的主要方法。
5. 宫颈脱落细胞学检查：已婚妇女每年一次宫颈癌筛查。

四、治疗要点

1. 急性宫颈炎　针对病因给予全身抗生素治疗，同时禁止性生活。若为淋病奈瑟球菌或沙眼衣原体感染者性伴侣应同时检查及治疗。

2. 慢性宫颈炎　以局部治疗为主，在治疗前先做宫颈刮片细胞学检查排除早期宫颈癌。
（1）★物理疗法：最常用的有效的治疗方法，常用的方法有激光、冷冻、微波治疗。治疗时机在月经结束3～7日。
（2）药物疗法：中药保妇康栓治疗。
（3）手术疗法：宫颈息肉可手术摘除。

五、护理诊断/问题

1. 组织完整性受损　与宫颈糜烂有关。
2. 焦虑　与出现血性白带及性交后出血，担心癌变有关。
3. 疼痛　与局部炎症刺激有关。
4. 知识缺乏：缺乏相关疾病知识。

慢性宫颈炎的特点

白带增多偶出血，腰骶酸痛腹坠痛。
妇检糜烂最常见，物理方法疗效显。

六、护理措施

1. 急性宫颈炎的护理
（1）一般护理
　1）做好生活护理，保证患者充分休息。
　2）及时更换衣物，保持外阴清洁。
　3）高蛋白、高维生素饮食。
　4）观察病情，及时给予心理上的关怀。
（2）疾病护理
　1）积极治疗，预防慢性宫颈炎。
　2）遵医嘱针对病原体给予全身抗生素治疗。
　3）观察病情变化及用药反应。
　5）对症护理：体温过高给予物理降温。

2. 慢性宫颈炎的护理
（1）一般护理
　1）注意个人卫生，保持局部清洁干燥。
　2）指导育龄妇女采取避孕措施，避免人工流产。
（2）疾病护理
　1）药物治疗：局部用药前后注意手的卫生，药物准确放入。
　2）手术及物理治疗术前后的护理：①正确选择时机：★在月经结束3～7日★，无同房史，无急性生殖器官炎症，并且★治疗前先做宫颈刮片细胞学检查排除早期宫颈癌方可进行治疗。术前测量血压及体温，术前排空膀胱。②术后护理：每日清洗外阴2次。手术患者于术后次日清晨取出阴道内尾纱。物理治疗后分泌物增多，甚至有大量水样排液，在术后1～2周为脱痂期，有少量出血，避免剧烈活动及搬运重物以免引起出血量过多。若出血多需急诊局部用止血粉或者压迫止血，必要时加用抗生素。★创面尚未愈合期间（4～8周）禁盆浴、性生活及阴道冲洗。并于两次月经结束后3～7日复查。

七、健康指导

1. 教育患者养成良好的卫生习惯,避免无保护及不洁性生活。
2. 指导患者正确局部用药,提高治疗效果。
3. 指导定期体检。
4. 采取预防措施避免分娩、流产时器械损伤宫颈。

第5节 盆腔炎

盆腔炎是指女性上生殖道的一组感染性疾病。盆腔炎多发生在性活跃期及有月经的妇女。盆腔炎若未能得到及时正确的诊断及治疗,可能导致上生殖道感染后遗症,称为盆腔炎性疾病后遗症。

一、病因

1. 机体抵抗力下降。
2. 病原体　包括寄生在阴道内的内源性病原体(包括需氧菌和厌氧菌),以及外源性病原体(如淋病奈瑟菌、沙眼衣原体等性传播疾病的病原体)。
3. 高危因素　流产后、产后感染,宫腔内手术操作引起感染,邻近器官的炎症经过直接蔓延,不良性活动等。

二、病理

1. 急性子宫内膜炎及子宫肌炎。
2. 急性输卵管炎、输卵管积脓、输卵管卵巢脓肿。
3. 急性盆腔腹膜炎。
4. 急性盆腔结缔组织炎。
5. 败血症及脓毒血症。
6. 肝周围炎。
7. 盆腔炎性疾病后遗症　主要病理改变为组织破坏、广泛粘连、增生及瘢痕形成。

三、临床表现及辅助检查

1. 急性盆腔炎性疾病
　（1）症状
　　1)轻者无症状或者症状轻微。常见症状为下腹疼痛,呈持续性,活动后加重;发热;阴道分泌物增多。
　　2)重症者可有寒战、高热、头痛。月经期发病可出现经量增多、经期延长。腹膜炎时可出现恶心、呕吐、腹胀、腹泻。如有脓肿可出现下腹部包块及局部压迫刺激症状。
　（2）体征
　　1)典型体征:呈急性病容,体温升高,下腹部压痛、反跳痛、肌紧张。
　　2)妇科检查:①阴道黏膜充血,脓性分泌物自宫颈口外流;②宫颈充血水肿,举痛明显、宫体略大、压痛、活动受限;③输卵管增粗压痛,若为输卵管卵巢囊肿可触及包块。
　（3）辅助检查
　　1)宫颈或阴道分泌物检查。
　　2)血液检查。
　　3)影像学检查。
　　4)★后穹隆穿刺:怀疑盆腔脓肿时行此项检查。

2. 盆腔炎性疾病后遗症
　（1）症状
　　1)全身症状多不明显,可有低热,全身不适易疲劳。
　　2)慢性盆腔痛:下腹痛、腰痛、肛门坠胀、月经期或性生活后症状加重,痛经或经期延长。
　　3)不孕及异位妊娠。
　（2）体征
　　1)子宫常后位,活动受限,粘连固定。
　　2)输卵管炎可在子宫一侧或两侧触到增厚的输卵管呈条索状。
　　3)输卵管卵巢积水或囊肿可摸到囊性肿物。
　　4)若子宫被固定或者封闭于周围瘢痕化组织中,可呈"冰冻骨盆"。
　（3）辅助检查
　　1)宫颈或阴道分泌物检查。
　　2)血液检查。
　　3)影像学检查。

四、处理原则

1. 急性盆腔炎性疾病
　（1）支持疗法：卧床休息，*取半坐卧位，避免不必要的妇科检查，以免炎症扩散。
　（2）抗生素治疗：是急性盆腔炎的主要治疗手段。
　（3）手术治疗：药物治疗无效者、患者中毒症状加重者可手术治疗以免脓肿破裂，对于可疑脓肿破裂者需立即开腹探查。
　（4）中药治疗：活血化瘀、清热解毒。

2. 盆腔炎性疾病后遗症
　（1）中药治疗：清热利湿、活血化瘀，也可用中药灌肠。
　（2）物理治疗：改善局部组织血液循环，促进炎症的吸收和消散。
　（3）其他药物治疗：在应用抗生素的同时加α-糜蛋白酶或透明质酸酶，以利于粘连和炎症的吸收。
　（4）输卵管积水可手术治疗。
　（5）增强局部和全身抵抗力。

五、护理诊断/问题

1. 体温过高　与盆腔急性感染有关。
2. 腹痛　与盆腔急性感染有关。
3. 知识缺乏：缺乏预防盆腔感染的知识。

六、护理措施

1. 急性盆腔炎性疾病

（1）一般护理
　1）卧床休息，半卧位。
　2）给予高热量、高蛋白、高维素流质或半流质饮食。
　3）床边隔离。

（2）疾病护理
　1）遵医嘱给予抗生素治疗并注意过敏反应。
　2）体温过高应给予物理降温。腹胀时可胃肠减压，观察恶心、呕吐、腹胀现象是否减轻。
　3）*禁止经性生活，发生急性盆腔炎症后禁止热敷、按摩腹部、阴道灌洗及不必要的妇科检查，防止炎症扩散。
　4）观察病情，如发现腹痛加剧、寒战、高热、恶心、呕吐、腹部拒按，考虑脓肿破裂，应及时通知医生。

2. 盆腔炎性疾病后遗症

（1）一般护理
　1）注意个人卫生，尤其经期不要盆浴、游泳、性生活及过度劳累等，以防反复感染加重病情。
　2）指导患者安排好日常生活，避免过度疲劳，督促患者坚持每日参加适合个人的体育锻炼以增强体质和免疫力。

（2）疾病护理
　1）腹痛、腰痛时注意休息，防止受凉。
　2）指导患者正确用药。
　3）需做手术的做好手术相关护理。

七、健康指导

1. 讲解盆腔炎性疾病的病因、预防措施，教育患者保持外阴清洁。
2. 增加营养，增强体质，提高抵抗力。
3. 做好月经期、孕期、产褥期的卫生宣教。注意性生活卫生，预防性传播疾病。月经期禁止性生活。
4. 若有生殖道感染应及时接受正规治疗，防止盆腔炎性疾病后遗症的发生。

要点回顾

1. 阴道的自净作用是什么？
2. 滴虫阴道炎、外阴阴道假丝酵母菌病、细菌性阴道病、萎缩性阴道炎的典型白带特点有什么不同？
3. 慢性宫颈炎物理治疗术前的注意事项有哪些？

模拟试题栏——识破命题思路,提升应试能力

一、专业实务

A₁型题

1. 女性生殖系统自然防御机制最重要的是( )
   A. 两侧大阴唇自然合拢　B. 黏液栓堵塞子宫颈管
   C. 阴道前后壁紧贴　　　D. 阴道自净作用
   E. 子宫内膜周期性剥脱

2. 滴虫的特征,错误的是( )
   A. 适合滴虫生存的阴道pH为5.2～6.6
   B. 隐藏在腺体与阴道皱襞中的滴虫能在月经后繁殖
   C. 阴道正常菌群内可有滴虫存在
   D. 滴虫消耗或吞噬阴道细胞内糖原,阻碍乳酸生成
   E. 滴虫可侵入尿道,尿道旁腺及男方尿道、前列腺

3. 关于外阴阴道假丝酵母菌病,错误的是( )
   A. 假丝酵母菌能产生芽生孢子与假菌丝
   B. 假丝酵母菌对热抵抗力强,加热至60℃需4小时才死亡
   C. 对日光、干燥与化学制剂抵抗力较强
   D. 适于假丝酵母菌生长的阴道pH为4.0～4.7
   E. 接受大量雌激素治疗者,易引起假丝酵母菌感染

4. 急性盆腔炎性疾病的病因不包括( )
   A. 经期卫生不良
   B. 流产后感染　　　C. 宫腔内手术操作后感染
   D. 阑尾炎直接蔓延　E. 饮食不洁

A₂型题

5. 某工厂,在女工体检时发现其女工滴虫阴道炎发病率很高,为预防其传播,下列哪项措施是不必要的( )
   A. 积极治疗患者及带虫者
   B. 相互不借用浴巾
   C. 改坐厕为蹲厕
   D. 改盆浴为淋浴
   E. 预防性服用甲硝唑

6. 患者,女性,33岁,因外阴奇痒、分泌物增多就诊,诊断为外阴阴道假丝酵母菌病,护士告知其该病的诱发因素,以下错误的是( )
   A. 糖尿病　　　　　B. 妊娠
   C. 长期应用抗生素　D. 爱穿化纤内衣裤
   E. 使用避孕套避孕

7. 患者,女性,40岁,因肾病综合征使用大剂量激素治疗1个月,近期外阴奇痒,坐立不安,分泌物增多呈豆渣样,门诊诊断为外阴阴道假丝酵母菌病,请

告知该病的传染方式主要是( )
   A. 性交　　　　B. 公共浴池
   C. 游泳池　　　D. 血液传播
   E. 内源性传播

8. 患者,女性,40岁,3个月前因宫颈癌行子宫全切加双附件切除术,术后出现外阴瘙痒伴黄水样白带,门诊诊断为萎缩性阴道炎,关于其萎缩性阴道炎病因正确的是( )
   A. 雌激素水平下降　B. 阴道黏膜变厚
   C. 上皮细胞内糖原含量上升
   D. 阴道内pH下降　　E. 局部抵抗力上升

A₃/A₄型题

（9～11题共用题干）

患者,女性,25岁,某夜总会服务员,近期有多次不洁性生活史,近3日白带增多,伴外阴瘙痒,检查外阴黏膜充血,阴道壁充血,分泌物黄色,中等量,呈稀薄泡沫状,宫颈充血。

9. 该患者患上该病的最可能的传播途径是( )
   A. 性生活　　　B. 公共浴池
   C. 游泳池　　　D. 坐式马桶
   E. 妇科检查器具

10. 此患者应进行的辅助检查是( )
    A. 血常规　　　B. 尿常规
    C. 阴道分泌物细菌培养及药敏试验
    D. 悬滴法阴道分泌物查滴虫
    E. 阴道细胞学检查

11. 该患者行阴道灌洗,哪项药液不能选用( )
    A. 0.1%乙酸　　B. 1%乳酸
    C. 1∶5000高锰酸钾溶液
    D. 碳酸氢钠　　E. 0.5%乙酸

（12、13题共用题干）

患者,女性,28岁,因急性下腹痛伴高热就诊,妇科检查:宫颈充血,有抬举痛。医生初步考虑为急性盆腔炎合并盆腔脓肿。

12. 为确诊盆腔脓肿是否存在,需要进一步做的检查是( )
    A. 血培养　　　　B. 后穹隆穿刺抽出脓液
    C. 尿培养　　　　D. B超
    E. 宫颈分泌物培养

13. 经治疗后患者病情好转出院,护士对该患者进行出院健康指导,在讲解该病的常见病因时,下列说

法不正确的是（　　）

A. 经期卫生不良

B. 产后感染　　　　C. 慢性盆腔炎急性发作

D. 急性肠炎　　　　E. 宫腔手术操作感染引起

二、实践能力

A₁型题

14. 针对外阴炎患者的健康指导，正确的是（　　）

A. 勤清洁外阴，保持局部清洁干燥

B. 平时多用护垫防止分泌物污染内裤

C. 局部瘙痒时鼓励用手搔抓缓解不适

D. 多饮酒，增加局部血液循环

E. 产褥期不要每日清洁外阴，以防着凉

15. 下列针对滴虫阴道炎患者指导措施正确的是（　　）

A. 性生活后行阴道分泌物检查效果更好

B. 哺乳期妇女口服甲硝唑不影响哺乳

C. 2%碳酸氢钠坐浴后阴道用药效果更好

D. 治疗期间禁止进入公共游泳池

E. 性生活不受影响

16. 用碱性溶液冲洗阴道患者见于（　　）

A. 外阴阴道假丝酵母菌病

B. 萎缩性阴道炎　　　C. 滴虫阴道炎

D. 慢性宫颈炎　　　　E. 急性宫颈炎

17. 关于慢性宫颈炎物理疗法治疗中正确的是（　　）

A. 治疗前应肉眼检查排除宫颈癌

B. 物理疗法是目前疗效较好，疗程最短的方法

C. 冷冻疗法术后阴道排液最少

D. 病变较深者物理治疗后需1～2周治愈

E. 除月经期外都可进行治疗

18. 外阴炎患者坐浴时，坐浴的水温宜为（　　）

A.60℃　　　　　　　B.50℃

C.40℃　　　　　　　D.30℃

E.20℃

19. 下列哪项不是滴虫阴道炎的临床表现（　　）

A. 脓性，有泡沫白带

B. 外阴部瘙痒

C. 经期后自觉症状加重

D. 阴道黏膜有散在红色斑点

E. 小阴唇内侧有白色膜状物

A₂型题

20. 患者，女性，30岁，主诉外阴部瘙痒，诊断为外阴炎，医生建议其坐浴，坐浴溶液应选择（　　）

A. 1∶5000高锰酸钾溶液

B. 2%～4%碳酸氢钠溶液

C. 温开水

D. 0.1%呋喃西林溶液

E. 0.9%氯化钠溶液

21. 患者，女性，26岁，因旅游期间未及时清洁外阴而出现外阴炎，护士指导其坐浴的注意事项中不正确的是（　　）

A. 坐浴水温以40℃为宜

B. 每次坐浴20分钟　　C. 每日坐浴2次

D. 坐浴时将整个会阴部浸于浸泡液中

E. 月经期坚持坐浴以增加效果

22. 患者，女性，32岁，患有滴虫阴道炎，准备用自助冲洗器自行进行阴道冲洗，请告知冲洗的乙酸溶液的浓度为（　　）

A. 0.5%　　　　　　　B. 1%

C. 2%　　　　　　　　D. 3%

E. 4%

23. 患者，女性，35岁，患有糖尿病，自诉3日来外阴奇痒，坐卧不安并伴有尿频、尿痛，妇科检查：外阴皮肤有抓痕，阴道黏膜红肿并有白色膜状物，阴道分泌物呈豆腐渣样，其最可能患的疾病为（　　）

A. 外阴阴道假丝酵母菌病

B. 滴虫阴道炎　　　C. 外阴瘙痒症

D. 外阴炎　　　　　E. 前庭大腺脓肿

24. 患者，女性，32岁，因外阴奇痒伴白带增多就诊，检查后诊断为外阴阴道假丝酵母菌病，患者咨询内裤处理方法，下列合适的是（　　）

A. 食醋浸洗　　　　　B. 日光暴晒

C. 煮沸　　　　　　　D. 紫外线消毒

E. 保持干燥

25. 患者，女性，48岁，因胆道感染入院，应用抗生素10日，近1周来外阴瘙痒明显，检查发现阴道黏膜发红，有白色膜状物，擦除后露出红肿黏膜面，最可能的诊断是（　　）

A. 慢性阴道炎　　　　B. 外阴瘙痒症

C. 滴虫阴道炎　　　　D. 外阴阴道假丝酵母菌病

E. 萎缩性阴道炎

26. 某护士在社区进行常见妇科炎症健康教育，针对外阴阴道假丝酵母菌病健康指导说法不正确的是（　　）

A. 内裤应煮沸消毒

B. 孕妇无需治疗，选择剖宫产终止妊娠即可

C. 2%碳酸氢钠坐浴后阴道用药效果更好

D. 治疗期间禁止进入公共游泳池

E. 性伴侣无症状者无需治疗

27. 患者，女性，55岁，因白带增多呈黄水样，门诊诊

断为萎缩性阴道炎,其治疗措施不妥的是( )

A. 用0.5%乙酸阴道灌洗

B. 灌洗后局部用抗生素

C. 口服尼尔雌醇　　D. 阴道涂抹雌激素软膏

E. 乳腺癌患者增加雌激素用量以改善症状

28. 患者,女性,32岁,已婚。因白带增多伴腰酸半年,诊断为慢性宫颈炎,护士应告知她疗效较好、疗程最短的治疗方法是( )

A. 宫颈上药　　　　B. 阴道冲洗

C. 物理疗法　　　　D. 手术治疗

E. 局部用硝酸银

29. 患者,女性,28岁,经妇科检查发现宫颈充血、肿大,有大量脓性白带从宫颈口流出,诊断为急性宫颈炎,其最有效的治疗方法是( )

A. 口服抗生素　　　B. 宫颈切除

C. 物理治疗　　　　D. 子宫切除

E. 外阴擦洗

30. 患者,女性,32岁,因白带增多半年,性生活后出血2次就诊,诊断为宫颈息肉,其治疗下列哪项最合适( )

A. 电熨　　　　　　B. 息肉摘除并送病理学检查

C. 局部消炎　　　　D. 宫颈锥形切除术

E. 微波治疗

31. 患者,女性,28岁,因腹痛伴高热1日入院,诊断为急性盆腔炎,对其采取的处理中,错误的是( )

A. 半卧位休息

B. 补充营养及液体,纠正水电解质紊乱

C. 静脉滴注广谱抗生素

D. 做血培养、宫颈分泌物培养及药敏试验

E. 急性期不能采用手术治疗

32. 患者,女性,20岁,医疗诊断:滴虫阴道炎,向护士咨询疾病相关知识,不正确的健康指导内容是( )

A. 病原体为阴道毛滴虫

B. 可导致不孕

C. 治疗期间禁止性生活

D. 2%～4%碳酸氢钠溶液冲洗阴道后塞入甲硝唑效果更好

E. 连续3次月经干净后复查阴道分泌物中滴虫均为阴性为治愈标准

33. 患者,女性,29岁,患有外阴阴道假丝酵母菌病,指导其自我护理措施中不妥的是( )

A. 每日清洗外阴,内裤煮沸消毒

B. 孕妇积极治疗

C. 无症状性伴侣需治疗

D. 治疗后在月经前复查白带

E. 用2%～4% NaHCO₃液坐浴

34. 患者,女性,65岁,近半个月来阴道流黄水样分泌物,有时带血,经检查排除恶性肿瘤,下列哪种可能性大( )

A. 滴虫阴道炎　　　B. 萎缩性阴道炎

C. 宫颈糜烂　　　　D. 宫颈息肉

E. 子宫内膜炎

35. 患者,女性,30岁,婚后2年未孕,半年来白带增多伴下腹坠痛,诊断为慢性宫颈炎,欲行物理治疗,以下错误的是( )

A. 物理疗法的时间应在月经干净后3～7日内进行

B. 物理疗法是目前治疗效果较好的方法

C. 物理疗法前应先行宫颈刮片细胞学检查

D. 物理治疗后禁止盆浴和性生活2个月

E. 物理疗法治疗后应每日坐浴2次

36. 患者,女性,54岁。白带增多,均匀稀薄,有鱼腥臭味,阴道黏膜无明显充血,阴道pH为5。最可能的诊断是( )

A. 急性淋病　　　　B. 细菌性阴道病

C. 滴虫阴道炎　　　D. 外阴阴道假丝酵母菌病

E. 萎缩性阴道炎

37. 患者,女性,35岁,1年前诊断为盆腔炎性疾病后遗症,近期连续加班工作1周后盆腔炎急性发作,出现下腹痛伴高热,以下说法不正确的是( )

A. 取半卧位卧床休息

B. 给予高蛋白、高热量、高维生素流质、半流质饮食

C. 抗生素治疗为主要治疗手段

D. 可疑脓肿破裂者需立即剖腹探查

E. 增加妇科检查次数以判断病情

38. 患儿,女性,2岁,近3日外阴分泌物增多伴尿频,其保姆被诊断患有淋病。护士针对患儿家属指导不妥的是( )

A. 保持外阴清洁

B. 给患儿穿开裆裤方便清洁外阴

C. 专物专用

D. 注意保持患儿双手清洁,避免搔抓

E. 患儿家长为患儿用药前后注意手的卫生

39. 患者,女性,26岁,已婚,主诉白带增多伴有鱼腥臭味,诊断为细菌性阴道病,护士对其指导,不正确的是( )

A. 治疗期间勤换内裤

B. 避免过频或者无保护的性生活

C. 给予酸性溶液冲洗阴道

D. 孕20周前禁用甲硝唑

E. 用甲硝唑期间可饮酒以增加局部血液循环

A_3/A_4型题

（40、41题共用题干）

患者，女性，26岁，4日前发现会阴部肿块，发热2日而就诊。妇科检查：右侧小阴唇下方有一个约4cm×2cm×3cm 大小的肿块，有波动感，压痛明显，局部皮肤充血。

40. 该患者最可能的诊断（　　）

　　A. 前庭大腺囊肿　　　B. 前庭大腺脓肿

　　C. 外阴炎　　　　　　D. 外阴脂肪瘤

　　E. 外阴癌

41. 针对该患者最关键的处理是（　　）

　　A. 门诊观察

　　B. 按摩会阴部，促进血液循环以利炎症吸收

　　C. 中药局部热敷　　　D. 给予止痛

　　E. 脓肿切开引流并造口

（42～44题共用题干）

患者，女性，35岁，已婚，患有糖尿病，不规律治疗。近半个月来外阴瘙痒明显，严重时坐卧不安，白带呈稠厚的豆腐渣状，检查发现阴道黏膜发红，有白色膜状物。

42. 该患者最可能的诊断是（　　）

　　A. 慢性阴道炎　　　　B. 外阴瘙痒症

　　C. 滴虫阴道炎　　　　D. 外阴阴道假丝酵母菌病

　　E. 萎缩性阴道炎

43. 外阴阴道假丝酵母菌病治疗中，错误的是（　　）

　　A. 内裤、盆及毛巾应开水烫洗

　　B. 用抗真菌药全身用药

　　C. 用抗真菌药局部用药

　　D. 常与糖尿病并发，应同时治疗糖尿病

　　E. 合并妊娠时无需治疗

44. 为其做阴道灌洗时，选择的溶液应是（　　）

　　A. 2%～4%碳酸氢钠　B. 1：5000高锰酸钾

　　C. 0.9%氯化钠　　　　D. 0.2%苯扎溴铵

　　E. 1%乳酸

（45、46题共用题干）

患者，女性，48岁，卵巢癌术后，近几日出现外阴瘙痒，白带增多伴血性，呈淡黄色。

45. 该患者最可能的诊断是（　　）

　　A. 慢性阴道炎　　　　B. 外阴瘙痒症

　　C. 滴虫阴道炎　　　　D. 外阴阴道假丝酵母菌病

E. 萎缩性阴道炎

46. 该患者常用的药液是（　　）

　　A. 1%乳酸　　　　　　B. 2%～4%碳酸氢钠

　　C. 0.1%苯扎溴铵　　　D. 0.1%呋喃西林

　　E. 0.9%氯化钠

（47～49题共用题干）

患者，女性，23岁，白带增多2个月，近日性生活后出血2次就诊，妇科检查：宫颈糜烂样改变，宫体大小正常，双附件未及肿物，无压痛，宫颈刮片巴氏Ⅱ级。

47. 此患者最适宜的治疗是（　　）

　　A. 宫颈锥切术　　　　B. 局部药物治疗

　　C. 全身抗炎　　　　　D. 物理治疗

　　E. 手术切除子宫

48. 上述治疗的最佳时机是（　　）

　　A. 月经来潮前3～7日　B. 月经来潮后3～7日

　　C. 月经结束后3～7日　D. 月经结束后1～2日

　　E. 月经期

49. 关于宫颈炎的护理措施，错误的是（　　）

　　A. 鼓励患者定期做妇科检查

　　B. 做宫颈刮片排除宫颈癌，减轻患者心理负担

　　C. 嘱患者保持外阴清洁

　　D. 治疗期间进行阴道冲洗

　　E. 两次月经干净后复查

（50～52题共用题干）

患者，女性，28岁，已婚，3日前行人工流产术后出现下腹部疼痛，伴有里急后重感。查体：腹部压痛、反跳痛，宫颈举痛。

50. 该患者最可能的诊断为（　　）

　　A. 异位妊娠　　　　　B. 盆腔炎性疾病

　　C. 急性宫颈炎　　　　D. 急性阑尾炎

　　E. 卵巢肿瘤蒂扭转

51. 上述疾病的主要治疗手段是（　　）

　　A. 后穹隆切开引流　　B. 剖腹探查

　　C. 抗生素治疗　　　　D. 阴道灌洗

　　E. 手术切除

52. 该患者宜采取的体位是（　　）

　　A. 平卧位　　　　　　B. 半卧位

　　C. 端坐位　　　　　　D. 俯卧位

　　E. 膀胱截石位

（郑长花）

第12章 生殖内分泌疾病患者的护理

第1节 功能失调性子宫出血

一、概述 功能失调性子宫出血简称功血,是常见的一种妇科疾病。它是由于神经内分泌系统调节紊乱引起的异常子宫出血,而全身及内外生殖器官均*无明显的器质性病变。

二、病因及发病机制 功血常见的诱因有精神紧张、恐惧、环境、气候骤变、过度劳累及其他全身性疾病等。各种因素影响下丘脑-垂体-卵巢轴之间的相互调节,使卵巢功能失调,引起月经紊乱。*青春期无排卵性功血主要由于下丘脑-垂体-卵巢轴之间的调节功能尚未发育成熟,与卵巢间尚未建立稳定的协调关系;围绝经期则主要是卵巢功能衰退,剩余卵泡对垂体促性腺激素反应低下,不能发育成熟而无排卵。

三、分类与临床表现

1. 分类
   - (1)无排卵性功血:此型*最为常见,多见于青春期及围绝经期妇女。
   - (2)排卵性月经失调:多发生于育龄妇女,分为月经过多、黄体功能异常和围排卵期出血。黄体功能异常又分为黄体功能不足和子宫内膜不规则脱落。

2. 临床表现
   - (1)无排卵性功血
     - 1)最常见的症状:*不规则子宫出血,月经紊乱。
     - 2)主要表现:月经周期紊乱,经期长短不一,出血量时多时少。一般无腹痛。出血量多时可继发贫血或休克。
   - (2)排卵性月经失调
     - 1)月经过多:经量增多,但周期规则、经期正常。
     - 2)黄体功能不足:月经周期缩短,月经频发,不易受孕。
     - 3)子宫内膜不规则脱落(黄体萎缩不全):周期正常,但经期延长,长达9~10日,出血量多且淋漓不净。
     - 4)围排卵期出血:排卵期出现规律性阴道流血。

四、辅助检查

1. 妇科检查 生殖器官无器质性病变。

2. 基础体温测定 基础体温测定是测定排卵的简单易行的方法。*有排卵者基础体温呈双相曲线,无排卵者体温始终处于较低水平,呈单相曲线。

3. 诊断性刮宫(简称诊刮) 其目的是止血和明确子宫内膜病理诊断。为确定卵巢排卵和黄体功能,应在经前期或月经来潮6小时内刮宫。不规则阴道流血或大量出血时,可随时刮宫。

4. 宫颈黏液结晶检查 宫颈黏液经前出现羊齿状结晶,提示无排卵。

5. 激素测定 经前测定血清黄体酮值,如果在卵泡期水平则提示无排卵。

6. 宫腔镜检查及阴道脱落细胞涂片检查。

五、治疗要点

1. 无排卵性功血 (1)支持治疗:加强营养,保证休息,预防感染,纠正贫血。

无排卵性功血

青春更年周期乱,经期经量不相同。

单相体温羊齿晶,诊刮宫膜无分泌。

激素止血或刮宫,止血药物宫缩剂。

克罗米芬促排卵,雌孕序贯调周期。

1. 无排卵性功血
- （2）药物治疗
  - 1）★青春期及生育年龄期患者：以止血、调整周期、促排卵为原则。雌孕激素序贯疗法即人工周期法，是调整月经周期的常用方法。
  - 2）★绝经过渡期妇女：以止血、调整周期、减少经量、防止子宫内膜病变为原则。
- （3）手术治疗：如子宫内膜切除术、子宫切除术。

2. 排卵性月经失调 以恢复其卵巢功能为目标。
- （1）黄体功能不足：促进卵泡发育，刺激黄体功能和黄体功能替代。常用药物有雌激素、人绒毛膜促性腺激素和黄体酮。
- （2）子宫内膜不规则脱落：调节下丘脑-垂体-卵巢轴的功能，促进黄体及时萎缩。常用药物有孕激素和人绒毛膜促性腺激素。

六、护理诊断/问题

1. 有感染的危险 与月经量过多、经期延长、贫血及自身抵抗力下降有关。
2. 焦虑 与反复不规则阴道流血、担心病情及预后有关。
3. 知识缺乏：缺乏有关性激素使用的相关知识。

七、护理措施

1. 一般护理
- （1）休息活动指导：卧床休息，避免过度疲劳及剧烈运动。
- （2）饮食指导：补充营养，鼓励进食高蛋白、高维生素及含铁多的食物，如瘦肉、猪肝、鸡蛋、红枣等。

2. 病情观察 观察生命体征、子宫出血量、激素止血效果等。嘱患者保留出血期间使用的会阴垫及内裤，准确估计出血量。

3. 疾病护理
- （1）正确合理使用性激素：准时准量给药，不得随意停服或漏服。药物减量必须按规定在止血后开始，每3日减量1次，每次不超过原剂量的1/3，直至维持量。注意观察性激素的使用效果及不良反应。
- （2）贫血患者的护理：遵医嘱做好配血、输血、止血措施，维持患者正常血容量。
- （3）做好围手术期护理。

4. 预防感染
- （1）做好会阴护理，保持局部清洁，勤换会阴垫和内裤。
- （2）严密观察与感染有关的症状体征，监测白细胞计数和分类。
- （3）出血期间禁止盆浴，可淋浴或擦浴，告诫患者禁止性生活。

5. 心理护理 提供心理支持。

八、健康指导 出院后注意保持外阴清洁，避免盆浴，合理饮食，保证充足睡眠和愉快心情。指导合理用药、定期随访，治疗无效者要进一步检查有无器质性病变。

第2节 闭 经

一、概述

1. 原发性闭经 凡年龄大于15周岁，女性第二性征已发育仍无月经来潮者；或年龄大于13周岁尚无女性第二性征发育，且无月经来潮者。
2. 继发性闭经 以往曾有建立正常月经，但以后因某种病理原因而月经停止6个月或按原来月经周期停经3个周期以上者。

二、病因及发病机制

1. 原发性闭经 较少见，多由遗传原因或先天性发育缺陷引起。
2. 继发性闭经 较多见，病因复杂。下丘脑性闭经最常见，其次为垂体、卵巢、子宫性闭经。

三、临床表现 闭经主要表现为无月经或月经停止，同时出现与疾病相关的症状或体征。

四、辅助检查 辅助检查包括子宫功能、卵巢功能、垂体功能检查，还有染色体检查等。

五、治疗要点

1. 全身治疗及心理治疗 改善全身健康状况及心态。
2. 病因治疗 积极治疗诱发闭经的原发疾病。

3. 激素治疗 以补充体内不足或拮抗其过多,常用性激素及促排卵药物。

4. 手术治疗。

六、护理措施

1. 一般护理及心理护理。

2. 做好性激素用药指导。

3. 解释检查目的及注意事项,取得患者配合。

七、健康指导 指导患者合理用药、定期随访、自我监测及心理调适方法。

第3节 痛 经

一、概述

1. 定义 凡在行经前后或月经期出现下腹疼痛、坠胀,伴腰酸或其他不适,程度较重以致影响工作和生活质量称为痛经。

2. 分类 痛经分为原发性和继发性两类。

二、病因及发病机制 原发性痛经与月经时子宫内膜前列腺素含量增加刺激子宫收缩有关。此外,原发性痛经还受精神、神经因素影响,恐惧、焦虑、精神过度紧张、寒冷刺激、经期剧烈活动等均可引起痛经。无排卵的增生子宫内膜无黄体酮刺激,所含前列腺素很低,故无排卵性功血患者一般不发生痛经。

三、临床表现

1. 症状

(1)下腹疼痛是主要症状,呈阵发性、痉挛性疼痛。

(2)最早出现在经前12小时,行经第1日疼痛最剧烈,持续2~3日缓解。

(3)原发性痛经常见于青少年期,多在初潮后1~2年内发病。

2. 体征 妇科检查无异常发现。

四、辅助检查

1. B超检查 排除继发性痛经。

2. 腹腔镜、宫腔镜检查。

五、治疗要点

1. 重视心理治疗 避免精神刺激或过度疲乏。

2. 对症治疗为主。

3. 药物治疗 可口服避孕药及前列腺素合成酶抑制剂缓解疼痛。

六、护理诊断/问题

1. 疼痛 与月经期子宫痉挛性收缩有关。

2. 恐惧/焦虑 与长期痛经所致的精神过度紧张有关。

3. 睡眠型态紊乱 与经期疼痛有关。

七、护理措施

1. 一般护理

(1)为患者提供心理支持。

(2)介绍月经期的生理卫生知识,嘱患者注意合理休息和充足的睡眠,鼓励摄取足够的营养。

2. 用药和对症护理

(1)症状重者按医嘱给予止痛药、镇静剂,但是经常服用止痛剂的患者,应注意观察有无药物依赖症状。

(2)避孕药治疗适合于要求避孕的痛经妇女。

(3)腹部热敷和进食热的饮料可缓解疼痛。

八、健康指导 进行月经期保健教育,指导患者使用合适的减轻疼痛的非药物方法。

第 4 节　围绝经期综合征

一、概述

1. 绝经综合征　是指妇女绝经前后出现性激素波动或减少,引起的一系列躯体及精神心理症状。
2. 绝经　是指月经完全停止1年以上。分为自然绝经和人工绝经。

二、病因及发病机制

1. 内分泌因素　卵巢功能减退,血中雌、孕激素水平下降,使正常的下丘脑-垂体-卵巢轴之间平衡失调,从而出现一系列自主神经功能失调症状(图12-1)。
2. 神经递质。
3. 种族、遗传因素。

雌激素与更年期的关系

图12-1　雌激素与症状的关系

三、临床表现

1. 近期症状
   - (1)月经改变:主要症状为月经紊乱,表现为月经频发、稀发、不规则子宫出血和闭经。
   - (2)血管舒缩症状:主要表现为潮热,是雌激素降低的特征性症状。夜间或应激状态易促发。
   - (3)自主神经失调症状:心悸、眩晕、头痛、耳鸣、失眠等。
   - (4)精神神经症状:情绪不稳定,表现为抑郁、激动易怒,记忆力减退等。

2. 远期症状
   - (1)泌尿生殖道症状:泌尿生殖道萎缩,表现为阴道干燥、弹性减退、外阴瘙痒、性交疼痛;反复出现泌尿生殖道感染。
   - (2)骨质疏松:雌激素缺乏导致,易发生骨折。
   - (3)阿尔茨海默病。
   - (4)心血管病变:绝经后易发生动脉粥样硬化、心肌梗死、高血压和脑出血。

四、辅助检查

1. 妇科检查　阴道黏膜充血、萎缩,分泌物减少;宫颈、子宫及卵巢萎缩。
2. 实验室检查　性激素检查、心电图检查、超声波、骨密度、血生化检查。

五、治疗要点

1. 一般治疗
   - (1)重视精神心理治疗,建立健康生活方式。
   - (2)预防骨质疏松:补充钙剂、维生素D、降钙素。
   - (3)对症治疗:镇静剂用于改善睡眠;谷维素调节自主神经功能等。

2. *激素补充治疗
   - (1)适用于预防及控制围绝经期的各种症状。
   - (2)禁忌证:妊娠,不明原因的阴道出血,雌激素依赖性肿瘤如乳腺癌、子宫内膜癌、肝胆疾病、血栓性疾病等。
   - (3)主要药物为雌激素,可辅以孕激素。剂量和用药方案要个体化,以最小剂量且有效为佳。

六、护理诊断/问题

1. 焦虑　与内分泌改变、治疗效果不佳、家庭社会环境改变有关。
2. 有感染的危险　与绝经期阴道、膀胱黏膜变薄有关。

围绝经期综合征

潮热多汗易激动,阴道干燥性交痛。

经乱压高骨折易,可服激素与钙剂。

七、护理措施

1. 一般护理
（1）心理护理：告知围绝经期是一个正常的心理阶段。注意患者家属的健康教育，使其理解及支持患者。
（2）饮食指导：多吃富含钙的食物，补充足够的蛋白质，鼓励多晒太阳。

2. 用药和对症护理
（1）指导正确用药：讲解激素治疗的注意事项。
（2）围绝经期异常阴道出血的妇女应取子宫内膜活检排除恶性病变。

八、健康指导 设立护理门诊，提供系统的围绝经期护理咨询、指导和健康教育。提供有关围绝经期妇女生理心理变化的知识，介绍绝经前后减轻症状的方法。

第5节 多囊卵巢综合征

一、概述 多囊卵巢综合征是常见的妇科内分泌疾病，临床上以雄激素过高的临床或生化表现、持续无排卵、卵巢多囊改变为特征，常伴有胰岛素抵抗和肥胖。

二、病因 其病因至今尚未阐明，目前研究认为可能由于某些遗传因素与环境因素相互作用所致。

三、临床表现（图12-2）

1. 月经失调 为最主要症状，多表现为月经稀发或闭经，也可表现为不规则子宫出血。
2. 不孕 因排卵障碍导致。
3. 多毛、痤疮 是高雄激素血症最常见表现。
4. 肥胖 常呈腹部肥胖型，与胰岛素抵抗、雄激素过多等有关。

四、辅助检查

1. 基础体温测定 表现为单相型曲线。
2. B超检查 见卵巢增大，呈"项链征"，连续监测未见卵泡发育及排卵迹象。
3. 诊断性刮宫 在月经前数日或月经来潮6小时内进行，子宫内膜无分泌期变化。
4. 内分泌测定 测量血清雄激素、FSH、LH、雌激素、催乳素水平。
5. 腹腔镜检查。

图12-2 多囊卵巢综合征常见症状

五、治疗要点

1. 调整生活方式 控制饮食及增加运动，以降低体重和缩小腰围。

2. 药物治疗
（1）调节月经周期：合理应用药物对抗雄激素，如口服避孕药、孕激素等。
（2）降低血雄激素水平：糖皮质类固醇、环丙孕酮、螺内酯。
（3）改善胰岛素抵抗：二甲双胍。
（4）诱发排卵：氯米芬、促性腺激素。

要点回顾
1. 无排卵性功血的主要临床表现有哪些？
2. 什么是继发性闭经？
3. 原发性痛经的主要临床表现有哪些？
4. 围绝经期综合征的激素补充治疗有哪些禁忌证？

模拟试题栏——识破命题思路,提升应试能力

一、专业实务

A₁型题

1. 功血是指(　　)
   A. 生育年龄的异常子宫出血
   B. 青春期或围绝经期的异常子宫出血
   C. 生殖器无明显器质性病变的异常子宫出血
   D. 伴有轻度子宫内膜非特异性炎症的子宫出血
   E. 任何年龄的异常子宫出血

2. 最常见的功血类型是(　　)
   A. 黄体功能不全　　B. 子宫内膜脱落不全
   C. 排卵期出血　　　D. 排卵型月经过多
   E. 无排卵性功血

3. 导致功能失调性子宫出血的病因不包括(　　)
   A. 精神紧张　　　　B. 营养不良
   C. 子宫肌瘤　　　　D. 过度劳累
   E. 气候骤变

4. 原发性闭经是指(　　)
   A. 女性年满15岁,女性第二性征已发育月经尚未来潮者
   B. 女性年满17岁,女性第二性征已发育月经尚未来潮者
   C. 女性年满18岁,女性第二性征已发育月经尚未来潮者
   D. 女性年满19岁,女性第二性征已发育月经尚未来潮者
   E. 女性年满16岁,女性第二性征已发育月经尚未来潮者

5. 继发性闭经的病因,最常见的是(　　)
   A. 子宫性闭经　　　B. 卵巢性闭经
   C. 垂体性闭经　　　D. 下丘脑性闭经
   E. 其他原因

6. 有关原发性痛经,错误的说法是(　　)
   A. 多见于未婚或未孕妇女
   B. 月经来潮前数小时即可出现
   C. 生殖器官多有器质性病变
   D. 伴有面色苍白出冷汗
   E. 常发生在有排卵的月经周期

7. 女性围绝经期出现一系列性激素减少所致症状的原因是(　　)
   A. 下丘脑功能衰退　B. 垂体功能衰退
   C. 卵巢功能衰退　　D. 子宫功能衰退
   E. 肾上腺功能衰退

8. 绝经是指(　　)
   A. 月经完全停止1个月以上
   B. 月经完全停止1年以上
   C. 月经完全停止3个月以上
   D. 月经完全停止半年以上
   E. 月经完全停止2年以上

9. 绝经一般发生于什么年龄的妇女(　　)
   A. 40～50岁　　　　B. 45～55岁
   C. 50～55岁　　　　D. 45～60岁
   E. 50～60岁

10. 下列哪个时期出现闭经属于病理性(　　)
    A. 青春期前　　　　B. 妊娠期
    C. 绝经期后　　　　D. 生育期
    E. 哺乳期

11. 多囊卵巢综合征的临床表现与下列哪项激素过高有关(　　)
    A. 雄激素　　　　　B. HCG
    C. 孕激素　　　　　D. FSH
    E. 糖皮质激素

A₂型题

12. 患者,女性,18岁,未婚,14岁初潮,月经周期不规则,2～3个月来潮一次,每次经期达10余日,量多,无痛经。医生诊断为无排卵性功血,该少女发生此病的机制可能是(　　)
    A. 子宫器质性病变
    B. 下丘脑-垂体-卵巢轴尚未发育成熟
    C. 卵巢功能衰退
    D. 黄体功能不足
    E. 闭经

13. 患者,女性,27岁,月经频发,经血量正常,因婚后4年未孕来就诊。妇科检查:子宫后倾,正常大小,双附件无异常,基础体温呈双相型,为进一步明确诊断,建议患者进行诊断性刮宫的时间是(　　)
    A. 月经期第6日　　B. 月经期第5日
    C. 月经前　　　　　D. 月经前第7日
    E. 随时进行

14. 患者,女性,17岁,诉经期腹痛剧烈,于月经来潮时需服镇痛剂卧床休息。平时周期规律,基础体温呈双相。肛查:子宫前倾前屈,稍小,硬度正常,无压痛,两侧附件正常,分泌物白色。本病的影响

因素中错误的是（　　）

A. 精神紧张　　　　B. 经期剧烈运动

C. 寒冷刺激　　　　D. 遗传因素

E. 子宫内膜异位症

15. 患者，女性，50岁，近1年来月经不规律，月经量增多，经期延长，妇科检查无异常发现，血红蛋白90g/L，应做下列哪项处理（　　）

A. 性激素测定　　　B. B超检查

C. 诊断性刮宫　　　D. 药物调整月经周期

E. 雄激素止血

16. 患者，女性，30岁，第一胎产后出血达800ml，产后无乳汁分泌。现产后11个月尚未见月经来潮，自觉畏寒、周身无力，毛发脱落明显。本例属于哪类闭经（　　）

A. 子宫性闭经　　　B. 卵巢性闭经

C. 垂体性闭经　　　D. 下丘脑性闭经

E. 原发性闭经

17. 患者，女性，48岁，近半年来月经紊乱，经量时多时少，医生初步诊断为无排卵性功血，以下何种辅助检查可以确诊（　　）

A. 经前宫颈黏液见椭圆形细胞

B. 基础体温呈双相型

C. B型超声检查可见子宫内膜增厚

D. 经前期诊断性刮宫，病理检查显示增生期子宫内膜

E. 经前期妇科检查，子宫增大、变软

18. 患者，女性，30岁，结婚4年未孕，月经稀发，测基础体温呈单相型，在月经来潮前5日取宫颈黏液检查，结果应是（　　）

A. 典型羊齿状结晶　B. 无结晶形成

C. 典型椭圆体　　　D. 不典型椭圆体

E. 非典型羊齿状结晶与椭圆体共存

19. 患者，女性，35岁，近半年来月经频发，初步诊断为黄体功能不全，经前1日诊刮子宫内膜的变化是（　　）

A. 增生期子宫内膜　B. 分泌期子宫内膜

C. 子宫内膜增生过长 D. 萎缩型子宫内膜

E. 子宫内膜呈现分泌不足

20. 患者，女性，38岁，近来经期延长，经量增大且淋漓不净，初步诊断为子宫内膜不规则脱落，经期第5天诊刮，子宫内膜的变化是（　　）

A. 增生期子宫内膜

B. 子宫内膜增生过长

C. 分泌期子宫内膜

D. 增生与分泌期内膜同时存在

E. 萎缩型子宫内膜

21. 患者，女性，38岁，继发不孕，自然流产2次，月经规律（4～5日/20～23日），经量正常，无痛经，妇科检查无异常，应首先做下列哪项检查协助诊断（　　）

A. 宫颈黏液检查　　B. 血LH/FSH测定

C. B超检查　　　　D. 腹腔镜检查

E. 基础体温测定

22. 患者，女性，36岁，继发不孕，欲测定有无排卵，下列哪项结果表示其卵巢有排卵（　　）

A. 双相型体温

B. 宫颈黏液呈现羊齿状结晶

C. 阴道脱落细胞涂片可见大量角化

D. 增生期子宫内膜

E. 体内雌激素水平含量高

23. 患者，女性，18岁，近半年来出现月经紊乱，经期长短不一，经量时多时少，无腹痛，初步诊断为无排卵性功血，下列哪项结果表示卵巢无排卵（　　）

A. 阴道脱落细胞受孕激素影响

B. 宫颈黏液呈现羊齿状结晶

C. 分泌期子宫内膜

D. 体内孕激素含量呈高值

E. 双相型体温

24. 患者，女性，30岁，既往月经正常，近来1年没有来月经，经检查诊断为"继发性闭经"。关于继发性闭经，正确的是（　　）

A. 18岁未来潮

B. 月经周期建立后，连续停经1个月

C. 月经周期建立后，连续停经1.5个月

D. 月经周期建立后，连续停经2个月

E. 月经周期建立后，连续停经6个月

25. 患者，女性，22岁，肥胖，闭经，拟诊为多囊卵巢综合征。关于多囊卵巢综合征，B超时最明显的阳性体征是（　　）

A. 子宫明显增大

B. 单侧卵巢增大

C. 双侧卵巢增大及项链征

D. 子宫与双侧卵巢均增大

E. 阴毛稀疏

26. 患者，女性，20岁，近来月经紊乱，来院就诊，下列哪项辅助检查不能测定卵巢功能（　　）

A. 基础体温测定　　B. 宫颈黏液结晶检查

C. 阴道脱落细胞涂片 D. 输卵管通畅术

E. 诊断性刮宫术

A_3/A_4 型题

（27、28题共用题干）

患者，女性，48岁，近来月经周期不定，行经2～3日干净，量极少，自感阵发性潮热、心悸、出汗，时有眩晕，妇科检查示子宫稍小，余无特殊。医生诊断为"围绝经期综合征"。

27. 该患者出现一系列症状的根本原因是（　　）

    A. 下丘脑功能衰退　　B. 垂体功能衰退

    C. 卵巢功能衰退　　　D. 子宫功能衰退

    E. 肾上腺功能衰退

28. 关于围绝经期综合征的病理，下列说法错误的是

（　　）

    A. 雌激素的分泌逐渐停止

    B. 卵巢功能逐渐衰退

    C. 垂体分泌的FSH、LH均可升高

    D. 下丘脑分泌促性腺激素释放激素升高

    E. 垂体分泌促性腺激素逐渐下降

二、实践能力

A_1 型题

29. 青春期无排卵性功血的治疗原则是（　　）

    A. 止血、减少月经量

    B. 减少月经量、调整周期

    C. 调整垂体和性腺功能

    D. 止血、调整周期、促排卵

    E. 止血、防止子宫内膜病变

30. 青春期功血止血最有效的药物是（　　）

    A. 雌激素　　　　　B. 孕激素

    C. 绒毛膜促性腺激素　D. 雄激素

    E. 前列腺素

31. 不属于无排卵性功血特点的为（　　）

    A. 多见于育龄妇女　　B. 月经周期紊乱

    C. 经期长短不一　　　D. 出血量多少不等

    E. 出血多者伴贫血

32. 无排卵性功能失调性子宫出血的临床表现不包括

（　　）

    A. 不规则子宫出血

    B. 贫血

    C. 基础体温呈单相型

    D. 经前宫颈黏液出现羊齿植物叶状结晶

    E. 痛经

33. 性激素治疗的护理错误的是（　　）

    A. 严格遵照医嘱按时按量给药

    B. 指导患者正确服药

    C. 需注意肝功能监测

    D. 青春期妇女可以应用雄激素

    E. 围绝经期妇女应慎用雌激素

34. 闭经患者护理措施，哪项是错误的（　　）

    A. 加强营养，增强体质

    B. 保持心情舒畅，正确对待疾病

    C. 指导合理用药

    D. 坚持轻微体育运动

    E. 坚持剧烈长跑运动

35. 原发性痛经的临床特点不包括（　　）

    A. 以下腹疼痛多见

    B. 见于青少年女性

    C. 呈阵发性痉挛性疼痛

    D. 腹部热敷可以缓解疼痛

    E. 经期结束前疼痛最剧烈

36. 围绝经期常见的症状是（　　）

    A. 潮热　　　　　　B. 骨质疏松

    C. 尿失禁　　　　　D. 激动易怒

    E. 月经紊乱

37. 围绝经期常见的临床表现不包括（　　）

    A. 潮热　　　　　　B. 骨质疏松

    C. 阴道分泌物增多　　D. 激动易怒

    E. 月经紊乱

38. 关于功血，以下治疗错误的是（　　）

    A. 黄体功能不全行孕激素替代疗法

    B. 围绝经期功血以调整月经周期，减少血量为原则

    C. 围绝经期功血止血给予大量雌激素

    D. 青春期功血以止血、调整周期、促卵巢功能恢复为原则

    E. 青春期功血调整月经周期给予雌孕激素序贯疗法

A_2 型题

39. 患者，女性，48岁，近1年来月经不规律，经量增多，经期延长，妇科检查无异常发现，血红蛋白80g/L，应予下列哪项处理（　　）

    A. 生殖激素测定　　　B. B超检查

    C. 诊断性刮宫　　　　D. 药物调整月经周期

    E. 雄激素止血

40. 患者，女性，46岁，近1年来月经不规律，月经量增多，经期延长，妇科检查：子宫不大，阴道不规则流血，首先考虑（　　）

    A. 子宫黏膜下肌瘤　　B. 子宫内膜炎

    C. 有排卵性功血　　　D. 无排卵性功血

    E. 盆腔炎

41. 患者，女性，39岁，孕3产1，自然流产后出现月经不规律，8～10/26+日，基础体温呈双相型，月经

第5日刮宫,内膜活检可见部分分泌期子宫内膜,应诊断为(　　)

A. 无排卵型月经　　　B. 黄体功能不全

C. 子宫内膜不规则脱落

D. 正常月经　　　　　E. 不全流产

42. 患者,女性,26岁,月经频发,经血量正常,因婚后3年未孕来就诊,妇科检查:子宫后倾,正常大小,双附件无异常,基础体温呈双相型,最可能的诊断是(　　)

A. 无排卵型功血　　　B. 排卵期出血

C. 黄体功能不全　　　D. 子宫内膜不规则脱落

E. 子宫内膜炎

43. 患者,女性,24岁,结婚3年不孕,月经周期24日,经期正常,经量多,测基础体温曲线高温相为8日,本例考虑为(　　)

A. 无排卵型功能失调性子宫出血

B. 黄体功能不全

C. 子宫内膜不规则脱落

D. 属正常月经周期

E. 排卵型月经过多

44. 患者,女性,18岁,自月经初潮后月经一直不规律,医生考虑为"无排卵性功血",根据月经史,下列哪种情况符合其诊断(　　)

A. 周期正常,月经中期少量出血

B. 周期正常,经期延长,经血量多

C. 周期正常,经血量多

D. 周期紊乱,经期长短不一,经血量时多时少

E. 周期缩短,经血量稀少

45. 患者,女性,35岁,患有功血,因月经过多导致贫血,以下护理错误的是(　　)

A. 加强营养饮食　　　B. 保证充足的睡眠

C. 加强外阴护理　　　D. 高热量饮食

E. 大量快速输血

46. 患者,女性,18岁,月经紊乱,经量增多,诊断为功血,患者护理措施中错误的是(　　)

A. 加强营养　　　　　B. 加强剧烈运动

C. 预防感染　　　　　D. 指导性激素的应用

E. 指导患者复诊

47. 患者,女性,17岁,诉经期腹痛剧烈,于月经来潮时需服镇痛剂并卧床休息。平时周期规律,基础体温呈双相。肛查:子宫前倾前屈,稍小,硬度正常,无压痛,两侧附件正常,分泌物白色。本病最可能的诊断是(　　)

A. 子宫内膜炎　　　　B. 子宫腺肌病

C. 输卵管炎　　　　　D. 子宫肌瘤

E. 痛经

48. 患者,女性,49岁,自述近年月经周期不定,行经2～3日干净,量极少,自感阵发性潮热、心悸、出汗,时有眩晕,妇科检查示子宫稍小,余无特殊。护士应向其宣教哪项疾病的知识(　　)

A. 无排卵性功血　　　B. 围绝经期综合征

C. 黄体萎缩延迟　　　D. 黄体发育不全

E. 神经衰弱

49. 患者,女性,51岁,月经紊乱2年,1年前曾因大量阴道流血住院1周,此次阴道流血近20日,经诊刮子宫内膜为不典型增生过长,最有可能的诊断是(　　)

A. 围绝经期综合征

B. 黄体功能不足

C. 子宫内膜不规则脱落

D. 子宫肌瘤

E. 无排卵性功血

50. 患者,女性,48岁,诊断为功血,在对其护理措施中下列哪项不恰当(　　)

A. 加强外阴护理清洁

B. 保证充足的睡眠

C. 多吃高蛋白、高维生素及含铁丰富的食物

D. 盆浴

E. 禁止使用未消毒器械做阴道检查

51. 患者,女性,46岁,以往月经规律,近2年月经不规律,且月经量增多。本次停经2个月余,出血15日,出血量仍多伴头晕。妇检:宫颈光滑,宫体前位,正常大小,附件未及,阴道内有较多量鲜血和血块。贫血貌。对此患者首选下列何项诊疗措施(　　)

A. 止血药加静脉抗生素

B. 止血药加补充铁剂

C. 大量雌激素止血并支持疗法

D. 诊断性刮宫,支持疗法

E. 大量孕激素并支持疗法

52. 患者,女性,30岁,近期由于工作压力大,频繁出差出现闭经。本例属于哪类闭经(　　)

A. 子宫性闭经　　　　B. 卵巢性闭经

C. 垂体性闭经　　　　D. 下丘脑性闭经

E. 原发性闭经

53. 患者,女性,18岁,未婚,于停经2个月后阴道出血20余日未净,今晨突然晕倒。平素月经周期为10^+日/(2～6)个月。体检:血压为90/60mmHg,脉搏120次/分;肛诊:子宫正常大小,略软,B超宫腔内膜线无

异常,血红蛋白50g/L,考虑此患者出血的最大可能性是(　　)

A. 黄体功能不全　　　B. 子宫内膜脱落不全

C. 无排卵性功血　　　D. 异位妊娠

E. 不全流产

54. 患者,女性,20岁,未婚,闭经。肛查:子宫偏小,附件(−),给予黄体酮10mg肌内注射3日,未见子宫出血,再给己烯雌酚-黄体酮治疗未引起子宫出血,其病变部位为(　　)

A. 脑垂体　　　　　　B. 卵巢

C. 子宫　　　　　　　D. 下丘脑

E. 肾上腺素

55. 患者,女性,51岁,近来月经周期不定,自感阵发性潮热、心悸、出汗,时有眩晕,医生诊断为"围绝经期综合征"。针对该患者,下列护理措施中不妥的是(　　)

A. 告知患者围绝经期是女性正常的生理阶段,消除患者顾虑

B. 围绝经期女性易出现骨质疏松症,告诉患者减少户外活动以防骨折发生

C. 指导患者饮食上注意补充蛋白质和富含钙食物,必要时补充钙剂

D. 指导正确服用激素

E. 有异常阴道出血时鼓励就诊以排除恶性病变

A₃/A₄型题

(56~58题共用题干)

患者,女性,14岁。月经周期25~45日,经期7~15日,量多。贫血貌,基础体温呈单相型,无内外生殖器官质性疾病。

56. 患者应考虑为(　　)

A. 先兆流产　　　　　B. 卵巢性闭经

C. 异位妊娠　　　　　D. 无排卵型功血

E. 黄体萎缩不全所致的出血

57. 该患者合适的治疗是(　　)

A. 诊断性刮宫　　　　B. 子宫切除

C. 静脉用止血药　　　D. 雌孕激素序贯疗法

E. 大剂量孕激素

58. 护理人员进行健康指导时,不妥的说法是(　　)

A. 勤换内裤,保持外阴清洁干燥

B. 多卧床休息

C. 进食高蛋白、高维生素、富含铁剂的食物

D. 严格遵医嘱服药,不得擅自停药

E. 用药期间出现阴道流血是正常现象,无需处理

(59~61题共用题干)

患者,女性,38岁,结婚10年不孕,月经一直不规律,临床考虑为"无排卵性功血"。

59. 根据月经史,下列哪种情况符合其诊断(　　)

A. 周期紊乱,经期长短不一,经血量时多时少

B. 周期正常,经期延长,经血量多

C. 周期正常,经血量多

D. 周期正常,月经中期少量出血

E. 周期缩短,经血量稀少

60. 下列何种辅助检查结果可确定诊断(　　)

A. 基础体温呈双相型

B. 经前宫颈黏液可见椭圆形结晶

C. B超可见子宫内膜线增厚

D. 经前期诊刮,病理示增生期子宫内膜

E. 经前期妇科检查,子宫增大变软

61. 采取何种治疗方法可达到治疗目的(　　)

A. 诊断性刮宫术　　　B. 药物刮宫术

C. 雌激素　　　　　　D. 克罗米芬

E. 大量止血药物

(彭慧蛟)

★ 考点提纲栏——提炼教材精华,突显高频考点 ★

第1节 葡萄胎

一、概述 葡萄胎是指妊娠后胎盘绒毛滋养细胞增生、间质水肿而形成大小不等的水泡,水泡间借蒂相连成串形如葡萄而得名。是一种良性滋养细胞疾病,分为完全性葡萄胎和部分性葡萄胎。

二、病因 年龄<20岁及>35岁妊娠妇女发病率显著升高;既往有葡萄胎妊娠者再次发生率升高;另外,营养因素、感染因素、孕卵异常、细胞遗传等可能与发病有关。

三、病理生理 *病理特点:滋养细胞呈不同程度增生;绒毛间质水肿呈水泡样;间质内胎源性血管稀少或消失。
{ 1. 完全性葡萄胎 水泡状物占满整个宫腔,胚胎或胎儿组织缺失。
{ 2. 部分性葡萄胎 仅部分绒毛呈水泡状,合并胚胎或胎儿组织,胎儿多已死亡或畸形。

四、临床表现(图13-1)

*典型的临床表现是停经后阴道流血和子宫异常增大。

1. 停经后阴道流血 *最常见症状,患者常于停经8~12周左右发生不规则阴道流血,开始量少,逐渐增多,若大血管破裂,可造成大出血和休克;反复出血,可继发贫血和感染。

2. 子宫异常增大、变软 因葡萄胎迅速增长及宫腔内积血,*约半数以上患者的子宫大于停经月份,质地变软。

3. 腹痛 葡萄胎增大迅速,子宫急速扩张,可引起阵发性下腹痛。

4. 卵巢黄素化囊肿 大量hCG刺激卵巢卵泡内膜细胞发生黄素化而造成,常为双侧。一般无症状,发生蒂扭转时可有急性腹痛。

5. 妊娠呕吐及妊娠期 {(1)妊娠呕吐:早、长、重,与hCG的异常升高有关。
   高血压疾病征象。{(2)妊娠高血压疾病:在妊娠24周前出现。

6. 甲状腺功能亢进现象 约7%葡萄胎患者出现轻度甲亢。

五、辅助检查(图13-2)

{ 1. *绒毛膜促性腺激素(hCG) 患者血、尿hCG处于高值范围且持续不降或超出正常妊娠水平。
{ 2. *B超检查 完全性葡萄胎典型超声影像学表现为增大的子宫内无妊娠囊或胎心搏动,宫腔内充满不均质密集状或短条状回声,呈"落雪状",水泡较大则呈"蜂窝状"。
{ 3. 组织学检查 刮出物送病理检查,组织学是葡萄胎的最终诊断依据。

●● 图13-1 葡萄胎的主要症状 ●●

●● 图13-2 诊断葡萄胎的辅助检查 ●●

六、治疗要点

1. 清除葡萄胎组织 ★一经确诊,立即清宫。

2. 子宫切除术 不作为常规,年龄已近绝经、无生育要求的患者,可直接切除子宫,保留附件。

3. 黄素化囊肿的处理 一般能自行消失,不需处理,但发生囊肿扭转应手术。

4. 预防性化疗 对有高危因素或随访困难的患者应考虑预防性化疗。

$$
\left\{
\begin{array}{l}
(1)高危因素 \left\{
\begin{array}{l}
1)年龄>40岁。\\
2)葡萄胎清宫前β-hCG异常升高(>100\ 000U/L)。\\
3)子宫明显大于孕周。\\
4)黄素囊肿>6cm。
\end{array}
\right.\\
(2)药物:氟尿嘧啶(5-FU)、放线菌素D(KSM)等单药化疗。
\end{array}
\right.
$$

七、护理诊断/问题

1. 焦虑 与担心清宫手术及预后有关。

2. 有感染的危险 与长期阴道流血、贫血造成免疫力下降有关。

八、护理措施

1. 心理支持。

2. 严密观察病情 严密观察患者生命体征、阴道出血、腹痛及hCG等情况。

3. 预防感染 保持局部的清洁干燥。

4. ★清宫术的护理
$$
\left\{
\begin{array}{l}
(1)术前:配血、开放静脉、准备好抢救措施。\\
(2)术中:观察患者反应,有无面色苍白、出冷汗、口唇发绀。\\
(3)术后:每次刮宫的刮出物取材送病理检查;会阴部护理。
\end{array}
\right.
$$

5. 预防性化疗的护理 按妇科肿瘤化疗患者护理。

九、健康指导

$$
\left\{
\begin{array}{l}
(1)营养、休息、预防感染。\\
(2)刮宫术后1月禁性生活;随访★1年内避孕,首选避孕措施是避孕套,不选用宫内节育器。\\
(3)做好随访:第一次刮宫后,每周查一次★血、尿hCG(清晨血和尿标本),直至连续3次阴性,以后每月1次,共\\
\quad 6个月,再每2月1次共6个月。★自第一次阴性后共计1年。
\end{array}
\right.
$$

第2节 侵蚀性葡萄胎与绒毛膜癌

一、概述 侵蚀性葡萄胎与绒毛膜癌属于妊娠滋养细胞肿瘤,侵蚀性葡萄胎恶性程度一般不高,大多数仅造成局部侵犯,预后较好。绒癌恶性度高,发生转移早,死亡率高。

二、病因 侵蚀性葡萄胎全部继发于葡萄胎,多继发于葡萄胎排空半年以内。绒毛膜癌可继发于葡萄胎,也可以继发于流产、足月妊娠、异位妊娠等,葡萄胎排空时间间隔越长,绒癌的可能性越大。

三、病理生理 侵蚀性葡萄胎显微镜下可见葡萄胎组织的滋养细胞显著增生和异型性,侵入子宫肌层,有明显出血坏死,★但仍有变性或完好的绒毛结构。绒毛膜癌显微镜下可见滋养细胞高度增生和异型性,广泛侵入子宫肌层,周围大片出血、坏死,★绒毛结构消失。

四、临床表现

$$
\left\{
\begin{array}{l}
1. 无转移滋养细胞肿瘤 ★阴道持续不规则出血;子宫复旧不全或不均匀增大;黄素囊肿持续存在;腹痛;假孕\\
\quad 症状。\\
2. 转移灶表现 ★最常见、最早的转移部位是肺,其次是阴道、盆腔,脑转移较少见。出现肺转移时,患者出现咳\\
\quad 嗽、咯血;阴道转移时,局部出现紫蓝色结节,破溃后则阴道出血;脑转移为主要死因。
\end{array}
\right.
$$

五、辅助检查

$$
\left\{
\begin{array}{l}
(1)测定血清hCG。\\
(2)超声检查、X线、CT检查。\\
(3)组织学检查。
\end{array}
\right.
$$

六、治疗要点 *化疗为主,手术为辅。

七、护理诊断/问题

1. 营养失调 低于机体需要量,与化疗所致消化道反应有关。

2. 自我形象紊乱 与化疗所致头发脱落有关。

3. 有感染的危险 与化疗引起的白细胞减少有关。

八、护理措施

1. 心理支持。

2. 严密观察病情 腹痛,阴道流血,转移症状如咯血等。

3. 配合治疗方案 手术前后护理。

4. 转移灶的护理

（1）肺转移
1）休息,吸氧,取半坐卧位,有利呼吸及痰的排出。
2）遵医嘱给予镇静药物以减轻症状。
3）大咯血时应立即让患者取头低患侧卧位并保持呼吸道通畅,轻击背部,排出积血,配合医师抢救。

（2）阴道转移
1）减少局部刺激,禁做不必要的阴道检查。
2）配血备用。
3）大出血时,取长纱布条压迫。
4）预防感染。

（3）脑转移
1）卧床休息,严密观察"一过性症状"。
2）配合治疗（如用药、诊断检查）。
3）预防并发症:跌倒、吸入性肺炎、压疮等。
4）抽搐、昏迷患者的护理。

5. 化疗的护理

（1）化疗前准备
1）称体重,精确计算药物用量。
2）护士操作应严格无菌技术原则和"三查七对"制度,正确溶解和稀释药物,做到现配现用。
3）合理使用静脉血管并保护。

（2）严密观察病情,观察体温变化,有无活动性出血,有无上腹痛、恶心、腹泻、血尿、皮疹、肢体麻木等症状。

（3）化疗不良反应的护理
1）*白细胞减少的护理:按医嘱定期检测白细胞计数,如低于3.0×10^9/L应与医师联系考虑停药,采取预防感染措施,如低于1.0×10^9/L应考虑停药,遵医嘱应用抗生素、升白细胞药物。
2）消化不良反应的护理:采取有效措施,减少恶心、呕吐症状,化疗前后给予镇吐剂,合理安排用药时间;患者出现恶心、呕吐,及时清理呕吐物,协助漱口,更换污染衣被;嘱患者少量多餐,提供适合口味,清淡的菜,以增加食欲;呕吐严重者应补充液体。
3）口腔溃疡的护理:保持良好的口腔卫生,用生理盐水、硼酸水漱口;口腔溃疡严重者,遵医嘱局部或全身用药;口腔疼痛影响进食时,可在饭前15分钟给予丁卡因喷口腔止痛后进食,进食后漱口并用甲紫、锡类散或冰硼散等局部涂抹;鼓励患者进食促进咽部运动,减少咽部溃疡引起的充血、水肿、结痂。
4）脱发的护理:帮助患者面对自身形象的改变,协助选择假发、帽子等装饰物。

九、健康指导 鼓励患者进食高蛋白、高维生素、易消化的饮食。注意休息,不要过分劳累,有转移灶症状应卧床休息。注意外阴清洁,防止感染,做好避孕。出院后严密随访,至少5年,随访内容同葡萄胎。

随 访

葡萄随访共1年,侵葡绒癌需5年,hCG是关键,可别忘记需避孕。

要点回顾

1. 葡萄胎的主要临床表现是什么?
2. 葡萄胎的辅助检查及治疗原则什么?
3. 侵蚀性葡萄胎及绒癌病理检查如何鉴别?

模拟试题栏——识破命题思路,提升应试能力

一、专业实务

A₁型题

1. 鉴别侵蚀性葡萄胎和绒毛膜癌,正确的是( )
   A. 有黄素囊肿者为侵蚀性葡萄胎
   B. 子宫标本镜下未见绒毛结构,仅能见到成团的滋养细胞者为绒毛膜癌
   C. 侵蚀性葡萄胎都有肺内转移,而绒毛膜癌无肺内转移
   D. 两者发病都可继发于足月产或流产后
   E. 葡萄胎清宫后间隔半年以上者为绒毛膜癌

2. 葡萄胎排出后随访时的辅助检查中,下述哪项是最不需要的( )
   A. 阴道脱落细胞涂片检查
   B. 测血、尿hCG
   C. 盆腔B超
   D. 定期妇科检查
   E. 定期胸部X线摄片

3. 下列与葡萄胎的发病因素无关的是( )
   A. 年龄<20岁妊娠　　B. 年龄>35岁妊娠
   C. 多胎妊娠　　　　　D. 既往有葡萄胎妊娠者
   E. 营养因素、感染因素、孕卵异常、细胞遗传

A₂型题

4. 患者,女性,27岁,停经3个月,不规则阴道流血10天,近日有恶心、频吐,宫底高度平脐,未闻及胎心。下列哪项检查有助于诊断( )
   A. 多普勒检测胎心　　B. 血hCG定性测定
   C. 妇科检查　　　　　D. X线腹部平片
   E. B超检查

5. 患者,女性,40岁,葡萄胎清宫术后1年,近来出现咳嗽、痰中带血,伴胸痛,该患者出现哪个部位的转移( )
   A. 肺　　　　　　　　B. 脑
   C. 阴道　　　　　　　D. 肾
   E. 肝

6. 患者,女性,37岁,孕2产0,因患葡萄胎住院治疗,经清宫后行各项必要化验,均在正常范围,出院后进一步检查正确的是( )

A. 出现异常情况再随诊
B. 定期做阴道细胞涂片检查
C. 定期复查血hCG
D. 定期做脑部CT检查
E. 出院后休息半年可再继续妊娠

7. 患者,女性,25岁,足月妊娠产后出现咳嗽、咯血,确诊为绒毛膜癌,其病理检查结果为( )
   A. 有绒毛结构
   B. 絮花状
   C. 团块状结构
   D. 滋养细胞高度增生和异型,无绒毛结构
   E. 滋养细胞增生

A₃/A₄型题

(8、9题共用题干)

患者,女性,28岁,孕1产0,因患葡萄胎做清宫术,术后随访中hCG下降缓慢,始终未恢复正常。考虑为侵蚀性葡萄胎。

8. 侵蚀性葡萄胎发生时间( )
   A. 葡萄胎清宫后半年内
   B. 葡萄胎清宫后1年内
   C. 葡萄胎清宫半年后
   D. 葡萄胎清宫1年后
   E. 葡萄胎清宫2年内

9. 如要确诊,应选择哪项辅助检查( )
   A. 血hCG测定　　　　B. B超检查
   C. 胸部摄片　　　　　D. CT
   E. 组织学检查

二、实践能力

A₁型题

10. 葡萄胎患者刮宫前,应准备好静脉通路并配血,其理由是( )
    A. 防止刮宫时大出血造成休克
    B. 刮宫中要给药　　C. 刮宫前需要输血
    D. 患者要求　　　　E. 医师建议

11. 在下列症状和体征中不属于葡萄胎临床表现的是( )
    A. 蛋白尿　　　　　　B. 子宫比正常妊娠月份大

C. 停经后阴道流血　　D. 白带增多

E. 卵巢黄素化囊肿

12. 绒毛膜癌的治疗原则是(　　)

A. 手术为主,化疗为辅　B. 化疗为主,手术为辅

C. 手术为主,放疗为辅　D. 放疗为主,手术为辅

E. 放疗为主,化疗为辅

13. 配合对葡萄胎患者行吸宫术,错误的护理是(　　)

A. 在配血、输液下进行　B. 充分扩张宫颈口

C. 选用大号刮匙　　D. 常规使用缩宫素

E. 子宫大于12周孕时,常需吸刮2次

14. 绒癌患者化疗期间出现不良反应时不妥的护理措施是(　　)

A. 严密观察患者的血象变化

B. 严格遵守无菌操作原则进行各项治疗

C. 出现口腔溃疡时应选择局部或全身给药

D. 减少患者进食降低咽部运动,减少咽部溃疡引起的充血、水肿

E. 患者出现恶心、呕吐时,及时清理呕吐物

15. 绒癌患者化疗期间保护皮肤、黏膜的措施中不妥的是(　　)

A. 熟练掌握静脉穿刺技术,提高成功率

B. 选择血管时从远端开始,有计划地穿刺

C. 使用化疗药物时,应先确保静脉穿刺成功后再输注化疗药物

D. 化疗药物如出现外渗应立即停止用药,局部采取封闭疗法

E. 对血管刺激性强的化疗药物外渗时应给予热水袋局部热敷

A₂型题

16. 患者,女性,49岁,因侵蚀性葡萄胎住院治疗,下列哪项属于发生阴道转移时的主要体征为(　　)

A. 阴道黏膜充血水肿　B. 阴道黏膜散在出血点

C. 阴道黏膜溃疡　　D. 阴道黏膜紫蓝色结节

E. 阴道黏膜出现菜花样赘生物

17. 患者,女性,25岁,因绒毛膜癌入院行化疗,化疗前需要准确测量患者体重的理由是(　　)

A. 精确计算药物用量

B. 确定化疗时间

C. 精确计算患者饮食需要量

D. 精确计算补液量

E. 确定化疗的疗效

18. 患者,女性,41岁葡萄胎清宫术后3个月出现不规则阴道出血,病理见子宫肌壁内有水泡样组织,增生的滋养细胞呈团块状,但绒毛结构完整,该患者

的诊断是(　　)

A. 葡萄胎　　　　B. 侵蚀性葡萄胎

C. 绒毛膜癌　　　D. 子宫内膜异位症

E. 子宫内膜炎

19. 患者,女性,49岁,因绒毛膜癌肺转移行化疗,预防患者感染的护理,错误的措施是(　　)

A. 依病情增加测体温的次数

B. 做好口腔护理

C. 关闭门窗,防止患者受凉

D. 保持皮肤清洁,防压疮

E. 白细胞计数降至1.0×10⁹/L以下,限制探视

20. 患者,女性,27岁,葡萄胎刮宫术后5个月,阴道流血不尽,时多时少,血hCG明显高于正常水平,胸部有片状阴影。最可能的诊断是(　　)

A. 再次葡萄胎　　　B. 绒毛膜癌

C. 侵蚀性葡萄胎　　D. 宫外孕

E. 结核

21. 患者,女性,26岁,停经9周,阴道不规则流血2周。拟诊葡萄胎后刮宫术2次,术后阴道继续出血20多天,突然下腹部剧痛,贫血,血压低,脉快,腹部叩诊移动性浊音,子宫界线不清,双侧附件有拳头大囊性包块,胸片双肺有多处小片状阴影。下列哪种可能性大(　　)

A. 输卵管妊娠破裂　B. 卵巢囊肿蒂扭转

C. 侵蚀性葡萄胎子宫穿孔

D. 卵巢肿瘤破裂　　E. 黄体囊肿破裂

22. 患者,女性,27岁,停经7周,阴道不规则流血10日。诊断为葡萄胎,下列哪项症状最不可能出现(　　)

A. 痰中带血　　　　B. 贫血

C. 高血压、蛋白尿、水肿

D. 甲亢　　　　　　E. 频吐

23. 患者,女性,26岁,停经10周,阴道不规则出血15日,尿妊娠试验阳性,B超子宫腔内呈落雪状图像。下列哪项处理是错误的(　　)

A. 立即行清宫术

B. 必要时二次清宫

C. 应取近宫壁的刮出物送检

D. 术后进行预防性子宫切除

E. 术后随访1年

24. 患者,女性,30岁,停经2个月,不规则阴道流血10日,近日有恶心、频吐,宫底高度平脐,未闻及胎心,B超子宫腔内呈落雪状图像。下列处理正确的是(　　)

A. 立即行清宫术,术前常规静脉滴注缩宫素

B. 清宫术前应配血、开放静脉、准备好抢救措施

C. 清宫术后可选用宫内节育器避孕

D. 清宫术后随访观察应自hCG第一次阴性后共计半年

E. 术后常规化疗

25. 患者,女性,27岁,患良性葡萄胎,行清宫术后随访的主要目的是(　　)

　　A. 了解腹痛情况　　　B. 及早发现恶变

　　C. 了解盆腔恢复情况　D. 及早发现妊娠

　　E. 指导避孕

26. 患者,女性,27岁,停经3个月,阴道流血15日,宫底平脐,听不到胎心,扪不到胎体,本例患者确诊后应立即采取的措施是(　　)

　　A. 备血,立即行清宫术

　　B. 输血输液　　　C. 静脉滴注缩宫素

　　D. 子宫切除后化疗　E. 立即化疗

27. 患者,女性,26岁,停经10周,阴道不规则阴道出血15日,诊断为良性葡萄胎,立即行清宫术,患者术后首选的避孕方法是(　　)

　　A. 宫内节育器　　　B. 口服避孕药

　　C. 避孕套　　　　　D. 安全期避孕

　　E. 皮下埋植

28. 患者,女性,25岁,妊娠5个月引产后出现阴道流血、咳嗽、咯血,确诊为绒毛膜癌,对该患者饮食指导正确的是(　　)

　　A. 进食低脂肪、高维生素、易消化的饮食

　　B. 进食高蛋白、低维生素、易消化的饮食

　　C. 进食高热量、高维生素、一般饮食

　　D. 进食高蛋白、高维生素、易消化的饮食

　　E. 进食低蛋白、高维生素、易消化的饮食

29. 患者,女性,26岁,停经12周,阴道不规则流血10余日,量不多暗红色,血中伴有小水泡物。妇科检查:血压150/90mmHg,子宫前倾,如孕4个月大,两侧附件可触到鹅卵大、囊性、活动良好、表面光滑的肿物。本病例最可能的诊断是(　　)

　　A. 双胎妊娠　　　　B. 妊娠合并子宫肌瘤

　　C. 妊娠合并卵巢囊肿　D. 先兆流产

　　E. 葡萄胎

30. 患者,女性,26岁,停经10周,阴道不规则阴道出血15日,诊断为良性葡萄胎,立即行清宫术,下列不妥的护理措施是(　　)

　　A. 术前备血

　　B. 术前开通静脉通路

C. 必要时静脉滴注缩宫素

D. 一边吸宫一边扩宫

E. 刮出物送病理检查

31. 患者,女性,35岁,葡萄胎清宫术后5个月随访期间出现咳嗽、咯血,可能的诊断是(　　)

　　A. 继发侵蚀性葡萄胎并肺转移

　　B. 继发侵蚀性葡萄胎并脑转移

　　C. 继发绒毛膜癌并肺转移

　　D. 继发绒毛膜癌并脑转移

　　E. 继发侵蚀性葡萄胎并肝转移

32. 患者,女性,40岁,绒毛膜癌阴道转移,阴道内壁可见紫蓝色结节,下列哪项护理措施不妥(　　)

　　A. 常规阴道检查

　　B. 配血备用

　　C. 大出血时,取长纱布条压迫

　　D. 按医嘱抗生素预防感染

　　E. 尽量卧床休息

33. 患者,女性,30岁,葡萄胎清宫术后,向她进行随访指导,下列哪项是不正确的(　　)

　　A. 术后坚持做hCG定量测定,每周1次

　　B. 注意月经是否规律

　　C. 定时做妇科检查　D. 严格避孕1年

　　E. 避孕可选择宫内节育器

34. 患者,女性,40岁,绒毛膜癌肺转移大咯血,下列哪项是首要护理措施(　　)

　　A. 吸氧

　　B. 给予镇静剂

　　C. 立即取头低患侧卧位并保持呼吸道通畅,拍背排出积血

　　D. 给予化疗药

　　E. 为患者取半卧位

A₃/A₄型题

(35～38题共用题干)

　　患者,女性,30岁,因停经2个月出现阴道流血就诊,妇科检查:宫颈口闭,子宫4个月妊娠大,质软,尿妊娠试验阳性。考虑为葡萄胎。

35. 葡萄胎确诊后首选的处理方法是(　　)

　　A. 化疗　　　　　　B. 清宫

　　C. 抗生素控制感染　D. 止血

　　E. 放疗

36. 葡萄胎清除后,应对患者随访(　　)

　　A. 1年　　　　　　B. 2年

　　C. 3年　　　　　　D. 4年

　　E. 5年

37. 最重要的随访内容是( )
    A. 盆腔检查　　　B. B超检查
    C. 血、尿hCG测定　D. 血常规
    E. X线胸片

38. 葡萄胎清除术后首选采取的避孕措施为( )
    A. 宫内节育器　　B. 口服紧急避孕药
    C. 安全期避孕　　D. 药物避孕
    E. 避孕套

（39、40题共用题干）

患者,女性,30岁,停经3个月,不规则阴道流血10日,近日有恶心、频吐,宫底高度平脐,未闻胎心,妊娠试验（＋）,B超子宫腔内呈落雪状图像。

39. 最可能的诊断是( )
    A. 双胎妊娠先兆流产 B. 急性羊水过多
    C. 葡萄胎　　　　　D. 子宫肌瘤合并妊娠
    E. 过期流产

40. 其处理哪项是正确的( )
    A. 常规输血
    B. 立即清宫
    C. 术前常规用缩宫素以减少出血
    D. 2周后行第二次刮宫
    E. 抗感染后治疗

（卢洁虹）

考点提纲栏——提炼教材精华,突显高频考点

一、概述

1. 定义   子宫内膜组织(腺体和间质)出现在子宫体以外的部位,称为子宫内膜异位症,简称内异症。
2. 部位   盆腔脏器和壁腹膜多见,以*卵巢、宫骶韧带最常见。
3. 好发年龄   多发生于生育年龄,以25~45岁妇女常见。

二、病因   异位子宫内膜来源至今尚未阐明。

1. 目前主要学说   异位种植学说;体腔上皮化生学说;诱导学说。
2. 可能的发病因素   遗传、免疫、炎症及可引起经血逆流等因素。

三、病理改变

1. 异位子宫内膜随卵巢激素的变化而发生周期性出血,导致纤维组织增生、粘连。
2. 卵巢内异位内膜因反复出血形成囊肿,内含暗褐色陈旧血,称卵巢巧克力囊肿。

四、临床表现

1. 症状
 - (1)痛经:*继发性痛经,进行性加重是典型症状,经期第一天最剧烈。
 - (2)不孕:约40%患者不孕。
 - (3)性生活不适。
 - (4)月经异常:可有经量增多、经期延长或经前、经后少量的出血。
 - (5)其他特殊症状,周期性疼痛、腹痛、腹泻等。

2. 体征
 - (1)子宫多后倾固定,盆腔触痛性结节;附件处不活动囊性包块,有轻压痛。
 - (2)病变累及直肠、阴道,可在阴道后穹隆触及触痛明显或直接看到局部隆起的紫蓝色斑点或结节。

五、辅助检查

1. B超检查   有助于明确病变部位。
*2. 腹腔镜检查   是目前诊断子宫内膜异位症的最佳方法。

子宫内膜异位症
继发痛经是异位,腹腔镜检为最佳。

六、治疗要点   根据患者的年龄、症状、病变部位、分期、病变的活动性、有无生育要求等综合考虑选择治疗方法。主要有期待疗法(每3~6个月随访一次,适用于症状轻,有生育要求的患者)、药物治疗、手术治疗和介入治疗。

七、护理诊断

1. 焦虑   与不孕、病程长及药物副作用有关。
2. 慢性疼痛   与异位内膜出血刺激有关。

八、护理措施

1. 一般护理   做好心理和经期护理。
2. 病情观察   观察疼痛程度、月经异常情况等。
3. 用药护理   遵医嘱指导患者正确使用缓解疼痛药物和性激素类药物,观察药物治疗的效果及副作用。
4. 手术护理   术前进行皮肤准备、阴道准备、肠道准备、饮食准备、配血;术后按妇科手术护理常规护理。

九、健康指导

(1)有规律的体育锻炼,可降低雌激素水平,降低发病危险性。
(2)月经期避免剧烈运动、性生活、妇科检查、盆腔手术操作。

（3）避免多次的子宫腔手术操作。

（4）药物治疗期间，定期复查肝功能，坚持按医嘱用药。

（5）妊娠可以延缓子宫内膜异位症的发生发展。

要点回顾 子宫内膜异位症典型症状有哪些？

模拟试题栏——识破命题思路，提升应试能力

一、专业实务

A₁型题

1. 子宫内膜异位症最常见的侵犯部位是（　　）
   A. 卵巢　　　　　　B. 阴道后穹隆
   C. 宫颈　　　　　　D. 盆腔腹膜
   E. 子宫直肠陷凹

A₂型题

2. 患者，女性，36岁，半年前出现痛经，并进行性加重，为明确诊断，目前临床上选用的最可靠的方法是（　　）
   A. B超检查　　　　B. 诊断性刮宫
   C. 腹腔镜检查　　　D. 妇科检查
   E. 子宫输卵管造影

二、实践能力

A₁型题

3. 子宫内膜异位症病变严重者首选的治疗方法是（　　）
   A. 化疗　　　　　　B. 手术治疗
   C. 放射治疗　　　　D. 内分泌治疗
   E. 免疫治疗

4. 子宫内膜异位症患者最典型的症状是（　　）
   A. 继发性痛经，进行性加重
   B. 月经紊乱　　　　C. 白带增多
   D. 腹部包块　　　　E. 继发性贫血

5. 子宫内膜异位症的健康指导不正确的是（　　）
   A. 经期尽量不做妇科检查
   B. 输卵管通畅试验应于经前3～7日进行
   C. 经期避免剧烈运动
   D. 宫颈管粘连引起经血潴留，及时手术治疗
   E. 多次妊娠、流产、剖宫产为可能诱因

A₂型题

6. 患者，女性，32岁，已婚，未育，继发性痛经。呈进行性加重，腰骶及下腹部疼痛。医生诊断为：子宫内膜异位症，护士指导采取期待治疗，患者随访时间是（　　）
   A. 2个月随访一次　　B. 8个月随访一次
   C. 3～6个月随访一次　D. 1年随访一次
   E. 2年随访一次

7. 患者，女性，36岁，孕1产0，子宫内膜异位症病史1年。患者咨询时，护士解释不正确的是（　　）
   A. 异位内膜具有远处转移和种植的能力，属恶性病变
   B. 输卵管通液或经血潴留引起子宫内膜碎片逆流为可能诱因
   C. 症状轻，随访观察
   D. 性激素治疗至少连续用药6个月
   E. 药物治疗无效，可手术治疗

8. 患者，女性，30岁，有子宫内膜异位症病史，建议她婚后尽早妊娠，这是因为（　　）
   A. 妊娠可暂时阻止疾病发展
   B. 怀孕后病变组织坏死而症状缓解
   C. 母乳喂养婴儿可分散对痛经的注意力
   D. 分娩后人工喂养婴儿可缓解痛经
   E. 怀孕子宫增大可分解粘连而不再痛经

9. 患者，女性，28岁，孕1产0，既往月经规律。2年前人工流产手术后出现痛经并逐渐加重，未避孕而未再孕。妇科检查：子宫后倾固定正常大小，盆腔后部扪及触痛性结节。目前最主要的护理问题是（　　）
   A. 体温过高　　　　B. 营养失调
   C. 焦虑　　　　　　D. 慢性疼痛
   E. 组织完整性受损

A₃/A₄型题

（10、11题共用题干）

患者，女性，31岁，未婚，子宫内膜异位症2年，护士就内异症做了详细的介绍。

10. 患者对内异症的理解哪项是错误的（　　）
    A. 经期避免剧烈运动
    B. 经前禁做输卵管通畅检查
    C. 腹腔镜是治疗内异症最好的方法，可以多做几次
    D. 内异症是良性病变
    E. 口服避孕药可降低内异症的发病风险

11. 目前患者最佳的治疗方法是（　　）
    A. 口服避孕药　　　B. 腹腔镜切除异位病灶
    C. 口服止痛药　　　D. 尽早妊娠
    E. 激素疗法

（彭从霞）

第15章 妇科肿瘤患者的护理

第1节 子宫肌瘤

一、概述 **★子宫肌瘤是子宫平滑肌组织增生而形成的女性生殖系统中最常见的良性肿瘤。**多见于育龄期妇女。

二、病因与分类

1. 病因 子宫肌瘤的发生可能与雌激素水平过高或长期刺激有关(图15-1)。
2. 按肌瘤所在的部位 分为宫体肌瘤(最常见)和宫颈肌瘤。
3. 按肌瘤与子宫肌层的位置 分为★肌壁间肌瘤(最常见)、浆膜下肌瘤和黏膜下肌瘤。

•• 图15-1 子宫肌瘤的诱发因素

三、病理生理

(1)为球形实质性肿瘤,表面光滑,表面有一层假包膜。
(2)肿瘤常见变性有玻璃样变、囊性变、红色变、肉瘤变及钙化。

四、临床表现

1. 月经改变 ★为最常见症状,多见于黏膜下肌瘤,表现为经量增多,经期延长。
2. 下腹部包块 因偶然发现腹部有块状物而就诊。
3. 白带增多 肌壁间肌瘤使宫腔面积增大,腺体分泌物增多,致白带增多。
4. 腹痛、腰酸、下腹坠胀 浆膜下肌瘤发生蒂扭转时出现急性腹痛。
5. 压迫症状 压迫膀胱引起尿频、排尿障碍;压迫直肠引起便秘、排便困难。
6. 不孕或流产。
7. 继发性贫血。
8. 体征 与肌瘤的大小、位置、数目及有无变性有关。妇科检查时子宫不规则增大或均匀性增大,表面可有结节状突起,质硬。

五、辅助检查 ★常用诊断检查方法首选B超,还可用宫腔镜、腹腔镜协助诊断。

六、治疗要点 根据患者年龄、症状、肌瘤大小、生育要求而定,采用保守和手术治疗方法。

七、护理诊断/问题

1. 焦虑 与担心病情、手术、预后及知识缺乏有关。
2. 有感染的危险 与抵抗力降低、白带多、肌瘤靠近宫颈外口致病菌易侵入有关。

八、护理措施

1. 心理护理。
2. 营养支持。
3. 阴道流血 出血多者严密观察生命体征,遵医嘱予止血、补液、抗感染治疗。
4. 协助完成有关检查。
5. 用药的护理 ★熟悉性激素、抗雌激素制剂和促性腺激素释放激素的使用方法及注意事项。
6. 腹部肿块 注意观察肿块大小和症状。

九、健康指导

1. 预防措施 宣传月经的有关知识、正确使用雌激素和定期妇科检查等。
2. 出院指导 加强营养,适当活动,多休息,指导避孕措施。坚持按时药物治疗,按时随访。手术后1个月常规复查。

第2节 子宫颈癌

一、概述 ★子宫颈癌是最常见的妇科恶性肿瘤,年龄分布呈双峰状,易发生在35～39岁和60～64岁。

二、病因 子宫颈癌病因与女性早婚、早育、密产、多产、性生活紊乱、过早性生活;配偶为高危男子;HPV病毒感染(图15-2);经济状况低下、种族和地理因素等因素有关。

◦◦▶ 图15-2 诱发子宫颈癌的病原体 ◦◦

三、发病机制和病理生理

(1)★宫颈癌好发于宫颈外口的鳞-柱上皮交界处,鳞癌最常见(80%～85%)。

(2)转移途径主要通过直接蔓延和淋巴转移,晚期可能发生血行转移。

四、临床表现

1. **症状** 早期无明显症状,随病情发展出现以下表现。

(1)阴道流血:★早期表现为接触性出血,可见性生活后或妇科检查后出血。

(2)阴道排液:白色或血性,稀薄如水样或米泔样,有腥臭味。

(3)晚期癌症状:晚期患者可出现严重腰骶部或坐骨神经痛、下肢水肿,浸润膀胱、直肠可出现相应的症状。长期消耗出现恶病质。

2. **体征** 随着病情发展可呈现不同生长类型,晚期患者病灶有时浸润达盆壁,形成冰冻骨盆。

五、辅助检查

★1.宫颈脱落细胞学检查 是宫颈癌筛查的主要方法:可选用宫颈刮片细胞学检查或薄层液基细胞学检查。

★2.宫颈和宫颈管活组织检查 是确诊宫颈癌最可靠的方法。

六、治疗要点 根据患者的临床分期、年龄和全身情况而定,以手术和放射治疗为主。

七、护理诊断/问题

1. 恐惧 与担心危及生命有关。

2. 疼痛 与肿瘤晚期侵犯或压迫盆腔神经等有关。

3. 低于机体需要量 与疾病消耗等有关。

4. 有感染的危险 与机体抵抗力低、出血、手术、放疗、化疗有关。

宫颈癌的辅助检查
刮片是首选,确认靠活检。

八、护理措施

1. **心理支持** 提供相关疾病知识等。

2. **一般护理** 做好饮食、活动等指导。

3. **手术前后护理**

(1)手术前护理:如果行全子宫切除术,则按妇科开腹手术前护理常规做好术前准备;如果需行子宫颈癌根治性手术,需做好以下准备。

1)★皮肤准备:术前1日备皮,范围是上自剑突下,下至两侧大腿上1/3及会阴部的皮肤,两侧至腋中线,应特别注意脐窝部清洁。

2)配血:宫颈癌根治术常规备800～1000ml血。

3)阴道准备:术前1日用0.2‰碘伏溶液阴道冲洗2次,动作轻柔,防止宫颈出血。术日晨冲洗后宫颈做标记。

4)胃肠道准备:术前3日流食,术前1日禁食。手术前夜行清洁灌肠护理。

5)术日留置尿管。

6)手术前指导:如做胸式呼吸和有效咳痰;在床上练习使用便器;翻身和起床;指导肛门缩舒练习。

7)其他:摘下义齿,首饰等;遵医嘱给予术前药物。

(2)手术后护理

1)观察生命体征、阴道出血、引流管等情况。

2)体位:★全身麻醉者将头偏向一侧;硬膜外麻醉者,去枕平卧6～8小时;蛛网膜下腔麻醉者,应去枕平卧12小时。

3. 手术前后护理

（2）手术后护理

3）留置尿管护理：*留置尿管1~2周。观察尿量、质、色，以判断有无输尿管及膀胱的损伤。期间每日擦洗尿道口及尿管2次，每周更换尿袋。保持尿管通畅，使得尿袋低于尿道口水平，防止逆行感染。拔除尿管当日下午测残余尿量，低于100ml为合格，大于100ml或者患者自己无法自主排尿，需重新留置尿管。

4）观察伤口及护理：观察伤口有无渗血、渗液，伤口疼痛的护理。

5）饮食护理：手术当日禁食，术后1~2日进流质饮食，忌食牛奶，肛门排气以后，改流汁为半流质饮食，再逐步过渡到普食。涉及肠道手术者，禁食至肛门排气后进食流质饮食，再逐步过渡到半流质饮食、普食。

6）出院后1~1.5个月来医院复查。

4. 晚期宫颈癌的对症护理

（1）宫颈癌大出血：及时报告医生，配合抢救，以明胶海绵及纱布条填塞阴道止血。

（2）有大量米汤样或恶臭脓样阴道排液：用1：5000高锰酸钾溶液擦洗会阴和阴道。

（3）持续性腰骶部或腰腿痛者可适当选用止痛剂。

（4）有贫血、感染、消瘦、发热等：应预防肺炎、压疮；按医嘱抗生素治疗。

九、健康指导

1. 保持外生殖器卫生，积极防治阴道或子宫颈的炎症。

2. 防病毒感染：注意锻炼身体，合理饮食，性生活卫生。

3. 定期开展宫颈癌普查普治：每1~2年普查1次，30岁以上妇女普查时应常规做宫颈刮片细胞学检查，做到早发现、早诊断和早治疗。

4. 随访指导：出院后按时随访。

（1）随访时间：第1年内，出院后1个月首次随访，以后每2~3个月复查1次。第2年每3~6个月复查1次。第3~5年，每半年复查1次。第6年开始，每年复查1次。如有不适随时就诊。

（2）随访内容：术后检查、血常规、X线检查，术后半年内禁止性生活。

第 3 节　子宫内膜癌

一、概述　子宫内膜癌（子宫体癌），发生于子宫内膜层，以腺癌为主，癌肿瘤的生长缓慢，发生转移也较晚。老年妇女多见。

二、病因　子宫内膜癌易发生于肥胖、高血压、糖尿病和未婚、不育、少育及绝经延迟的妇女（图15-3）。

三、病理　子宫内膜癌大体分为局限型和弥漫型。病理特点：以腺癌为主。

四、临床表现

1. 阴道流血　*绝经后出现阴道流血为早期典型症状；未绝经者表现为月经紊乱。

2. 阴道排液　黄水样或血水样白带，合并感染则为脓血性，有恶臭味。

3. 晚期症状　疼痛（下腹部、腰骶部）、恶病质等。

4. 妇科检查　早期无明显异常，随着病情发展，子宫增大、质地变软，绝经后子宫不萎缩。

五、辅助检查

1. 分段诊断性刮宫　*确诊子宫内膜癌最可靠的方法。

2. 其他检查　B超检查用于与子宫肌瘤的鉴别，宫腔镜检可直视病变并取活检。

六、治疗原则

（1）根据子宫大小，肌层是否被癌肿浸润，癌细胞分化及转移等情况决定治疗方案。

（2）治疗方法有手术治疗（首选）、放射治疗、药物治疗，根据病情单选或综合应用。

七、护理诊断/问题

1. 焦虑/恐惧　与担心危及生命、预后有关。

2. 低于机体需要量　与疾病消耗等有关。

3. 有感染的危险　与抵抗力降低、阴道出血、手术、放疗、化疗有关。

子宫内膜癌高危人群
3F人群
肥　　　胖　Fat
年龄大于40岁　Forty
不　孕　人　群　Fertility

●● 图15-3　子宫内膜癌的病因 ●●

八、护理措施

1. 心理支持。
2. 治疗护理　对于采用不同治疗方法的患者,实施相应的护理措施。

九、健康指导

1. 中年妇女每年定期防癌检查一次,高危妇女应接受进一步防癌指导。
2. 医生指导下正确使用激素,并加强用药期间的监护和随访。
3. 围绝经期月经紊乱及绝经后不规则阴道流血者,需做诊断性刮宫。
4. 随访指导。术后2年内,每3~6个月1次;第3~5年,每6~12个月复查1次。患者有不适感觉,可随时就诊检查。

第4节　卵巢肿瘤

一、概述　卵巢肿瘤可发生于任何年龄,是女性生殖器常见肿瘤。卵巢恶性肿瘤是女性生殖器三大恶性肿瘤之一(图15-4)。★死亡率居妇科恶性肿瘤首位。

二、病因、组织学分类

1. 病因　可能与遗传、高胆固醇饮食及内分泌因素有关。
2. 组织学分类　上皮性肿瘤、性索间质肿瘤、生殖细胞瘤、脂质细胞瘤、性腺母细胞瘤、非卵巢特异性软组织肿瘤、未分类肿瘤、转移性瘤及瘤样病变。

●●● 图15-4　卵巢癌的年龄因素 ●●●

三、常见卵巢肿瘤的病理改变

1. 卵巢上皮性肿瘤　为最常见卵巢肿瘤。发病年龄为30~60岁,有良性、交界性及恶性之分。
   - (1)卵巢浆液性肿瘤:分为浆液性囊腺瘤(为常见良性肿瘤)、交界性浆液囊腺瘤和浆液性囊腺癌。
   - (2)卵巢黏液性肿瘤:分为黏液性囊腺瘤、交界性黏液性囊腺瘤和黏液性囊腺癌。

2. 卵巢生殖肿瘤　发生于任何年龄,发病率仅次于卵巢上皮性肿瘤,占第2位。
   - (1)畸胎瘤:分为成熟畸胎瘤和未成熟畸胎瘤,前者是最常见的卵巢良性肿瘤,后者则是恶性肿瘤。
   - (2)无性细胞瘤:为恶性,好发于20~30岁妇女。
   - (3)内胚窦瘤:罕见的恶性肿瘤,多见儿童及妇女,产生甲胎蛋白(AFP)。

3. 卵巢性索间质肿瘤。
   - (1)颗粒-间质细胞瘤:分颗粒细胞瘤及卵泡膜细胞瘤。卵泡膜细胞瘤为良性肿瘤,多发生于绝经后,具有内分泌功能,分泌雌激素,有女性化作用。
   - (2)支持-间质细胞瘤:罕见。

四、临床表现

1. 卵巢良、恶性肿瘤的区别见表15-1。

表15-1　卵巢良、恶性肿瘤的区别

分类	卵巢良性肿瘤	卵巢恶性肿瘤
年龄	生育年龄	幼女、青少年、绝经后妇女
病史	病程长、逐渐长大	病程短,长大迅速
体征	单侧多、包膜完整、活动好;囊性、表面光滑,多无腹水	双侧多、固定,实性或囊实性,表面结节状,常伴腹水,多为血性
一般情况	良好,多无不适	晚期出现腹胀、腹痛、腹水,食欲不振消瘦、发热,呈现恶病质
B超	为液性暗区,有间隔光带,边缘清晰	液性暗区内杂乱光团、光点,肿块周界不清
肿瘤标记物	多阴性或低值	常阳性,高水平上升

2. 并发症
- （1）*蒂扭转：卵巢肿瘤最常见的并发症，也是妇科常见的急腹症之一，主要表现为突然发生一侧下腹剧痛，确诊后立即手术切除。
- （2）破裂：分为外伤性破裂和自发性破裂，破裂后引起剧烈腹痛及腹膜刺激征。
- （3）感染：常见于肿瘤蒂扭转和破裂。
- （4）恶变。

五、辅助检查　B超检查是诊断卵巢肿瘤最主要手段。

六、治疗要点
- 1. 良性卵巢肿瘤　确诊后尽早手术。
- 2. 恶性卵巢肿瘤　以手术为主，辅以化疗或放疗。

七、护理诊断/问题
- 1. 焦虑/恐惧　与担心危及生命、预后有关。
- 2. 低于机体需要量　与恶性肿瘤慢性消耗等有关。
- 3. 有感染的危险　与机体抵抗力低、手术等有关。

八、护理措施
1. 心理支持。
2. 手术护理　除按妇科腹部手术患者的护理外，对存在疼痛剧烈且持续时间长及腹胀等患者，应密切观察并进行相应的处理。
3. 卵巢癌并发腹水患者的护理
   - （1）大量腹水宜采取半卧位，吸氧，以减轻呼吸困难。定期测量体重、腹围，记录出入量，以提供治疗依据。
   - （2）做好放腹水的护理配合：术前备好用物。放腹水时，严密观察病情，一次放腹水不超过3000ml，不宜过多，以免腹压骤降引起休克。放完后用腹带包扎腹部。
4. 化疗护理　化疗是治疗卵巢恶性肿瘤的主要辅助手段。早期主要采用静脉化疗3～6个疗程，晚期患者可采取静脉腹腔联合化疗。腹腔化疗患者，配药及治疗时注意做好防护，保持药管局部干燥，防止药液外渗，及时更换敷料。遵医嘱协助患者取好治疗体位，告知禁止随意变动体位。严密观察化疗药物的毒性作用。

九、健康指导
- 1. 康复计划　患者配合。
- 2. 预防宣传　加强高危因素的预防、开展普查普治、做到"三早"。
- 3. 定期随访　术后1年内，每月1次；术后第2年，每3个月1次；术后第3年，每6个月1次；3年以上者，每年1次。

要点回顾
1. 子宫肌瘤常见的症状有哪些？
2. 子宫颈癌的筛查方法及确诊方法是什么？
3. 子宫内膜癌常用有价值的诊断方法是什么？
4. 卵巢肿瘤的并发症有哪些？

模拟试题栏——识破命题思路，提升应试能力

一、专业实务

A₁型题

1. 子宫肌瘤临床分类标准为（　　）
   - A. 按临床症状严重程度分类
   - B. 按查体所见子宫肌瘤大小分类
   - C. 按子宫肌瘤的数目分类
   - D. 按子宫肌瘤与子宫内膜的关系分类
   - E. 按肌瘤与子宫肌层的关系分类

2. 女性生殖器最常见的恶性肿瘤是（　　）
   - A. 子宫颈癌
   - B. 子宫内膜癌
   - C. 输卵管癌
   - D. 绒毛膜癌
   - E. 卵巢癌

3. 恶性卵巢肿瘤的主要转移途径是（　　）
   - A. 直接侵犯和腹腔种植
   - B. 腹腔种植
   - C. 淋巴转移
   - D. 血行转移
   - E. 血行与淋巴转移为主

4. 子宫颈癌最重要的转移途径是(　　)

　　A. 血行转移

　　B. 淋巴转移和血行转移

　　C. 直接蔓延和淋巴转移

　　D. 播散种植

　　E. 淋巴、血行转移为主

5. 子宫肌瘤发病可能的相关因素是(　　)

　　A. 早婚早育,性生活紊乱

　　B. 高血压、糖尿病、肥胖

　　C. 体内雌激素水平过高

　　D. 饮食环境

　　E. 环境因素

6. 确定子宫内膜癌的最可靠依据是(　　)

　　A. 症状

　　B. 体征

　　C. 宫颈刮片

　　D. 分段诊断性刮宫,组织病理学检查

　　E. 经宫颈取宫腔分泌物涂片找癌细胞

A_2型题

7. 患者,女性,58岁,已绝经多年,几个月来常有少量不规则出血,来院检查诊断为子宫内膜癌。下述不是该病特点的是(　　)

　　A. 生长缓慢　　　　B. 转移较晚

　　C. 绝经后妇女多见　　D. 疼痛出现较早

　　E. 预后较好

8. 患者,女性,39岁,医生诊断为:子宫肌瘤,护士告知可能与女性激素刺激子宫肌瘤细胞核分裂,促进肌瘤生长有关,此激素是(　　)

　　A. 雌激素　　　　　B. hca

　　C. 雄激素　　　　　D. 肾上腺素

　　E. 黄体生成素激素

9. 患者,女性,50岁,绝经2年后出现阴道流血已近1个月,查宫颈光滑,子宫饱满,两附件未触及,为明确诊断宜选择(　　)

　　A. 分段诊刮

　　B. 盆腔检查

　　C. 阴道后穹隆涂片细胞学检查

　　D. 宫颈刮片细胞学检查

　　E. 阴道检查后取宫颈活检

10. 患者,女性,30岁。阴道分泌物增多5个月,近1个月出现血性白带,检查宫颈糜烂样改变、触之易出血,子宫正常大小,两侧附件正常。为确诊,要做的检查是(　　)

　　A. 宫颈碘试验　　　　B. 诊断性刮宫

　　C. 宫颈刮片　　　　　D. 宫腔镜检查

　　E. 宫颈活检

11. 患者,女性,57岁,绝经3年,阴道少量不规则出血2个月,经检查诊断为子宫内膜癌,下列哪项不是该病的特点(　　)

　　A. 预后较好

　　B. 常见于绝经后妇女

　　C. 生长缓慢

　　D. 血行转移是主要的转移途径

　　E. 转移较晚

A_3/A_4型题

(12～14题共用题干)

　　患者,女性,47岁,已婚,近3个月性生活后有阴道流血,妇科检查初步考虑宫颈癌。

12. 为确定诊断,首选的辅助检查是(　　)

　　A. 宫腔镜　　　　　B. B超检查

　　C. 宫颈活检　　　　D. 阴道镜

　　E. 腹部X线检查

13. 作为初步筛查,应采取的辅助检查是(　　)

　　A. 白带检查　　　　B. 宫颈刮片

　　C. 诊断性刮宫　　　D. 阴道镜检查

　　E. 腹部X线检查

14. 患者的宫颈涂片细胞检查提示巴氏Ⅱ级是(　　)

　　A. 炎症　　　　　　B. 正常

　　C. 高度可疑癌　　　D. 癌

　　E. 可疑癌

(15～17题共用题干)

　　患者,女性,56岁,绝经8年出现阴道不规则流血。妇检:宫颈光滑,阴道黏膜菲薄,宫体稍大,质软,活动良,附件(—)。

15. 初步诊断宫体癌,最支持诊断的体征为(　　)

　　A. 56岁　　　　　　B. 绝经后阴道不规则流血

　　C. 宫体大　　　　　D. 阴道黏膜菲薄

　　E. 宫颈光滑

16. 为进一步确诊,需做的检查项目是(　　)

　　A. 细致的双合诊　　B. 宫颈细胞学检查

　　C. 分段诊刮　　　　D. 宫颈刮片

　　E. 三合诊

17. 经检查确诊为宫体癌Ⅰ期,首选的治疗是(　　)

　　A. 化学疗法　　　　B. 手术和放射疗法相结合

　　C. 子宫全切术　　　D. 放射疗法

　　E. 孕激素疗法

二、实践能力

A₁型题

18. 子宫内膜癌首选的治疗方法是(　　)
    A. 化疗　　　　　　　B. 手术治疗
    C. 放射治疗　　　　　D. 内分泌治疗
    E. 免疫治疗

19. 妇科下腹部手术的术前护理哪项错误(　　)
    A. 手术消毒范围上界至脐下,下界为耻骨联合,至腋中线
    B. 消毒从手术中心至两侧,再上下部
    C. 消毒液最后消毒脐孔及周围皮肤
    D. 术前一日肥皂水灌肠1~2次
    E. 术前一日进行皮肤准备

20. 子宫内膜癌最典型的临床表现为(　　)
    A. 绝经后不规则阴道流血
    B. 贫血,消瘦,恶病质
    C. 下腹及腰骶部疼痛
    D. 白带稍多伴阴道痒
    E. 下腹部可触及包块

21. 卵巢肿瘤最常见的并发症是(　　)
    A. 囊肿破裂　　　　　B. 感染
    C. 蒂扭转　　　　　　D. 恶性变
    E. 肿瘤远处转移

22. 子宫颈癌最早出现的临床症状为(　　)
    A. 阴道接触性出血
    B. 阴道多量出血
    C. 阴道排出脓性臭味白带
    D. 腰骶部剧痛
    E. 高热、尿频

23. 黏膜下肌瘤最常见的临床表现是(　　)
    A. 下腹包块
    B. 痛经
    C. 月经量增多或经期延长
    D. 白带过多
    E. 腰酸,下腹坠胀

24. 子宫肌瘤继发贫血最常见于(　　)
    A. 浆膜下子宫肌瘤　　B. 黏膜下子宫肌瘤
    C. 肌瘤囊性变性　　　D. 肌瘤红色变性
    E. 肌壁间子宫肌瘤

25. 宫颈癌根治术后可以拔除尿管的时间是术后(　　)
    A. 1~2日　　　　　　B. 3~4日
    C. 6~8日　　　　　　D. 10~14日
    E. 2周以后

A₂型题

26. 患者,女性,36岁。诊断卵巢肿瘤,拟定明天早上手术,今晚突发卵巢肿瘤蒂扭转,其最初典型临床表现是(　　)
    A. 突然发生一侧剧烈腹痛
    B. 可叩出移动性浊音
    C. 白细胞总数明显上升
    D. 频繁呕吐
    E. 发热达39℃

27. 患者,女性,38岁。确诊患有子宫肌瘤,患者定于周四上午在连续硬膜外麻醉下行次全子宫切除术,周三需做的术前准备不包括(　　)
    A. 皮肤准备
    B. 测量生命体征
    C. 抽血做血型及交叉配血试验
    D. 心理护理
    E. 留置尿管

28. 患者,女性,42岁,已婚,因月经周期缩短、经期延长及经量增多1年就诊。查宫颈光滑,宫体如孕3个月大,表面凹凸不平,质硬。恰当的处理办法是(　　)
    A. 随访观察　　　　　B. 雄激素治疗
    C. 肌瘤剔除术　　　　D. 次全子宫切除术
    E. 全子宫切除术

29. 患者,女性,45岁,接触性出血20天,白带米汤样,有恶臭,宫颈呈糜烂样改变,有4cm×3cm的质地脆赘生物,易出血。子宫大小正常,触诊及双附件(-)。最可能的诊断是(　　)
    A. 子宫颈息肉　　　　B. 宫颈糜烂
    C. 子宫颈癌　　　　　D. 子宫颈结核
    E. 宫颈绒癌

30. 患者,女性,60岁,主诉绝经10年之后,重现阴道流血,妇科检查:子宫稍大,较软,附件(-)。首要怀疑的疾病是(　　)
    A. 萎缩性阴道炎　　　B. 卵巢浆液性囊腺瘤
    C. 宫颈糜烂　　　　　D. 子宫内膜癌
    E. 子宫肌瘤

31. 患者,女性,35岁,患"子宫肌瘤"入院,准备在硬膜外阻滞麻醉下做"次全子宫切除术"。在术前1天的准备中,不正确的是(　　)
    A. 皮肤准备
    B. 晚饭减量,进软食,午夜后禁食
    C. 睡前予肥皂水灌肠
    D. 晚上可口服镇静安眠药
    E. 阴道冲洗并在子宫颈、穹隆部涂1%甲紫

32. 患者,女性,40岁,诊断为子宫黏膜下肌瘤继发贫血,血红蛋白60g/L,肌瘤未突出宫口。恰当的处理应为( )
    A. 观察随访　　　B. 大剂量雌激素
    C. 大剂量孕激素　D. 子宫全切除术
    E. 放射治疗

33. 患者,女性,34岁。1年来月经增多,有血块。近2个月伴头晕、眼花。妇检:子宫增大如孕3个月,质硬,表面不平,两侧附件正常。此患者可能患哪种疾病( )
    A. 慢性盆腔炎　　B. 慢性宫颈炎
    C. 子宫肌瘤　　　D. 月经失调
    E. 子宫内膜癌

34. 患者,女性,59岁,绝经6年后出现阴道流血,妇检右侧卵巢增大如鸭卵,子宫内膜病理检查呈腺瘤型增生,应考虑( )
    A. 子宫颈癌　　　B. 子宫内膜癌
    C. 卵巢颗粒细胞瘤　D. 子宫肌瘤
    E. 卵巢囊腺瘤

35. 患者,女性,39岁,因子宫肌瘤行子宫全切术,护士为其进行健康指导,告知患者术后阴道残断肠线吸收可致阴道少量出血,上述现象大约在术后几日出现( )
    A. 1～2日出现　　B. 3～4日出现
    C. 5～6日出现　　D. 7～8日出现
    E. 9～10日出现

36. 患者,女性,43岁,诊断为宫颈癌,行广泛子宫切除术加盆腔淋巴结清扫术,术后对该患者的健康教育,下列哪项是错误的( )
    A. 注意性生活卫生,预防病毒感染
    B. 积极治疗阴道或宫颈的炎症
    C. 定期进行普查,每1～2年普查一次
    D. 术后一年内第1个月进行第一次随访,以后每2～3个月复查一次
    E. 术后3个月内禁止性生活

37. 患者,女性,50岁,子宫肌瘤手术后,护士为其做出院指导时告知患者术后按时随访,首次随访时间是( )
    A. 术后2个月　　B. 术后1个月
    C. 术后6个月　　D. 术后1年
    E. 术后3个月

38. 患者,女性,50岁,不规则阴道流血、流液半年。检查:宫颈为菜花样组织,子宫体大小正常,活动差,考虑为宫颈癌,应作哪项检查( )

    A. 宫颈刮片细胞这检查
    B. 阴道镜检查
    C. 分段诊刮
    D. 宫颈和颈管活组织检查
    E. 碘试验

39. 患者,女性,50岁,诊断为宫颈癌。准备手术,护士为其肠道准备改为无渣饮食,时间应为( )
    A. 术前3日　　　B. 术前2日
    C. 术前4日　　　D. 术前5日
    E. 术前7日

40. 患者,女性,30岁,诊断为卵巢癌,今日手术,术后需保留尿管,护士正确的护理应为( )
    A. 2天擦洗尿道口及尿管1次
    B. 每天擦洗尿道口及尿管3次
    C. 每天擦洗尿道口及尿管2次
    D. 每天擦洗尿道口及尿管4次
    E. 隔天擦洗尿道口及尿管1次

41. 患者,女性,50岁,体检B超发现子宫黏膜下肌瘤,询问护士该肌瘤最常见的临床表现,护士告知( )
    A. 下腹部包块　　B. 不孕
    C. 腰酸　　　　　D. 月经量增多
    E. 白带增多

42. 患者,女性,45岁,诊断为宫颈癌。今日行手术,护士在做饮食指导时告知患者( )
    A. 手术当日流食,次日可以进食半流食
    B. 手术当日禁食,次日可以进流食
    C. 手术当日及次日均禁食
    D. 手术当日禁食,次日可以进流食
    E. 手术后禁食3天,静脉补充能量

A₃/A₄型题

(43～45题共用题干)

患者,女性,62岁。绝经12年,近3个月阴道出血2次,每次持续4天;妇科检查:外阴、阴道无萎缩,宫颈光滑,子宫前位,正常大小,右侧附件区10cm×5cm×3cm的肿物,质地中等,光滑、实性,活动良好,无腹水,全身淋巴结无转移。

43. 最可能的诊断为( )
    A. 子宫内膜癌　　B. 卵巢颗粒细胞瘤
    C. 卵巢无性细胞瘤　D. 卵巢畸胎瘤
    E. 卵巢睾丸母细胞瘤

44. 最恰当的治疗为( )
    A. 全子宫加双附件加大网膜切除术
    B. 全子宫加双附件切除术

C. 右侧附件切除术

D. 放疗为主

E. 化疗加放疗

45. 辅助治疗应加用(　　)

 A. 化疗　　　　　　B. 放疗

 C. 雌激素治疗　　　D. 雄激素治疗

 E. 孕激素治疗

(46、47题共用题干)

 患者,女性,27岁,未婚,否认有性生活史,体检发现左侧卵巢囊肿4年,未予处理。早晨锻炼时突感左下腹剧烈疼痛,伴恶心和呕吐。

46. 该患者最可能的诊断是(　　)

 A. 卵巢囊肿蒂扭转　　B. 异位妊娠

 C. 子宫破裂　　　　　D. 卵巢囊肿恶变

 E. 急性阑尾炎

47. 目前该患者最合适的处理是(　　)

 A. 不予处理,观察病情

 B. 做胃镜明确诊

 C. 若腹痛不缓解需行急诊剖腹探查

 D. 化疗

 E. 给予高蛋白、高维生素易消化清淡饮食

(48~50题共用题干)

 患者,女性,50岁,不规则阴道流血,性生活时亦容易出血,脓血性阴道排液半年。检查:宫颈为菜花样组织,子宫增大,变软,活动差,考虑为宫颈癌。

48. 为确诊宫颈癌,应做哪项检查(　　)

 A. 宫颈刮片细胞学检查

 B. 阴道镜检

 C. 分段诊刮

 D. 宫颈和颈管活组织检查

 E. 碘试验

49. 宫颈癌最常见的早期症状是(　　)

 A. 接触性出血　　　B. 阴道大出血

 C. 绝经后出血　　　D. 血性白带

 E. 阴道水样排液

50. 下列护理措施中哪项不正确(　　)

 A. 鼓励患者树立战胜疾病信心

 B. 疼痛即给予止痛剂

 C. 补充营养增强机体抵抗力

D. 保持外阴清洁

E. 高热可行物理降温

(51、52题共用题干)

 患者,女性,56岁,绝经5年,阴道浆液血性分泌物伴臭味4个月。查宫颈正常大、光滑,子宫稍大稍软。

51. 为确诊选择的辅助检查方法是(　　)

 A. 阴道分泌物细胞学检查

 B. 宫颈刮片检查癌细胞

 C. 碘试验后行子宫镜检查

 D. 分段刮宫组织检查

 E. 宫颈黏液检查

52. 本病例的治疗方针应是(　　)

 A. 手术治疗　　　　　　B. 放射治疗

 C. 化学药物治疗　　　　D. 手术及放射治疗

 E. 手术及化学药物治疗

(53~55题共用题干)

 患者,女性,14岁,无意中扪及右下腹有一块物。今晨排便后突然发生右下腹剧痛伴恶心呕吐,体温37.3℃。检查右下腹部确有一压痛明显肿块,其下极压痛更甚。

53. 该患者最可能的临床诊断是(　　)

 A. 子宫浆膜下肌瘤扭转　B. 盆腔炎包块

 C. 卵巢肿瘤合并感染　　D. 卵巢肿瘤蒂扭转

 E. 卵巢肿瘤破裂

54. 为确诊最有价值的辅助检查方法是(　　)

 A. 检查白细胞总数及分类

 B. 检测血中乳酸脱氢酶值

 C. X线腹部摄片

 D. B超检查盆腹腔

 E. 血常规

55. 一经确诊,最恰当的处理是(　　)

 A. 大剂量抗生素治疗

 B. 抗结核和抗感染治疗

 C. 立即手术

 D. 先抗感染待病情稳定行手术治疗

 E. 化学药物治疗

(李　辉)

第 1 节　子宫脱垂

一、概述　子宫从正常位置沿阴道下降或脱出,当宫颈外口达坐骨棘水平以下,甚至子宫全部脱出阴道口以外,称子宫脱垂。子宫脱垂常伴阴道前后壁膨出。

二、病因

1. ★分娩损伤:是最主要的发病因素。
2. 产后过早从事重体力劳动。
3. 长期腹压增加。
4. 盆底组织松弛。

三、临床表现

1. 症状　轻度患者一般无自觉症状。Ⅱ、Ⅲ度患者主诉有外阴"肿物"脱出,行动不便。

2. 体征　以患者平卧用力向下屏气时子宫下降的程度,★分为3度。

(1) Ⅰ度
　轻型:宫颈外口距处女膜缘<4cm,未达处女膜缘。
　重型:宫颈已达处女膜缘,阴道口可见子宫颈。
(2) Ⅱ度
　轻型:宫颈脱出阴道口,宫体仍在阴道内。
　重型:宫颈及部分宫体脱出阴道口。
(3) Ⅲ度:子宫颈及子宫体全部脱出阴道口外。

四、治疗要点

1. 非手术治疗　使用子宫托;盆底肌肉(肛提肌)锻炼;积极治疗咳嗽、便秘等疾病,改善全身情况等。
2. 手术治疗　适用于保守治疗无效,子宫脱垂Ⅱ度、Ⅲ度,合并直肠阴道膨出者。

五、护理诊断

1. 焦虑　与长期的子宫脱出影响正常生活及担心手术效果有关。
2. 慢性疼痛　与子宫下垂牵拉韧带、宫颈,阴道壁溃疡有关。

六、护理措施

1. 心理护理　讲解疾病知识和预后,协助患者早日康复。

2. 一般护理

(1) 及早就医,及时将脱出物回纳,避免过久的摩擦。病情重,不能回纳者需卧床休息,减少下地活动次数、时间。
(2) 保持外阴部的清洁、干燥,每日使用流动的清水进行外阴冲洗,禁止使用酸性或碱性等刺激性药液。若出现溃疡需遵医嘱于冲洗后涂抹溃疡油;有感染时,需遵医嘱使用抗生素。
(3) 冲洗后嘱患者更换干净的棉制紧内裤,或用清洁的卫生带、丁字带有效地支托下垂的子宫,避免或减少摩擦。
(4) 使用纸垫时需选择吸水性、透气性均佳的用品。
(5) 进食高蛋白、高维生素的饮食,促进溃疡面愈合,增加机体抵抗力。

子宫脱垂患者苦,常见病因是产伤;
临床分度有五型,块物脱出是主诉;
平卧屏气检查准,阴道脱出常相伴;
轻型应用子宫托,重型要把手术做;
手术前后重护理,盆底锻炼要加强;
积极防治慢性病,莫要腹压过度强。

3. 子宫托的使用　选择合适的型号、正确放置子宫托、保持子宫托及阴道的清洁。子宫托应每日早上放入阴道，睡前取出消毒后备用。上托后，分别于第1、3、6个月时到医院检查1次，以后每3～4个月到医院检查1次。

4. 手术前护理　同妇科外阴、阴道手术护理。

七、健康指导

1. 术后要坚持做肛提肌的锻炼，使松弛的盆底组织逐渐恢复张力。

2. 术后一般休息3个月，出院后1个月、3个月时进行复查。

第2节　尿　　瘘

一、概述

1. 定义　尿瘘是指生殖道与泌尿道之间形成异常通道，尿液自阴道排出，不能控制。

*2. 分类　常见的为膀胱阴道瘘和输尿管阴道瘘。

二、病因

*1. 泌尿生殖瘘的病因很多，以产伤最常见。

2. 妇科手术损伤

3. 其他因素：外伤、膀胱结核、晚期生殖泌尿肿瘤等。

三、临床表现

*1. 漏尿（图16-1）　产后或盆腔手术后出现阴道无痛性持续性流液。

2. 外阴瘙痒及疼痛。

3. 尿路感染　患者有尿频、尿急、尿痛等。

四、辅助检查

1. 亚甲蓝试验。

2. 靛胭脂试验。

3. 膀胱镜检查。

4. 排泄性尿路造影。

●● 图16-1　漏尿 ●●

五、治疗要点　根据病因采取手术治疗为主，少数患者可采取保守治疗。手术时间的选择应根据病情，器械损伤所致的新鲜清洁瘘孔一经发现应立即手术修补。坏死型尿瘘或伴感染的应等3～6个月，待炎症消除、瘢痕软化、局部血供恢复正常后再行手术。

六、护理诊断

1. 皮肤完整性受损　与尿液刺激所致外阴皮炎有关。

2. 社交孤独　与长期漏尿，不愿与人交往有关。

3. 自我形象紊乱　与长期漏尿引起精神压力有关。

七、护理措施

1. 心理护理　讲解有关疾病的知识和手术前后的注意事项。

2. 适当体位　应根据患者瘘孔的位置选择体位。

*3. 保证液体入量　应嘱咐患者多饮水，一般每日入量不要少于3000ml，必要时遵医嘱静脉输液。达到稀释尿液、自动冲洗膀胱的目的，减少漏出的尿液对患者皮肤的刺激。

*4. 做好术前准备

（1）按一般外阴、阴道手术术前准备。

（2）协助患者每日用低浓度的消毒液坐浴，常用的有1：5000的高锰酸钾和0.02%碘伏液等。

（3）外阴局部有湿疹的患者，可在坐浴后进行红外线照射治疗，然后涂氧化锌软膏，使局部干燥。按医嘱使用抗生素治疗。

（4）老年妇女和闭经者遵医嘱术前1周开始服用雌激素，或阴道局部应用含雌激素的软膏，以促进术后阴道上皮生长，有利于伤口的愈合。

*5. 术后护理
（1）按一般外阴、阴道术后护理。
（2）应根据患者瘘孔的位置选择体位，膀胱阴道瘘中如瘘孔在膀胱后底部者，应取俯卧位；瘘孔在侧面者应健侧卧位，使瘘孔居于高位。
（3）保留尿管者，应注意保持尿管的通畅，并做好保留尿管患者的护理；一般情况尿管要保留10～14日，拔管后协助患者每1～2小时排尿一次。
（4）术后加强盆底肌肉组织的锻炼，同时预防咳嗽、便秘等使腹压增加的因素及避免增加腹压的动作。

要点回顾
1. 子宫脱垂的分度有哪些？
2. 泌尿生殖瘘的主要病因有哪些？

模拟试题栏——识破命题思路，提升应试能力

一、专业实务

A₁型题

1. 发生尿瘘的原因，其中最常见的是（　　）
   A. 产伤及妇科手术损伤　　B. 长期安放子宫托
   C. 放射性损伤　　　　　　D. 膀胱结核
   E. 感染

2. 以下哪项不是子宫脱垂的病因（　　）
   A. 分娩损伤
   B. 产后过早从事重体力劳动
   C. 长期腹压增加
   D. 盆底组织松弛
   E. 营养不良

3. 有利于尿瘘患者康复的因素是（　　）
   A. 便秘
   B. 慢性咳嗽
   C. 少饮水
   D. 采取瘘孔高于尿液液面的体位
   E. 久蹲

A₂型题

4. 患者，女性，39岁，孕4产3，诊断子宫脱垂。患者向护士咨询导致子宫脱垂的原因，下列哪项是子宫脱垂的主要原因（　　）
   A. 盆底组织先天发育不良
   B. 长期放置子宫托
   C. 慢性咳嗽
   D. 盆腔巨大肿瘤
   E. 分娩损伤

5. 患者，女性，32岁，孕2产2，阴道产钳分娩，软产道裂伤。产后引起尿漏并发症的主要原因是（　　）
   A. 产褥期腹压增加　　B. 无菌技术不严格
   C. 产伤　　　　　　　D. 营养不良

E. 产后没及时排尿

6. 患者，女性，35岁，骑自行车致阴部损伤手术修补后，外阴部出现不自主流液。手术后可能发生的是（　　）
   A. 小阴唇裂伤　　　　B. 尿瘘
   C. 阴道前庭损伤　　　D. 前庭大腺肿大及出血
   E. 阴蒂损伤

二、实践能力

A₁型题

7. 子宫脱垂Ⅰ度轻型是指（　　）
   A. 宫颈外口距处女膜缘<4cm，未达处女膜缘
   B. 宫颈已达处女膜缘，阴道口可见子宫颈
   C. 宫颈脱出阴道口，宫体仍在阴道内
   D. 部分宫体脱出阴道口
   E. 宫颈及宫体全部脱出阴道口外

8. 子宫脱垂Ⅱ度轻型是指（　　）
   A. 宫颈外口距处女膜缘<4cm，未达处女膜缘
   B. 宫颈已达处女膜缘，阴道口可见子宫颈
   C. 宫颈脱出阴道口，宫体仍在阴道内
   D. 部分宫体脱出阴道口
   E. 宫颈及宫体全部脱出阴道口外

9. 子宫脱垂Ⅲ度是指（　　）
   A. 宫颈外口距处女膜缘<4cm，未达处女膜缘
   B. 宫颈已达处女膜缘，阴道口可见子宫颈
   C. 宫颈脱出阴道口，宫体仍在阴道内
   D. 部分宫体脱出阴道口
   E. 宫颈及宫体全部脱出阴道口外

A₂型题

10. 患者，女性，30岁，孕2产2，因急产，阴道严重裂伤行修补术。产后患者大便时间宜控制在术后（　　）
    A. 1日　　　　　　　B. 3日
    C. 5日　　　　　　　D. 7日

E. 9日

11. 患者，女性，32岁，因妇科手术损伤尿道，行尿瘘修补术后，下列哪项护理内容是错误的(　　)

A. 术后第一日可用1∶5000氯已定100ml冲洗阴道

B. 10～14日才能拔除尿管

C. 鼓励患者多饮水，每日饮水1000ml

D. 术后3个月内禁止性交

E. 术后加强盆底肌肉组织的锻炼，同时预防使腹压增加的因素

12. 患者，女性，29岁，产钳分娩损伤尿道，尿瘘修补术后保留导尿管的时间为(　　)

A. 4～5日　　　　　　　B. 6～7日

C. 8～12日　　　　　　D. 10～14日

E. 15～16日

13. 患者，女性，49岁，孕3产1，主诉腰骶部酸痛，有下坠感。妇科检查：患者平躺向下屏气用力，发现宫颈外口在处女膜缘，可回纳。诊断其子宫脱垂为(　　)

A. Ⅰ度轻型　　　　　　B. Ⅰ度重型

C. Ⅱ度轻型　　　　　　D. Ⅱ度重型

E. Ⅲ度

14. 患者，女性，36岁，孕4产3，4年前阴道产钳分娩，诊断Ⅱ度重型子宫脱垂。现入院手术治疗，请问术后应采取的体位是(　　)

A. 头高脚低位　　　　　B. 半卧位

C. 平卧位　　　　　　　D. 侧卧位

E. 胸膝位

15. 患者，女性，25岁，孕1产1，臀位产。患者产后不能自主排尿，有尿液自阴道流出。请问该患者最可能发生了以下哪种并发症(　　)

A. 尿失禁　　　　　　　B. 尿瘘

C. 尿潴留　　　　　　　D. 阴道壁膨出

E. 尿路感染

16. 患者，女性，69岁，子宫Ⅱ度脱垂合并阴道前后壁膨出。行阴道子宫全切术加阴道前后壁修补术。术后护理措施正确的是(　　)

A. 术后3日行盆浴

B. 术后进少渣半流质饮食8日

C. 留置尿管3～5日

D. 术后平卧位1日，次日起半卧位

E. 术后每日测生命体征2次至正常

17. 患者，女性，39岁，孕4产2，主诉腰骶部酸痛，有下坠感。诊断Ⅰ度子宫脱垂。护士在预防子宫脱垂的健康指导中，下列说法错误的是(　　)

A. 积极开展计划生育

B. 提高接生技术

C. 产褥期增加腹压活动

D. 加强营养，增强体质

E. 执行妇女劳保条例

18. 患者，女性，49岁，诉阴道一物脱出5年，查宫颈已脱出至阴道口外，宫体在阴道内，双附件无异常，诊断该患者属子宫脱垂，问程度如何(　　)

A. Ⅰ度轻　　　　　　　B. Ⅰ度重

C. Ⅱ度轻　　　　　　　D. Ⅱ度重

E. Ⅲ度

A_3/A_4型题

(19、20题共用题干)

患者，女性，38岁，孕3产3，2年前产钳分娩，长时间站立、下蹲后腰背酸痛有下坠感，清洗外阴可触及一肿物。妇科检查：可见宫颈已脱出阴道口，宫体仍在阴道内。

19. 该患者应诊断为子宫脱垂几度(　　)

A. 子宫脱垂Ⅰ度轻型　　B. 子宫脱垂Ⅰ度重型

C. 子宫脱垂Ⅱ度轻型　　D. 子宫脱垂Ⅱ度重型

E. 子宫脱垂Ⅲ度

20. 护士指导患者盆底肌肉组织锻炼的方法为(　　)

A. 收缩肛门运动　　　　B. 仰卧起坐

C. 上肢运动　　　　　　D. 下肢运动

E. 俯卧撑

(彭从霞)

第 17 章 不孕症患者的护理

第1节 不 孕 症

一、定义 *生育年龄妇女，未避孕，婚后有正常性生活，同居1年而未怀孕，称为原发不孕。曾有过妊娠，而后未避孕连续1年不孕者称继发性不孕。

二、病因及发病机制 夫妇任何一方或双方，有全身性或性器官疾病者，均能导致不孕（图17-1）。

> **不孕症治疗**
>
> 消除焦虑戒烟酒，生活规律体质增。
> 性交应在排卵期，子宫后位臀抬起。
> 宫口狭窄扩宫颈，发育不良调周期。
> 畸形闭锁施手术，炎症粘连对因治。
> 克罗米芬促排卵，促性腺素高效剂。

●● 图17-1 不孕 ●●

1. 女性不孕因素
　*（1）输卵管因素：占女性不孕因素的1/3。任何影响输卵管功能的病变都可导致不孕。
　*（2）排卵障碍：占不孕的25%~35%。如卵巢病变、下丘脑-垂体-卵巢轴功能紊乱、全身性因素、甲状腺功能亢进、肾上腺功能异常等影响卵巢功能导致不排卵。
　（3）子宫因素：影响精子通过的病变可造成不孕。
　（4）宫颈因素：宫颈狭窄或先天性宫颈发育异常可以影响精子进入宫腔。
　（5）外阴、阴道因素。

2. 男性不孕因素
　（1）精子的数量、结构和功能异常。
　（2）输精管道阻塞及精子运送受阻。
　*（3）免疫因素：男性体内产生对抗自身精子的抗体而致不孕。
　（4）性功能异常。

3. 男女双方因素
　（1）缺乏性生活的基础知识及精神因素。
　（2）免疫因素。

三、辅助检查 *通过检查找出不孕原因是诊断不孕的关键。

1. 男方检查
　（1）全身及外生殖器检查。
　*（2）精液常规检查：正常精液量为2~6ml，pH为7.0~7.8，在室温中放置5~30分钟内完全液化，精子密度（20~200）×10^9/L，精子活率>50%，正常精子占66%~88%。

2. 女方检查
　（1）全身检查及妇科检查。
　（2）*卵巢功能检查：包括排卵监测及黄体功能检查，如基础体温测定、B超监测卵泡发育、基础激素水平测定。
　（3）输卵管通畅检查。
　（4）宫腔镜及腹腔镜检查。
　（5）性生活后精子穿透力试验：上述检查未见异常时进行性生活后试验。每高倍视野内有20个活动精子为正常。

四、治疗要点　*针对不孕症的病因进行处理,根据具体情况选择辅助生殖技术。

五、护理诊断

1. 知识缺乏　缺乏生育与不孕的相关知识。
2. 自尊紊乱　与不孕症诊治过程中繁杂的检查、治疗无效果有关。

六、护理措施

1. 向妇女解释诊断性检查可能引起的不适。
2. 用药指导:教会妇女在月经周期的正确时间服药;及时报告用药的副反应;指导妇女在妊娠后立即停药。
3. 教会妇女提高妊娠的技巧。
4. 讲解人工辅助生殖技术的内容和方法。

第2节　辅助生殖技术

一、定义

(1)*辅助生殖技术也称为医学助孕,包括人工授精、体外授精和胚胎移植、配子输卵管移植以及在这些技术基础上派生的各种新技术。

(2)*人工授精是将精子通过非性交方式注入女性生殖道内,使其受孕的一种技术。按精液来源不同分为丈夫精液人工授精(AIH)和供精者精液人工授精(AID)。

二、并发症

1. 卵巢过度刺激综合征(OHSS)。
2. 多胎妊娠。
3. 流产。

三、护理措施

1. 在用药过程中注意观察病情变化情况,重度OHSS住院患者每4小时测量生命体征,记录出入量,每天测量体重和腹围。注意识别继发于OHSS的严重并发症如卵巢破裂或蒂扭转、肝功能损害、肾功能损害甚至肾衰竭、血栓形成、成人呼吸窘迫综合征等。

2. 对三胎及以上妊娠者,教育其在早期进行选择性胚胎减灭术。加强多胎妊娠产前检查的监护,提前住院观察,足月后尽早终止妊娠。

四、健康指导　教育妇女采取各项预防措施预防自然流产、指导合理用药、避免早产及预防相关疾病等。

要点回顾

1. 常见女性不孕症的原因有哪些?
2. 常见辅助生殖技术有哪些?

模拟试题栏——识破命题思路,提升应试能力

一、专业实务

A₁型题

1. 原发性不孕的定义是(　　)

A. 夫妇同居性生活正常,未避孕2年未受孕者

B. 既往从未有过妊娠史,无避孕而从未妊娠者

C. 夫妇同居性生活正常,虽然第一次婚姻曾生育,此后未避孕2年未受孕者

D. 夫妇同居性生活正常,虽然第一次婚姻曾生育,此后未避孕1年未受孕者

E. 夫妇同居婚后1年未孕,一方有无法纠正的解剖生理缺陷者

2. 属于辅助生殖技术的是(　　)

A. 人工授精　　　　B. 输卵管造影

C. 选择性胚胎减灭术　D. 输卵管通液

E. 输卵管吻合

3. 试管婴儿是指(　　)

A. 经人工授精后出生的婴儿

B. 经体外受精与胚胎移植(IVF-ET)出生的婴儿

C. 在试管内生长的婴儿

D. 经促排卵治疗后怀孕生育的婴儿

E. 所有由辅助生育技术而获得的婴儿

A₂型题

4. 患者，女性，34岁，孕1产0，流产后多年未孕，向护士咨询引起不孕的因素，护士应告知其不孕的病因最常见的是（　　）

　A. 无排卵　　　　　　　B. 输卵管因素

　C. 子宫黏膜下肌瘤　　　D. 宫颈细长，宫颈炎

　E. 子宫内膜异位症

5. 患者，女性，36岁，向护士咨询人工受孕技术，下列不适合选择体外受精与胚胎移植的情况是（　　）

　A. 女性双侧输卵管切除　B. 女性双侧输卵管阻塞

　C. 急性子宫内膜炎　　　D. 男性弱精症

　E. 免疫性不孕

6. 患者，女性，32岁，孕2产2，婚后2年未孕，有正常的性生活，下列有关不孕症的叙述错误的是（　　）

　A. 女性无避孕性生活至少12个月而未孕

　B. 不孕症检查时只需女方检查即可

　C. 女性不孕以输卵管因素最为常见

　D. 治疗原则以对因治疗为主

　E. 指导患者预测排卵期性交可提高受孕概率

7. 患者，女性，26岁，婚后2年未孕，经检查，不孕因素为输卵管轻度粘连，今来医院咨询做输卵管通液术的时间，正确的是（　　）

　A. 月经第2~3日　　　　B. 月经来潮前1日

　C. 排卵期　　　　　　　D. 月经干净后3~7日

　E. 月经来潮第1日

8. 患者，男性，30岁，婚后2年未孕，今日来医院进行精液常规检查，正常精液的特点不包括（　　）

　A. 量为2~6ml

　B. 在室温中放置5~30分钟完全液化

　C. pH为7.0~7.8

　D. 精子数>6000/ml

　E. 正常精子数>80%

9. 患者，女性，28岁，婚后3年未孕，今来医院进行卵巢功能检查，下列哪项不是卵巢功能的检查方法（　　）

　A. 基础体温测定　　　　B. 输卵管通液术

　C. 阴道脱落细胞检查　　D. 激素测定

　E. 宫颈黏液检查

10. 某妇女，23岁，今来医院进行婚检，护士向其解释最易受孕时间，以下哪项是正确的（　　）

　A. 月经第2~3日　　　　B. 月经来潮前1日

　C. 月经来潮第1日　　　D. 月经干净后3~7日

　E. 排卵期

A₃/A₄型题

（11、12题共用题干）

　患者，女性，27岁，婚后3年未孕。16岁初潮，月经正常，经检查为双侧输卵管堵塞。

11. 该患者应选择的助孕技术是（　　）

　A. 丈夫精液人工授精

　B. 供精者精液人工授精

　C. 单精子注射

　D. 配子输卵管内移植

　E. 体外受精和胚胎移植

12. 该患者不孕的因素最可能的是（　　）

　A. 心理压力　　　　　　B. 精神因素

　C. 子宫因素　　　　　　D. 输卵管因素

　E. 免疫因素

（13、14题共用题干）

　患者，女性，27岁，婚后3年未孕。16岁初潮，月经周期1~3个月不等，经期3~5日，量中等，无痛经史。夫妇双方检查示：男方精液常规正常，女方阴道通畅，子宫大小正常，活动度正常，双附件区未扪及明显异常。基础体温呈单相型。

13. 该患者不孕的因素最可能的是（　　）

　A. 子宫因素　　　　　　B. 精神因素

　C. 免疫因素　　　　　　D. 无排卵

　E. 附件炎

14. 不孕症了解有无排卵最简单的方法是（　　）

　A. 诊断性刮宫　　　　　B. 阴道侧壁涂片

　C. 子宫颈黏液检查　　　D. 激素水平测定

　E. 基础体温测定

二、实践能力

A₁型题

15. 教会患者提高妊娠率的技巧以下错误的是（　　）

　A. 戒烟、戒酒注意营养

　B. 在性交前、中、后使用阴道润滑剂

　C. 选择适当的日期性交

　D. 在性交后不要立即如厕

　E. 减轻压力

16. 对应用辅助生殖技术治疗不孕症患者的健康教育，下列错误的是（　　）

　A. 预防流产　　　　　　B. 在预产期前提前结束妊娠

　C. 合理用药　　　　　　D. 预防相关疾病

　E. 减轻心理压力

A₂型题

17. 一对患者夫妇，今来医院咨询，对不孕夫妇做出的

指导,以下不正确的是(　　)

A. 使夫妇双方了解受孕的知识

B. 夫妇双方对不孕都有责任

C. 先从女方开始不孕原因检查

D. 心理因素也可影响受孕

E. 男方不孕仅占30%

18. 患者,女性,30岁,婚后有正常性生活,未避孕,2年未孕,关于指导其服药下列不正确的是(　　)

A. 教会妇女正确的服药时间

B. 指导妇女要长期服药直到分娩

C. 及时报告药物的副反应

D. 指导妇女发生妊娠后立即停药

E. 指导妇女注意药物副反应

19. 患者,女性,31岁,婚后同居3年未孕。夫妇双方前来咨询预测排卵期的方法,若患者既往月经规律,下列哪种方法不可取(　　)

A. 下次月经来潮前14日为排卵期

B. 基础体温测定

C. 子宫颈黏液检查

D. 诊断性刮宫

E. B超检查

20. 一对夫妇,婚后同居4年未孕。若男方精液常规检查正常,女方基础体温呈双相型,为确定病因,女方应做哪项检查(　　)

A. 诊断性刮宫　　　B. 输卵管通畅试验

C. 宫腔镜检查　　　D. 卵巢功能检查

E. 甲状腺功能检查

21. 患者,女性,28岁,妇科检查见宫颈光滑,子宫大小正常,宫旁左侧及后方有粘连及压痛,右侧附件

可扪及。则该患者治疗措施首选(　　)

A. 人工周期　　　　B. 口服促排卵药

C. 宫颈扩张　　　　D. 输卵管通液

E. 肌注黄体酮

22. 患者,女性,29岁,婚后2年未孕,有正常的性生活,向护士咨询人工受孕技术,下列哪项是不适合胚胎移植的情况(　　)

A. 子宫内膜结核　　B. 慢性盆腔炎

C. 输卵管阻塞　　　D. 宫颈肥大

E. 宫颈息肉

A_3/A_4型题

(23、24题共用题干)

患者,女性,30岁,婚后3年未孕,经促排卵治疗后,患者出现腹部胀痛、腹水,经B超检查,卵巢直径明显增大。

23. 该患者诊断可能是(　　)

A. 药物性肝炎

B. 卵巢肿瘤

C. 卵巢过度刺激综合征

D. 异位妊娠

E. 卵巢肿瘤蒂扭转

24. 对于上述病例,下列哪项护理措施是错误的(　　)

A. 每4小时测量生命体征

B. 不必记录出入量

C. 每日测量体重和腹围

D. 注意识别继发的各种并发症

E. 在用药过程中注意观察病情变化

(彭从霞)

第18章 计划生育及妇女保健

第1节 避 孕

一、概述 避孕是用药物、器具等方法使妇女暂时不受孕。常用的避孕方法有:工具避孕和药物避孕。

二、工具避孕 工具避孕是利用器具阻止精子和卵子相结合或通过改变宫腔内环境达到避孕目的的方法。

1.宫内节育器(IUD) IUD避孕是目前我国育龄妇女的*主要避孕措施(表18-1)。

表18-1 宫内节育器的内容要点

种类		①惰性宫内节育器;②活性宫内节育器;带铜宫内节育器、药物缓释宫内节育器
*避孕原理		抑制排卵、干扰着床、铜离子杀精毒胎
宫内节育器放置术	*禁忌证	①月经紊乱:过多过频;②生殖道急、慢性炎症;③生殖器官肿瘤;④宫颈口松弛、子宫脱垂Ⅱ度以上者;⑤子宫畸形;⑥严重全身性疾患;⑦铜过敏者禁止含铜IUD;⑧妊娠或可疑妊娠者;⑨宫腔深度>9cm或<5.5cm者
	*放置时间	①月经干净后3～7日无性生活;②阴道分娩后42日,恶露已干净,子宫复旧正常大小;③剖宫产术后半年放置;④人工流产术后可立即放置;药物流产于2次正常月经后放置;自然流产于转经后放置;⑤哺乳期排除早孕者(图18-1)
	术前准备	①手术器械、敷料;②护士应向受术者介绍避孕机制、手术简要过程及术中配合要求,解除其思想顾虑;③受术者测试体温正常(2次>37.5℃以上暂不放置)、排空膀胱、签手术知情同意书
	术后健康指导	①术后休息3日,1周内避免重体力劳动,禁止性生活和盆浴2周;②3个月内每次行经或排便时注意有无节育器脱出;③术后1、3、6、12个月各复查一次,以后每年一次;④保持外阴清洁、干燥,术后可能有少量阴道流血及腹部轻微不适,如有发热、腹痛、阴道流血较多或有异味分泌物等应随时就诊
宫内节育器取出术	适应证	①绝经过渡期停经1年内;②放置期限已满需更换者;③不良反应严重治疗无效或出现并发症者;④带器妊娠者;⑤计划再生育者;⑥改用其他避孕措施或绝育者;⑦确诊节育器嵌顿或移位者
	*取出时间	①月经干净后3～7日;②阴道出血多者随时取出;③带器妊娠者于人工流产同时取出
	护理要点	*术后休息1日,2周内禁止性生活和盆浴,保持外阴清洁
宫内节育器的并发症及护理	感染	遵医嘱给予抗生素治疗,并取出节育器
	节育器异位	确诊后,应经腹或在腹腔镜下取出
	节育器顿嵌顿或断裂	确诊后及时取出,如取出困难,应在B超、X线直视下或在宫腔镜下取出
	节育器下移或脱落	常发生在放置IUD后1年内,尤其3个月内,常在经期脱落
	带器妊娠	行人工流产终止妊娠

2.阴茎套 也称避孕套,为男性避孕工具,使精液不能进入阴道而达到避孕的目的,既可避孕又能防止性病传播。

三、药物避孕 国内应用的避孕药为人工合成的甾体激素避孕药。具有安全、有效、经济、简便等优点,是育龄妇女采取的主要避孕措施之一。

1. 作用机制 干扰下丘脑-垂体-卵巢轴的正常功能以抑制排卵；干扰受精和受精卵着床。

2. 适应证 凡要求避孕的健康育龄妇女，无禁忌证者均可选用。

3. *禁忌证
  - （1）第一种：①严重心血管病者；②急、慢性肝炎或肾炎；③血液病或血栓性疾病；④内分泌疾病如糖尿病、甲亢患者；⑤子宫肌瘤、乳房肿块、癌前病变、恶性肿瘤患者。
  - （2）第二种：①哺乳期妇女；②产后未满6个月或月经未来潮者；③月经稀少、闭经或年龄>45岁者；④年龄>35岁的吸烟女性。
  - （3）第三种：精神病患者生活不能自理者。

图18-1 哺乳期排除早孕放置节育器

4. *用药注意事项
  - （1）服用短效口服避孕药时不能间断，若漏服必须在12小时内补服。
  - （2）停用长效避孕药时，应在停药后改用短效口服避孕药3个月以免引起月经紊乱。

5. *药物不良反应
  - （1）类早孕反应：轻者一般不需处理，坚持服药数月后可自行消失，重者可予口服维生素B$_6$、甲氧氯普胺等。
  - （2）月经改变：月经规则、经期缩短、经量减少、痛经症状减轻或消失。但也可发生闭经、突破性出血。
  - （3）体重增加、色素沉着：一般不需处理，如症状显著者改用其他避孕措施。

6. 其他避孕方法
  - （1）紧急避孕
    - 1）适应证：无防护的性生活、避孕失败者或遭到性侵后3～5日内，为防止非意愿妊娠而采取的避孕方法。
    - 2）方法：①带铜宫内节育器（放置时间为无防护的性生活后3～5日内）；②紧急避孕药物（一般在无防护的性生活后3日内口服紧急避孕药）。
  - （2）安全期避孕（自然避孕法）：排卵期前后4～5日内为易受孕期，其余时间则不易受孕，被视为安全期。
  - （3）免疫避孕法：利用机体自身免疫机制达到避孕的目的。

第2节 终止妊娠

一、早期妊娠终止方法及护理 妊娠早期采用人工方法终止妊娠称为早期终止妊娠，亦称人工流产。它是*避孕失败的补救措施。可分为手术流产和药物流产两种方式。

1. 手术流产
  - （1）适应证：妊娠14周内自愿要求终止妊娠而无禁忌证者；各种疾病不宜妊娠者。
  - （2）禁忌证
    - 1）生殖器官急性炎症。
    - 2）各种疾病的急性期。
    - 3）全身情况不良，不能耐受手术者。
    - 4）术前相隔4小时测体温2次≥37.5℃者。
  - （3）手术方式
    - 1）负压吸引术：*适用于孕10周以内者。
    - 2）钳刮术：*适用于孕11～14周者。
  - （4）并发症：人工流产综合反应、出血、子宫穿孔、漏吸、吸宫不全、感染、羊水栓塞。
  - （5）护理措施
    - 1）术前介绍手术过程及术中配合要求，解除其思想顾虑。
    - 2）术中严密观察受术者一般情况，对精神紧张者给予安慰；配合医生做好并发症的防治。
    - 3）*术后嘱其在观察室休息1～2小时，注意观察腹痛及阴道流血情况。
  - （6）健康指导
    - 1）保持外阴清洁，*1个月内禁止性生活和盆浴。
    - 2）*吸宫术后休息2周；钳刮术后休息2～4周；1个月后随访；有腹痛或出血多者，应随时就诊。
    - 3）指导合理避孕。
    - 4）告知受术者术后阴道出血应少于月经量，若血量多、出血时间长、腹痛、发热等随时就诊。

2. 药物流产　也称药物抗早孕。目前米非司酮与米索前列醇配伍为最佳方案。

- （1）适应证：*妊娠7周内，B超确定为宫内妊娠，自愿采用药物流产而无禁忌证的健康妇女。
- （2）禁忌证：严重心、肝、肾疾病患者，肾上腺疾病、糖尿病、青光眼、胃肠功能紊乱及其他内分泌疾病等。
- （3）注意事项：药物流产有产后出血时间过长和出血量多等不良反应，用药后应住院留观。若流产失败，应及时行人工流产终止妊娠；不全流产者，需急诊刮宫并给予抗生素预防感染。

二、中期妊娠终止方法及护理　用人工方法终止中期妊娠的方法称为中期妊娠引产。*在妊娠13～14周期间常用钳刮术，妊娠15～24周常用引产术，包括依沙吖啶引产和水囊引产两种。

1. 依沙吖啶引产

- （1）作用机制：依沙吖啶是一种强力杀菌剂。在无菌操作下进行羊膜腔穿刺，将依沙吖啶注入羊膜腔内，使胎儿中毒死亡。成功率一般为90%～100%。
- （2）适应证：妊娠13周至不足28周要求终止而无禁忌证者；母体患严重疾病，不宜继续妊娠者；畸胎等。
- （3）禁忌证：严重的全身性疾病；术前24小时内，相隔4小时测体温2次超过37.5℃；各种炎症感染；前置胎盘；对依沙吖啶过敏者。
- （4）术前准备
  - 1）用物准备。
  - 2）孕妇准备：①身心评估；②协助完成各项常规辅助检查；③术前3日禁止性生活，每日冲洗阴道1次；④排空膀胱，送至手术室。
- （5）术中注意事项
  - 1）给药量：一般剂量为50～100mg，不要超过100mg。
  - 2）宫腔内羊膜腔外注药，必须稀释，浓度不能超过0.4%。
  - 3）穿刺针如向外溢血或抽出血液时应向深部进针或向后退针，如仍有血，则应更换穿刺部位。
  - 4）严格无菌操作。
- （6）护理措施
  - 1）心理护理。
  - 2）穿刺过程中，*注意观察孕妇有无呼吸困难、发绀等羊水栓塞症状。
  - 3）*用药后应定时测量生命体征，严密观察并记录宫缩、胎心、胎动消失时间及阴道流血等情况。
  - 4）引产期间，孕妇应*尽量卧床休息，防止突然破水。
  - 5）按正常分娩接生，产后仔细检查胎盘胎膜是否完整，有无软产道裂伤，胎盘胎膜排出后常规行清宫术。注意观察产后宫缩、阴道流血、排尿情况及有无感染征象。
  - 6）*若用药5日后仍未临产者即为引产失败，通报医师及家属，协商再次给药或改用其他方法。
- （7）健康指导
  - 1）产后立刻采取退奶措施。
  - 2）术后1个月内禁止性生活及盆浴，并为其提供避孕指导。

2. 水囊引产

- （1）作用机制：是将消毒后的水囊置于子宫壁和胎膜之间，囊内注入一定量的生理盐水，使子宫膨胀，宫内压力增高，激发宫缩，促使妊娠物排出。成功率为90%。
- （2）适应证：中期妊娠要求终止而无禁忌证者；因患各种疾病不宜妊娠者。
- （3）禁忌证：同依沙吖啶引产，还包括子宫瘢痕、宫颈或子宫发育不良、前置胎盘者。
- （4）术前准备：受术者的准备及器械、敷料准备同依沙吖啶引产。
- （5）操作步骤
  - 1）孕妇排尿后取膀胱截石位，常规消毒、铺巾。
  - 2）暴露宫颈，消毒宫颈、阴道，并用扩宫器扩张宫颈达8～10号。
  - 3）用敷料镊将水囊送入子宫腔，直到整个水囊全部放入。
  - 4）缓慢注入300～500ml生理盐水并加入数滴亚甲蓝以利识别羊水或注射液，折叠导尿管，扎紧后放入阴道穹隆部。
  - 5）取水囊：出现规律宫缩时即取出水囊。一般无论有无宫缩，*水囊放置时间最长不应超过48小时。

2. 水囊引产 （6）注意事项
- 1）★放置时不得触碰阴道壁,放置后尽量卧床休息。
- 2）★水囊引产失败后,取出水囊,休息72小时,改用其他方法终止妊娠。
- 3）如有体温超过38℃、畏寒等不适,立即取出水囊,遵医嘱给予足量抗生素。

终止妊娠的方法及适用时间

7周以内药物流产（米非司酮＋米索前列醇）,小于10周负压吸引术,11～14周钳刮术,15～24周引产（依沙吖啶、水囊）。

第3节　绝　育

绝育是用手术或药物的方法使妇女达到永久不生育的目的。女性绝育的主要方法是输卵管绝育术,可选经腹输卵管绝育术或经腹腔镜输卵管绝育术。

一、经腹输卵管绝育术

1. 适应证
- （1）已婚妇女,夫妇双方同意,要求手术而无禁忌证者。
- （2）患有严重的全身性疾病不宜生育者。
- （3）患有严重的遗传性疾病及精神分裂症不允许生育者。

2. 禁忌证
- （1）各种疾病的急性期,全身健康情况不良,不能胜任手术者。
- （2）腹部皮肤感染、内外生殖器炎症。
- （3）患有严重的神经衰弱或神经官能症者。
- （4）24小时内2次体温达到或超过37.5℃者。

3. 手术时间：（1）★月经干净后3～7日内;正常分娩后48小时内;哺乳期或闭经妇女应排除妊娠后（图18-2）。

图18-2　非怀孕妇女绝育手术时间

4. 术前准备
- （1）进行全面身心评估,协助医生完成各项常规辅助检查。
- （2）详细询问病史,严格掌握手术适应证及禁忌证。
- （3）排空膀胱,测量生命体征。
- （4）按妇科腹部手术要求准备皮肤,做普鲁卡因皮试。
- （5）术前一餐禁食。

5. 护理措施
- （1）协助医师选择恰当的手术时间,做好术前准备。
- （2）术后嘱其平卧位休息,密切观察血压、脉搏、腹痛情况及有无内出血征象。
- （3）注意观察伤口有无渗血,保持伤口敷料清洁、干燥,以免感染。

6. 健康指导
- （1）鼓励患者术后卧床4～6小时后可起床活动,促进身体康复。
- （2）出院后休息3～4周,1个月内禁止性生活,术后1个月复查。

二、经腹腔镜输卵管绝育术

1. 适应证　同经腹输卵管绝育术。

2. 禁忌证　患有腹腔粘连,心肺功能不全,膈疝等,其他同经腹输卵管绝育术。

3. 手术时间　同经腹输卵管绝育术。

4. 术前准备　术前晚行肥皂水灌肠,术前6小时禁饮食,受术者排空膀胱后进入手术室,取头低臀高仰卧位。其余同经腹输卵管绝育术。

5. 术后护理　术后静卧4～6小时后下床活动,严密观察受术者体温、血压、脉搏、腹痛情况及有无腹腔内出血或脏器损伤的征象。

6. 经腹腔镜行输卵管结扎术简单易行、安全、效果好。

第4节 妇女保健

1. 妇女病普查普治
   - （1）目的：定期普查，做到三早（早发现、早诊断、早治疗），提高妇女的生活质量。
   - （2）*时间：已婚育龄妇女，每1~2年普查1次，重点为常见病和良恶性肿瘤；老年妇女，每年普查1次，以防癌为重点。
   - （3）防癌普查最常用的方法：*宫颈刮片细胞学检查。

2. 劳动保护
   - （1）月经期：避免高空、低温、冷水和国家规定的第三级体力劳动强度的劳动。
   - （2）孕期：指导受孕时机，女性21~29岁为佳，男性23~30岁为佳。怀孕后的女职工在劳动时间进行产前检查，应当算作劳动时间；不得在正常劳动日以外延长劳动时间；怀孕满7个月后不得上夜班；在劳动时间内应适当安排一定的休息时间。
   - （3）产褥期：产假根据最新的劳工法，各地区不一致。
   - （4）哺乳期：哺乳时间为1年，每班劳动时间内给予2次哺乳时间，每次30分钟；哺乳期内不得安排夜班劳动和加班。
   - （5）围绝经期：围绝经期女职工应该得到社会广泛的体谅和关怀。经医疗保健机构诊断为围绝经期综合征者，经治疗效果不佳，已不适应现任工作时，应暂时安排其他适宜的工作。
   - （6）其他：妇女应遵守国家计划生育法规，但也有不育的自由；各单位对妇女应定期进行以防癌为主的妇女病普查、普治；女职工的劳动负荷，一般单人不得超过25kg，两人抬运总重量不得超过50kg。

要点回顾

1. 宫内节育器的避孕原理有哪些？
2. IUD的禁忌证和放置时间、取出时间分别是什么？
3. 口服避孕药的用药不良反应有哪些？
4. 终止妊娠的方法及适用时间分别是什么？

模拟试题栏——识破命题思路，提升应试能力

一、专业实务

A₁型题

1. 下列避孕原理为抑制排卵的是（　　）
   - A. 药物避孕
   - B. 安全期避孕
   - C. 避孕套
   - D. 宫内节育器
   - E. 阴道隔膜

2. 我国现阶段已婚女性最常用的避孕方法是（　　）
   - A. 宫内节育器
   - B. 避孕套
   - C. 口服避孕药
   - D. 阴道隔膜
   - E. 缓释系统避孕药

3. 在下列避孕方法中，失败率较高的是（　　）
   - A. 避孕套
   - B. 阴道隔膜
   - C. 安全期避孕
   - D. 宫内节育器
   - E. 避孕药

4. 有关宫内节育器的避孕原理，正确的是（　　）
   - A. 抑制卵巢排卵
   - B. 阻止精子进入宫腔及输卵管
   - C. 干扰受精卵着床

   - D. 干扰下丘脑-垂体-卵巢轴
   - E. 改变宫颈黏液性状

5. 避孕原理错误的是（　　）
   - A. 药物避孕可阻碍受精，不会抑制排卵
   - B. 经阴道给药的外用避孕药杀伤精子
   - C. IUD干扰受精卵着床
   - D. 避孕套阻止精子和卵子相遇
   - E. 结扎输卵管使精子和卵子不能相遇

6. 我国控制人口增长的主要措施有（　　）
   - A. 人工流产
   - B. 以避孕为主的节育
   - C. 以避孕为主的绝育
   - D. 药物避孕
   - E. 引产

7. 下列妊娠周数，可选用人工流产吸宫术终止妊娠的是（　　）
   - A. 9周
   - B. 11周
   - C. 14周
   - D. 15周
   - E. 24周

8. 关于宫内节育器放置，错误的是（　　）

A. 术前体温＜37.5℃

B. 哺乳期结束时放置

C. 人工流产术后即可放置

D. 剖宫产术后半年放置

E. 产后42日放置

A₂型题

9. 患者，女性，43岁，育有子女，前来咨询最适宜放置宫内节育器的时间是（　　）

　　A. 月经干净后10～14日

　　B. 人流术后宫腔深度＜9cm放置

　　C. 产后一般满30日

　　D. 剖宫产后2个月

　　E. 哺乳期随时都可以放置

10. 社区健康宣教，正确指导IUD的取出的时间和条件，首选的是（　　）

　　A. 绝经半年者　　　　B. 阴道炎

　　C. 带器妊娠　　　　　D. 节育器无移位者

　　E. 轻微下腹坠胀

11. 大学生性健康教育课堂中，一大学生提问避孕及防止性传播疾病最符合的措施是（　　）

　　A. 皮下埋植药物　　　B. IUD

　　C. 阴道隔膜加杀精药　D. 安全期避孕法

　　E. 避孕套加避孕药膏

12. 大学生就业教育，向女大学生明确，国家劳动保护法规定，女性哺乳期的哺乳时间为（　　）

　　A. 4个月　　　　　　B. 6个月

　　C. 8个月　　　　　　D. 10个月

　　E. 12个月

13. 某单位组织妇产科医护人员进入社区进行健康宣教，其宣教妇女普查普治的意义是（　　）

　　A. 制订治疗措施　　　B. 降低发病率

　　C. 提高治愈率　　　　D. 维护妇女健康

　　E. 制订预防措施

14. 某卫生组织欲考察当地的妇女健康状况，其临床产科中最常用的妇女健康状况指标是（　　）

　　A. 产前检查率

　　B. 剖宫产率

　　C. 孕产妇死亡率，围生儿死亡率

　　D. 产后检查率

　　E. 产后出血防治率

15. 某妇女，30岁，孕1产1，准备行宫内节育器放置术进行避孕，下列哪项不是放置宫内节育器的禁忌证（　　）

　　A. 轻度贫血　　　　　B. 急性盆腔炎

C. 月经过频　　　　　D. 生殖道肿瘤

E. 宫颈口过松

16. 某妇女，31岁，孕3产2，现妊娠20周。来院要求终止妊娠，下列最适宜的方法是（　　）

　　A. 负压吸宫术

　　B. 口服药物流产

　　C. 静脉滴注缩宫素

　　D. 乳酸依沙吖啶羊膜腔内注射

　　E. 水囊引产

17. 某妇女，36岁，孕3产2，今来院要求做绝育手术，下列最适宜方法是（　　）

　　A. 药物避孕　　　　　B. 宫内节育器

　　C. 输卵管结扎术　　　D. 免疫避孕

　　E. 输精管结扎术

18. 某妇女，34岁，孕2产2，2年前顺产一男婴，今来咨询实施输卵管结扎术的最佳时间，以下正确的是（　　）

　　A. 月经来潮之前3～7日　B. 月经来潮第3～7日

　　C. 月经干净后3～7日　　D. 人工流产术后3～7日

　　E. 正常分娩后3～7日

19. 某妇女，32岁，孕5个月来院检查，下列有关妊娠期健康教育，正确的是（　　）

　　A. 孕妇应保证每日有1小时以上睡眠时间

　　B. 孕妇睡眠时应取右侧卧位

　　C. 孕妇应避免家务劳动

　　D. 孕妇每日应有1小时左右的午休时间

　　E. 孕妇应勤洗澡，为防止摔伤应盆浴

20. 某单位组织妇女普查，在下列检查方法中，妇科防癌普查最常用的方法是（　　）

　　A. 双合诊　　　　　　B. 阴道分泌物悬滴检查

　　C. B超　　　　　　　D. 阴道镜检查

　　E. 宫颈刮片细胞学检查

21. 某妇女，30岁，孕1产1，足月产后3个月，下列有关哺乳期妇女保健的陈述，不妥的是（　　）

　　A. 哺乳时限为1年

　　B. 每班工作有两次哺乳时间

　　C. 单胎每次哺乳时间为1小时

　　D. 未满周岁婴儿的女工不安排夜班

　　E. 未满周岁婴儿的女工不安排加班

A₃/A₄型题

（22、23题共用题干）

　　某妇女，35岁，孕2产2，正常分娩后2小时。

22. 其向护士咨询输卵管结扎术的时间，护士回答正确的是（　　）

A. 阴道分娩后48小时内

B. 阴道分娩后即可

C. 阴道分娩后3日

D. 阴道分娩后7日

E. 阴道分娩后42日

23. 下列哪项不是输卵管结扎术的禁忌证(　　)

　　A. 各种疾病的急性期

　　B. 全身健康情况不良,不能胜任手术者

　　C. 腹部皮肤感染或内外生殖器炎症者

　　D. 患有严重的神经官能症

　　E. 24小时内1次体温达37.5℃或以上者

(24、25题共用题干)

　　某妇女,29岁,妊娠35日,因身体原因想中断妊娠。

24. 目前最适宜的方法是(　　)

　　A. 负压吸宫术+钳刮术

　　B. 药物流产　　　C. 静脉滴注缩宫素

　　D. 依沙吖啶引产　　E. 钳刮术

25. 目前药物流产的最佳方案是(　　)

　　A. 米非司酮与米索前列醇配伍

　　B. 雌孕激素联合治疗

　　C. 雌孕激素序贯治疗

　　D. 大剂量孕激素疗法

　　E. 米非司酮顿服法

二、实践能力

A₁型题

26. 以下与放置宫内节育器无关的症状为(　　)

　　A. 子宫内膜炎　　　B. 腰酸腹坠

　　C. 经期延长　　　　D. 体重增加

　　E. 子宫穿孔

27. 对于放置宫内节育器术中及术后的处理应除外(　　)

　　A. 术中随时观察受术者的情况

　　B. 嘱受术者如有出血多、腹痛、发热等情况随时就诊

　　C. 1周内禁止性生活

　　D. 术后1周内避免重体力劳动

　　E. 术后2周内禁盆浴

28. 宫内节育器放置术后不正确的健康指导内容是(　　)

　　A. 术后保持外阴清洁

　　B. 术后出现腹痛、发热是正常现象,无需处理

　　C. 术后1周内避免重体力劳动

　　D. 术后2周内禁止性生活

　　E. 术后3个月内行经期或大便时注意有无节育器脱落

29. 吸宫术后注意事项,不正确的是(　　)

　　A. 术毕,应在休息室休息1~2小时

　　B. 1周或阴道流血未尽前禁止盆浴

　　C. 1个月内禁止性生活

　　D. 保持外阴清洁

　　E. 持续阴道流血10日以上,须及时复诊

30. 放置宫内节育器后禁止性生活的时间为(　　)

　　A. 1周　　　　　　B. 2周

　　C. 1个月　　　　　D. 3个月

　　E. 6个月

31. 短效口服避孕药的用法正确的是(　　)

　　A. 自月经周期的第4日起每晚1片

　　B. 自月经周期的第5日起每晚1片

　　C. 自月经周期的第5日起每晚2片

　　D. 连服一个月不能间断

　　E. 若漏服1片于次晨补服2片

32. 葡萄胎清宫术后采取的避孕措施为(　　)

　　A. 宫内节育器　　　B. 口服紧急避孕药

　　C. 安全期避孕　　　D. 药物避孕

　　E. 安全套

A₂型题

33. 某妇女,30岁,因工作忙漏服口服避孕药,补服时间为(　　)

　　A. 2小时内　　　　B. 4小时内

　　C. 8小时内　　　　D. 12小时内

　　E. 24小时内

34. 某妇女,46岁,近来月经紊乱,咨询避孕措施,应指导其选用(　　)

　　A. 宫内节育器　　　B. 口服避孕药

　　C. 阴茎套　　　　　D. 安全期避孕

　　E. 注射避孕针

35. 某妇女,31岁,剖宫产术后3个月,母乳喂养。社区护士家访时,产妇希望了解避孕方式的相关知识,该护士介绍目前最适宜的避孕方法是(　　)

　　A. 宫内节育器　　　B. 安全期避孕

　　C. 短效口服避孕药　D. 绝育手术

　　E. 避孕套

36. 某妇女,28岁,孕2产2,现有2个子女,顺产后4个月,哺乳期,进行计划生育措施指导不正确的是(　　)

　　A. 药物避孕　　　　B. 宫内节育器避孕

　　C. 阴茎套避孕　　　D. 输卵管结扎术

　　E. 哺乳期闭经仍有妊娠可能

37. 某妇女,33岁,急性病毒性肝炎妇女,今日来咨询避孕方法,作为护士,你应建议其最好选择下列哪

种避孕方法（　　）

  A. 安全期避孕　　　B. 使用避孕套

  C. 放置宫内节育器　D. 口服短效避孕药

  E. 体外排精法

38. 某妇女，25岁，已婚未孕。来社区中心咨询可采用的避孕方法，社区护士向其指导的内容应除外（　　）

  A. 应用阴茎套　　　B. 应用阴道隔膜

  C. 安全期避孕　　　D. 长效避孕药

  E. 进行输卵管结扎

39. 某妇女，28岁，人工流产术后12日仍有较多量阴道流血，应首先考虑是（　　）

  A. 子宫穿孔　　　　B. 子宫复旧不良

  C. 吸宫不全　　　　D. 子宫内膜炎

  E. 盆腔炎

40. 患者，女性，27岁，自诉长期痛经，护士建议她采用的最佳避孕方法是（　　）

  A. 安全期避孕法　　B. 口服避孕药

  C. 输卵管结扎术　　D. 避孕套

  E. 阴道隔膜

41. 患者，女性，21岁，妊娠45天，拟行吸宫术，护士向该女士进行术后宣教中正确的是（　　）

  A. 阴道流血期间每日坐浴

  B. 有腹痛或出血多者，应随时就诊

  C. 休息1个月

  D. 1周内禁止盆浴

  E. 2周内禁止性生活

A_3/A_4型题

（42、43题共用题干）

  某妇女，30岁，因放置IUD后月经过多欲改用短效口服避孕药物。

42. 下述哪种情况适合选择短效口服避孕药物（　　）

  A. 有严重全身性疾病　B. 子宫肌瘤

  C. 严重精神病　　　　D. 月经稀少

  E. 月经过多

43. 服药过程中的注意事项不正确的是（　　）

  A. 妥善保管药物，防止儿童误服

  B. 药物受潮后不宜使用

  C. 按时服药，漏服后及时补服

  D. 如计划再生育，停药后即可再孕

  E. 停用长效避孕药后需改服短效避孕药3个月

（44、45题共用题干）

  患者，女性，27岁，孕2产1，孕9周，今来医院行人工流产术。

44. 关于人工流产术，正确的说法是（　　）

  A. 妊娠10周以内行钳刮术

  B. 妊娠14周以内行吸宫术

  C. 子宫过软者，术前应肌内注射麦角新碱

  D. 术后应检查吸出物中有无妊娠物，并注意数量是否与妊娠月份相符

  E. 吸宫过程出血多时，应及时增大负压迅速吸刮

45. 关于术后护理措施以下选项中错误的是（　　）

  A. 术后1个月内禁止盆浴

  B. 保持外阴清洁

  C. 术后6个月内禁止性生活

  D. 术后休息1～2小时，无异常即可离院

  E. 若有明显腹痛持续10日以上，应随时到医院就诊

（46、47题共用题干）

  患者，女性，30岁，因停经50日行人工流产术，术中患者突然出现面色苍白，出汗，心动过缓，血压下降。

46. 最可能原因是（　　）

  A. 羊水栓塞　　　　B. 人工流产综合反应

  C. 子宫穿孔　　　　D. 吸宫不全

  E. 休克

47. 护理措施不正确的是（　　）

  A. 暂停手术

  B. 静脉注射阿托品0.5～1mg

  C. 吸宫时负压不超过500mmHg

  D. 安慰患者，缓解紧张情绪

  E. 尽快吸出宫内妊娠产物

（48、49题共用题干）

  患者，女性，30岁，已婚，生育史：1-0-1-1，宫内节育器避孕，因"停经45天，阴道少量流血1天伴下腹隐痛8小时"就诊。体检：神智清，心肺（一），生命体征正常，尿妊娠试验弱阳性。

48. 为确定诊断，除了妇科检查之外，此时最有价值的辅助检查是（　　）

  A. 血常规　　　　　B. 腹部X线摄片

  C. 阴道后穹隆穿刺　D. B型超声

  E. 腹腔镜检查

49. 若确定是宫内妊娠，最合适的处理措施是（　　）

  A. 黄体酮保胎治疗

  B. 药物流产

  C. 取环后行人工流产负压吸引术

  D. 水囊引产术

  E. 取环后继续保胎治疗

（杨　洋）

第1节 会阴擦洗/冲洗

一、目的　清除会阴部分泌物,保持会阴及肛门部清洁,促进舒适和会阴伤口愈合;防止生殖系统、泌尿系统逆行感染;会阴擦洗适用于长期卧床、妇科腹部手术留置导尿管的患者,会阴、阴道手术后或产后1周内的患者。

二、物品准备　会阴擦洗用物包括:药液500ml(1∶5000高锰酸钾溶液;0.02%聚维酮碘溶液等);会阴擦洗盘(无菌碗内盛棉球数个、无菌镊子2把、干纱布2块、无菌干棉球2~3个、弯盘1个、一次性垫巾、一次性手套)。会阴冲洗时备冲洗壶和便盆。

三、操作方法

1. 将用物带至床旁,告知患者目的、方法,以取得配合。

2. 嘱患者排空膀胱。

3. 遮挡患者,护士戴一次性手套,铺一次性臀垫巾于患者臀下。

4. 协助患者屈膝仰卧位,脱去一侧裤腿,暴露会阴部。

5. 擦洗
- 1)夹取数个大棉球放入治疗碗内,倒入适量的擦洗液,用镊子取浸透药液的大棉球,进行擦洗。
- 2)*擦洗顺序:第一遍自上而下,自外向内,初步清除会阴部的分泌物和血迹。第二遍以伤口为中心,自内向外,自上而下。最后擦洗肛门及肛门周围。
- 3)一个棉球限用一次,可根据患者情况增加擦洗次数,直至擦洗干净,最后用干棉球或纱布擦干。
- 4)如需进行冲洗者,需另备冲洗壶和便盆,调节好冲洗液的温度。冲洗时用无菌纱布堵住阴道口,以免污水进入阴道,引起逆行感染。

6. 擦洗完毕,撤去用物,协助患者穿好裤子,采取舒适卧位。

7. 清理用物,脱手套,洗手。

四、护理要点

1. 擦洗动作轻稳,擦洗顺序清楚。

2. 擦洗时观察会阴部及会阴伤口周围组织有无红肿、分泌物及其性质和伤口愈合情况。发现异常及时记录并向医生汇报。

3. 对有留置尿管者,应注意尿管是否通畅,避免脱落或打结。

4. 注意最后擦洗有伤口感染的患者,以避免交叉感染。

5. 擦洗溶液温度适中,冬天注意保暖。

第2节 阴道灌洗

一、目的　阴道灌洗可促进阴道血液循环,减少阴道分泌物,缓解局部充血,达到控制和治疗炎症的目的。

二、物品准备

1. 灌洗溶液　常用的有0.02%聚维酮碘(碘伏)溶液;1%乳酸溶液;0.5%醋酸溶液;2%~4%碳酸氢钠溶液;0.1%乳酸溶液;4%硼酸溶液;1:5000高锰酸钾溶液;生理盐水等。

2. 灌洗装置　灌洗筒连接130cm长的橡胶管、灌洗头。

3. 灌洗包　内装长柄卵圆钳2把、干纱球2个、小碗1个、窥阴器1个。

三、操作方法

1. 向患者解释方法、目的等以取得配合,屏风遮挡患者。
2. 嘱患者脱去一侧裤腿,取膀胱截石位。
3. 配制灌洗溶液500～1000ml,将灌洗筒挂于离床面适当位置处,排去管内空气,试溶液温度适当后备用。
4. 进行阴道灌洗:先用灌洗液冲洗外阴部,然后用左手将小阴唇分开,将灌洗头沿阴道纵侧壁的方向缓缓插入至阴道后穹隆部。边冲洗边将灌洗头围绕子宫颈轻轻地上下左右移动;或用窥阴器暴露宫颈后再冲洗,冲洗时不断地转动窥阴器,使整个阴道穹隆及阴道侧壁冲洗干净。
5. 当灌洗液剩下约100ml时,拔出灌洗头,再冲洗外阴部,然后扶患者坐于便盆上,使阴道内残留液体流出。
6. 撤去便盆,擦干外阴,协助患者穿好裤子,整理用物。
7. 脱手套,洗手。

四、护理要点

1. 灌洗溶液温度40℃左右,以患者感到舒适为准。
2. 灌洗筒与床沿的距离不超过70cm,以免压力过大,使液体与污物进入子宫腔或灌洗液与局部作用时间不足。
3. 灌洗头不宜过深,避免损伤局部组织。
4. *产后10日或妇产科手术后2周患者,若合并阴道分泌物混浊、有臭味、阴道伤口愈合不良、黏膜感染坏死等,可行低位阴道灌洗,灌洗筒高度不超过30cm。
5. *月经期、妊娠期、产后或人流术后子宫内口未闭、阴道出血者禁行阴道灌洗。未婚妇女可用导尿管进行阴道灌洗,不能使用窥阴器。

第 3 节　会阴湿热敷

一、目的　会阴湿热敷可促进血液循环,增加局部白细胞的吞噬作用和组织活力,有助于局限脓肿,刺激局部组织的生长和修复。因而,会阴湿热敷常用于会阴水肿、血肿、伤口硬结及早期感染等患者。热敷还可以缓解局部疼痛,使患者感到舒适。

二、物品准备

1. 会阴擦洗盘。
2. 棉垫、干纱布、凡士林、一次性垫巾、一次性手套、煮沸的50%硫酸镁,内有纱布若干。

三、操作方法

1. 携用物至床旁,向患者解释热敷的目的、方法和要求。
2. 戴一次性手套,按会阴擦洗方法,清洁会阴后擦干。
3. 热敷部位先涂上一薄层凡士林软膏,盖上纱布,再将热敷溶液中的纱布轻轻敷上,外面盖上大棉垫。
4. *每3～5分钟换敷料一次,也可在棉垫外放热水袋,以延长更换敷料的时间。
5. *每次热敷时间15～30分钟,2～3次/日。
6. 热敷完毕后,更换会阴垫,整理床铺,清理用物,脱手套,洗手。

四、护理要点

1. *热敷的温度一般为41～48℃,热敷过程中应注意观察局部有无发红,以防烫伤。
2. 注意观察患者的全身反应,对休克、虚脱、昏迷及感觉迟钝者应警惕烫伤及其他并发症。
3. *热敷面积一般为病损范围的2倍。

第 4 节　阴道、宫颈上药

一、目的　阴道、宫颈上药可治疗各种阴道炎、宫颈炎及术后阴道残端炎症等。

二、物品准备　阴道灌洗用物一套,干棉球、长棉签、药品及一次性手套一双。

三、操作方法　上药前应先做阴道冲洗或灌洗,拭去宫颈黏液或炎性分泌物,使药物直接接触炎性组织。根据病情及药物的不同性状采用以下方法:

1. 阴道后穹隆塞药　常用于滴虫性阴道炎、外阴阴道假丝酵母菌病、老年性阴道炎及慢性宫颈炎等患者的治疗。常用药物有甲硝唑丸剂和栓剂等。可教会患者自行放置,于临睡前洗净双手或戴无菌手套用示指将药物沿阴道后壁向后推进,直至示指完全进入为止。

2. 喷雾器上药　阴道用的各种粉剂,如磺胺嘧啶、土霉素、呋喃西林等药物,可用喷雾将药物均匀地喷在炎症组织表面。

3. 宫颈棉球上药　适用于急性或亚急性炎症伴有出血者。常用药物有抗生素药液和止血粉等。先将带尾线的大棉球蘸上药液和药粉,再将棉球置于子宫颈处,将棉球尾线留于阴道外,并用胶布固定于阴阜侧上方。嘱患者放药12～24小时后牵引棉球尾线自行取出棉球。

4. 局部用药　包括非腐蚀性药物和腐蚀性药物,常用于治疗宫颈炎症和阴道炎患者。

（1）非腐蚀性药物	1）新霉素、氯霉素等抗炎药可用于急性或亚急性宫颈炎、阴道炎。	
	2）1%甲紫或大蒜液棉球用长棉棍涂擦阴道壁,适用于阴道假丝酵母菌病的患者。每日1次, 7～10日为一疗程。	
（2）腐蚀性药物	1）20%～50%硝酸银溶液:用于治疗慢性宫颈炎颗粒增生型患者。将长棉签蘸少许药液涂于宫颈糜烂面,并插入宫颈管内口约0.5cm,然后用生理盐水棉球洗去表面残留的药液,最后用干棉球吸干。每周1次, 2～4次为一疗程。	
	2）20%或100%铬酸溶液:适应证同硝酸银局部上药。用长棉签蘸铬酸涂于宫颈糜烂面,如糜烂面乳头较大的可反复涂药数次,使局部呈黄褐色,再用长棉签蘸药液插入宫颈管内约0.5cm,并保留1分钟。每20～30日上药一次,直至糜烂面乳头完全光滑为止。	

四、护理要点

1. 上非腐蚀性药物时,应转动窥阴器,使阴道四壁均能涂上药物。

2. 应用腐蚀性药物时,要注意保护好阴道壁及正常的组织。上药前应将干纱布或干棉球垫于阴道后壁及阴道后穹隆,以免药物下流灼伤正常组织。药物涂好后用干棉球吸干,应立即如数取出所垫纱布或棉球。

3. 经期或子宫出血者不宜阴道给药。

4. 上药期间禁止性生活。

5. 给未婚妇女上药时不用窥阴器,用长棉签涂抹或用手指将药片推入阴道。

6. 宫颈棉球上药者,放药完毕切记嘱患者按时取出阴道内的棉球。

锦囊妙"记"　擦洗、消毒顺序不相同:擦洗由外后至内,消毒由内后至外。

第5节　会阴红外线照射

一、目的　促进会阴局部血液循环,促使炎症局限或消散,减轻疼痛,利于脓肿局限、吸收及会阴伤口愈合。

二、物品准备

1. 一次性治疗巾。

2. 红外线灯(图19-1)。

三、操作方法

1. 向患者说明照射的目的以取得配合。

2. 嘱患者排空膀胱,取膀胱截石位暴露外阴部。

3. 给患者臀下垫无菌会阴垫。

4. 行会阴擦洗,清洁外阴局部伤口的污迹。

5. 将红外线灯移至照射部位的上方或侧方,*距离一般如下:功率500W以上,灯距应在50～60cm以上;功率250～300W,灯距在30～40cm;功率200W以下,灯距在20cm左右。

●●　图19-1　红外线灯　●●

四、护理要点

1. 每次照射30分钟,每日1～2次。
2. 照射完毕,整理用物及床单位。
3. 治疗时患者不得移动体位,以免烫伤。
4. 嘱患者在照射过程中如有感觉过热、心慌、头晕等反应时,应停止照射。
5. *行红外线照射治疗应在会阴侧切术24小时后。

第6节　坐　浴

一、目的　坐浴是将臀部及外阴浸泡在含有药物的溶液中,借助水温物理和药物化学作用以促进局部血液循环,增强局部抵抗力,减轻炎症和疼痛,使创面清洁,达到清洁或治疗的目的。

二、用物准备　坐浴盆1个,坐浴用溶液2000ml,坐浴架,无菌纱布1块等。

三、操作方法

1. 携带用物至床旁,做好核对解释工作,取得患者的配合。
2. 嘱患者排空膀胱,屏风遮挡,注意请房内不相关人员回避,以减轻患者心理负担。
3. 将坐浴盆置于坐浴架上,放置稳妥,按坐浴目的配制2000ml坐浴液并调节好水温,嘱患者将全臀及外阴浸泡在坐浴液中,一般持续约20分钟,适当加入热液以维持水温。
4. 坐浴完毕,无菌纱布蘸干外阴,整理用物。
5. 协助患者穿好衣裤,交待注意事项,洗手,记录。

四、护理要点

1. 坐浴溶液严格按比例配制,以免浓度过高造成皮肤黏膜烧伤,或浓度过低影响治疗效果。
2. *坐浴水温以41～43℃为宜,避免水温过高烫伤皮肤和黏膜,温度过低引起患者不适。同时注意室温和做好保暖,防止受凉。
3. 坐浴前应先温水清洗外阴及肛门周围。
4. 坐浴时将臀部与外阴全部浸泡在药液中。
5. 指导患者保持会阴清洁卫生,预防感染。

要点回顾

1. 会阴擦洗顺序有哪些要求?
2. 阴道灌洗有哪些禁忌证?
3. 会阴侧切后多长时间可行红外线照射治疗?
4. 坐浴水温以多少度为宜?为什么?

★　**模拟试题栏——识破命题思路,提升应试能力**　★

一、专业实务

A₁型题

1. 会阴热敷的温度一般为(　　　)
   A. 30～35℃　　　　　　B. 35～38℃
   C. 35～41℃　　　　　　D. 41～48℃
   E. 45～58℃

2. 子宫切除术后阴道伤口愈合不良,行阴道灌洗时灌洗筒距床面高度一般不超过(　　　)
   A. 30cm　　　　　　　　B. 40cm
   C. 50cm　　　　　　　　D. 60cm
   E. 70cm

3. 会阴湿热敷时不妥的做法是(　　　)
   A. 可选择50%硫酸镁作为湿敷溶液
   B. 湿热敷溶液的温度一般选择60℃左右
   C. 每次热敷时间为15～30分钟,2～3次/日
   D. 热敷面积一般为病损范围的2倍
   E. 热敷过程中应注意观察局部有无发红,以防烫伤

4. 会阴局部进行热敷,每次热敷时间为(　　　)
   A. 3～5分钟　　　　　　B. 6～10分钟
   C. <20分钟　　　　　　D. 20～30分钟

E. >30分钟

5. 阴道冲洗不用于( )

　　A. 阴道手术前准备　　B. 外阴阴道假丝酵母菌病

　　C. 滴虫性阴道炎　　　D. 慢性宫颈炎

　　E. 产后3日内

6. 关于阴道上药不正确的是( )

　　A. 月经期禁做

　　B. 上药期间禁止性生活

　　C. 药物应均匀涂抹于患处

　　D. 应用腐蚀性药物应注意保护正常组织

　　E. 宫颈棉球上药后嘱患者48小时取出棉球

7. 护理外阴阴道假丝酵母菌病的患者时,采用碳酸氢钠溶液阴道灌洗时,配置的合适浓度为( )

　　A. 8%　　　　　　　　B. 7%

　　C. 6%　　　　　　　　D. 5%

　　E. 4%

8. 阴道灌洗液的最佳温度是( )

　　A. 38～40℃　　　　　B. 36～37℃

　　C. 34～35℃　　　　　D. 41～42℃

　　E. 43～45℃

A₂型题

9. 患者,女性,40岁,自诉:白带增多,呈泡沫状,灰黄色,质稀薄,有腥臭味,外阴瘙痒伴灼热感10日。检查:阴道黏膜充血(+++),有散在红色斑点。给此位患者做阴道灌洗选择的溶液应为( )

　　A. 0.5% 乙酸　　　　 B. 0.9%氯化钠

　　C. 1:2000 新洁尔灭　 D. 4%碳酸氢钠

　　E. 1:1000 呋喃西林

10. 患者,女性,42岁,已婚,因宫颈癌需做广泛子宫切除和盆腔淋巴结清扫术,该患者进行阴道冲洗,其液体和浓度正确的是( )

　　A. 1:500高锰酸钾液 B. 1:100苯扎溴铵液

　　C. 0.02% 碘伏溶液　 D. 1:5000苯扎溴铵液

　　E. 1:500苯扎溴铵液

11. 患者,女性,35岁,因外阴炎行会阴坐浴,护士指导其会阴坐浴常用的药物是( )

　　A. 50%硫酸镁溶液

　　B. 0.1%苯扎溴铵溶液

　　C. 1%乳酸溶液

　　D. 0.1～0.2聚维酮碘溶液

　　E. 1:5000高锰酸钾溶液

A₃/A₄型题

(12、13题共用题干)

　　患者,女性,27岁,分娩时第二产程延长,行会阴

侧切术后2周,切口红肿,阴道分泌物混浊有臭味。遵医嘱抗生素治疗,每日2次阴道灌洗。

12. 下列哪项不是阴道灌洗液常选用的溶液( )

　　A. 1:5000高锰酸钾　 B. 1%乳酸

　　C. 0.1%苯扎溴铵　　 D. 20%温肥皂水

　　E. 0.25%碘伏溶液

13. 下列哪项不是阴道灌洗的护理措施( )

　　A. 灌洗筒距床面不超过70cm

　　B. 灌洗溶液温度40℃左右

　　C. 操作动作轻柔,以免损伤阴道和宫颈组织

　　D. 灌洗时压力不可过大,以免灌洗液或污物进入宫腔引起逆行感染

　　E. 产后阴道分泌物多时随时灌洗

二、实践能力

A₁型题

14. 会阴擦洗时不正确的做法是( )

　　A. 擦洗溶液可选择1:5000高锰酸钾溶液或0.02%碘伏溶液

　　B. 屏风遮挡患者以保护隐私

　　C. 第一遍擦洗顺序是自上而下,由外向内,初步清除会阴部的分泌物和血迹

　　D. 第二遍擦洗顺序是自上而下,由内向外,最后擦净伤口

　　E. 每擦洗一个患者后护理人员应清洁双手,防止交叉感染

A₂型题

15. 患者,女性,30岁,孕1产0。因行剖宫产需进行术前准备,护士准备给插入导尿管,但患者不同意。此时护士应( )

　　A. 患者自行排尿,解除膀胱压力

　　B. 请示护士长改用其他办法

　　C. 请家属协助劝说

　　D. 耐心解释,讲清导尿的重要性,并用屏风遮挡

　　E. 报告医生择期手术

16. 患者,女性,60岁。经阴道行子宫切除术,术后取出纱条的时间是( )

　　A. 6小时　　　　　　 B. 12小时

　　C. 24小时　　　　　　D. 48小时

　　E. 72小时

17. 患者,女性,47岁,因宫颈癌次日行子宫加双侧附件切除术,妇科腹部手术其备皮范围应是( )

　　A. 上自剑突下,两侧至腋中线,下达阴阜和大腿上1/3处

　　B. 上自脐部,两侧至腋中线,下达阴阜和大腿上

1/3 处

C. 上自剑突下, 两侧至腋前线, 下达阴阜和大腿上 1/3 处

D. 上自剑突下, 两侧至腋中线, 下达大腿上 1/3 处

E. 上自剑突下, 两侧至腋前线, 下达大腿上 1/3 处

18. 患者, 女性, 45 岁, 因宫颈癌行子宫加双侧附件切除术术后护理中, 不正确的是(　　　)

A. 去枕平卧 2 小时

B. 按常规监测生命体征直至正常

C. 术后第 2 日, 取半卧位

D. 当日禁食, 术后 1～2 日进流质饮食

E. 留置导尿管 1～2 日

A₃/A₄ 型题

（19～22 题共用题干）

患者, 女性, 45 岁。因宫颈癌需做广泛子宫切除和盆腔淋巴结清扫术。

19. 术前 1 日的准备内容不包括(　　　)

A. 灌汤　　　　　　　B. 导尿

C. 备皮　　　　　　　D. 镇静

E. 淋浴

20. 为该患者进行阴道冲洗, 其液体和正确的是(　　　)

A. 1 : 5000 苯扎溴铵液　B. 1 : 100 苯扎溴铵液

C. 1 : 5000 高锰酸钾液　D. 1 : 500 高锰酸钾液

E. 1 : 500 苯扎溴铵液

21. 指导患者会阴坐浴, 操作不正确的是(　　　)

A. 水温 40℃　　　　　B. 浸泡 20～30 分钟

C. 气熏 20～30 分钟　　D. 一般液体需 2000ml

E. 0.5% 乙酸

22. 手术当日的护理, 错误的是(　　　)

A. 将贵重的物品交给护士

B. 肌内注射术前针

C. 测量生命体征

D. 禁食水

E. 宫颈及穹隆部涂甲紫

（莫洁玲）

第20章 妇产科常用诊疗及手术患者的护理

第1节 阴道及宫颈细胞学检查

一、概述 阴道及宫颈细胞学检查是一种简便、经济、对患者无痛苦的检测方法。

二、适应证

1. 协助诊断阴道、宫颈、宫腔、输卵管等部位的肿瘤。
2. 卵巢功能检查、月经紊乱、异常闭经。
3. 宫颈炎症。
4. 宫颈癌筛选。

三、禁忌证 月经期和生殖器官急性炎症期禁行阴道及宫颈细胞学检查。

四、物品准备 清洁玻片、阴道窥器、长棉签、装固定液的小瓶、宫颈刮片、一次性手套。

五、操作方法 根据不同的目的,采用不同的涂片方法。

1. 阴道涂片 { (1)阴道侧壁刮片法:用于已婚妇女,取材时动作轻柔,以免将深层细胞混入而影响诊断。
   (2)棉签采取法:用于幼女及未婚者。

2. *宫颈刮片法 为早期发现宫颈癌的重要方法。

3. 宫颈管吸引涂片法 先将宫颈表面分泌物拭净,用吸管轻轻放入宫颈管内,吸取宫颈管分泌物,制成涂片。

4. 宫腔吸引涂片 疑有宫腔恶性病变者,可采用宫腔吸片。

六、检验结果及临床意义

1. 测定雌激素对阴道上皮的影响程度 如果卵巢功能低落时出现底层细胞。轻、中、高度低落者底层细胞分别占20%以下、20%～40%、40%以上。

2. 宫颈细胞学诊断标准及临床意义
   { (1)Ⅰ级:正常的阴道涂片,细胞形态及核浆比例正常。
   (2)Ⅱ级:炎症,细胞核普遍增大。
   (3)Ⅲ级:可疑癌,细胞核增大(核异质)。
   (4)Ⅳ级:高度可疑癌,细胞具有恶性改变。
   (5)Ⅴ级:癌细胞。

目前,宫颈细胞学诊断已由巴氏诊断标准发展为Bethesda系统(TBS),这种描述性诊断方法对镜下所见进行具体描述,使结果更为客观。

第2节 宫颈活体组织检查

一、概述 *宫颈活体组织检查(简称宫颈活检)是确诊宫颈病变性质的一种临床上常用的方法。

二、适应证

1. 宫颈涂片检查结果疑有子宫颈癌时(通常在巴氏Ⅲ级及以上时)或肉眼观察有可疑病灶。
2. 有接触性阴道出血或绝经后出血者。
3. 重度子宫颈糜烂、乳头状增生伴有出血或久治不愈的宫颈炎症者。
4. 不易与子宫颈癌鉴别的慢性特异性子宫颈炎症,如子宫颈结核、尖锐湿疣等。

三、操作方法

1. 钳取法。
2. 锥形切除术。

四、护理要点

1. 术前准备 ｛ (1)讲解手术的目的、过程,以取得配合。
(2)月经期或近月经期,不宜进行活检。
(3)生殖器急性炎症者,应治愈后方可活检。

2. 术中配合　注明钳取部位,确定病变所在;标本瓶注明标记、取材部位;陪伴患者,给予心理支持。

3. 术后健康 ｛ (1)24小时后取出带尾棉球或纱布卷,如出血多,应及时就诊。
　指导　(2)术后保持外阴清洁,避免性生活和盆浴1个月,防止感染。

第 3 节　诊断性刮宫术

一、概述　诊断性刮宫是刮取子宫内膜组织做病理学检查,以明确诊断及起到治疗作用。

二、适应证

1. 月经失调。
2. 子宫异常出血。
3. 不孕症。
4. 不全流产、过期流产、葡萄胎等导致子宫长时间出血者。

三、操作方法

1. 评估患者全身情况,测量生命体征,询问阴道出血的时间和量。

2. 向患者说明诊断性刮宫的目的和意义,手术方法、时间以及配合要点。

3. 嘱患者排空膀胱,取膀胱截石位,常规消毒外阴和阴道,铺无菌巾。

4. 术者进行双合诊检查,了解子宫的屈向、大小及附件的情况。

5. 暴露宫颈,清除阴道分泌物,重新消毒宫颈及宫颈管,用宫颈钳夹住宫颈下唇,固定宫颈,用探针探查宫腔。

6. 按子宫的屈向,用宫颈扩张器逐号扩张宫颈管,直至能进入中号刮匙。

7. 将刮匙顺子宫屈向送入至子宫底部,从子宫前壁、侧壁、后壁、底部依次刮取组织。

8. 不同的刮宫目
的,刮宫的部
位和侧重点
不同。
1)功能失调性子宫出血者,应将肥厚的内膜全面、彻底刮干净。
2)闭经怀疑为结核性子宫内膜炎者,应注意刮取两侧子宫角部组织。
3)分段诊刮:先用小刮匙刮取子宫颈内组织,然后再刮取子宫腔组织,将刮取组织分别送检。
4)因不孕症进行诊刮,应选择月经来临前或月经来潮12小时内。
5)子宫异常出血怀疑癌变者,随时可行诊刮,刮宫时应小心轻刮。若刮取物经肉眼检查高度疑
为癌组织时,只要刮出部分组织够病理检查即可,不必全面刮宫,以防子宫穿孔、出血或癌
组织扩散;若未见明显癌组织,则应全面刮宫,防止漏诊。

9. 将刮出物放入盛有固定液的标本瓶中送病理检查。

四、术后注意事项

1. 术后严密观察患者有无腹痛和阴道出血情况,1小时后方可离院。
2. 嘱患者注意保持外阴清洁、禁止性生活和盆浴2周,1周后来医院复查并了解病理检查结果。

第 4 节　输卵管通畅术

一、概述　输卵管通畅术是测定输卵管是否通畅的方法,主要有输卵管通气术、通液术及造影术。

二、适应证

1. 原发或继发不孕症,男方精液正常,疑有输卵管阻塞者。
2. 检验或评价各种绝育手术、输卵管再通术或输卵管成形手术效果。
3. 对轻度粘连的输卵管有通畅作用。

三、禁忌证

（1）生殖器官急性炎症或慢性盆腔炎急性或亚急性发作者。

（2）月经期或有不规则阴道流血者。

（3）有严重心、肺疾病患者。

（4）碘过敏者不能做输卵管造影术。

四、护理要点

1. 术前准备

（1）手术时间一般选在月经干净后3～7日内进行。

（2）器械必须严格消毒。检查用物是否完备，各种导管是否通畅。通水所用的生理盐水适当加温，使其接近体温。

（3）对输卵管碘油造影者，术前应做碘过敏试验。

（4）术前向患者解释通畅术的目的、步骤及配合要求，以取得合作。

2. 术中护理

（1）在通畅术过程中，宫颈导管必须紧贴宫颈，以免漏气、漏液。通气、通液时，速度以60ml/min为宜，每加压10mmHg应稍停，而且最高压力不可超过200mmHg，以免输卵管损伤、破裂，甚至引起内出血。

（2）畅通过程中随时了解患者的感受，观察患者下腹部疼痛的性质、程度，如有异常应及时处理。

（3）对通气术需要重复试验者，应先放出气体，休息片刻再进行，一般重复不超过2次。

（4）在碘油造影过程中注意观察患者有无过敏症状。

3. 术后护理

（1）对通气术者，由于气体对膈肌的刺激，患者可出现胸闷、呼吸困难等，严重者可出现休克。所以，术后应嘱患者取头低臀高位，使腹部气体趋向盆腔，减轻刺激后症状可缓解。

（2）手术后按医嘱使用抗生素。

（3）通畅术后2周内禁止性生活和盆浴。

第5节 阴道后穹隆穿刺术

一、概述 后穹隆与子宫直肠陷凹紧邻，子宫直肠凹是盆腔最低部位，腹腔中如有游离的血液、渗出液、脓液，常积聚于此。在无菌情况下以长针头从后穹隆刺入盆腔，取得标本，以协助诊断的方法称为阴道后穹隆穿刺术。

二、目的 协助诊断异位妊娠引起的内出血，盆腔炎症积脓、积液的检查。盆腔积脓者在抽取脓液以后注入抗生素。

三、操作方法

（1）患者排尿后取膀胱截石位，外阴、阴道常规消毒，戴手套，铺无菌孔巾。

（2）用阴道窥器暴露宫颈及后穹隆部，再次消毒。

（3）用宫颈钳夹持宫颈后唇向前牵引，以充分暴露阴道后穹隆，用碘酊、乙醇消毒穿刺部位。

（4）注射器接上腰椎穿刺针头，于宫颈阴道黏膜交界下方1cm后穹隆中央部位与宫颈平行的方向刺入，当针穿过阴道后壁失去阻力、有落空感时，表示进入直肠子宫陷凹，穿刺深度2～3cm，抽出标本5ml。

（5）拔出针头，观察局部有无出血，出血时用纱布压迫止血，取出窥器。

四、注意事项

（1）操作中注意观察患者病情变化，如有面色苍白、血压下降等，应及时抢救。

（2）穿刺时注意进针方向、深度，避免误伤子宫及直肠。如有误入直肠，应立即拔出针头，重新消毒，更换针头和注射器后再穿刺。

（3）*抽出物如为血液，可静置4～5分钟，血液凝固者为血管内血液，则应改变穿刺部位、方向，重新穿刺。若血液不凝固，提示为腹腔内出血。若抽出液为浅红色稀薄液，多为盆腔炎症渗出液。若抽出物为脓液，则可做涂片、染色后显微镜下检查，并送细菌培养及药物敏感试验。

第6节　内镜检查术

内镜检查已成为目前妇产科临床诊断与治疗的常用技术。临床上常用的内镜检查有阴道镜、宫腔镜和腹腔镜。

一、阴道镜检查

1. **概述**　阴道镜检查是利用阴道镜将子宫颈的阴道部黏膜放大10～40倍,来观察宫颈异常上皮细胞、异形血管及早期癌变,以便准确选择可疑部位做宫颈活体组织检查。

2. **适应证** { (1)肉眼观察阴道壁有可疑癌变者。
(2)宫颈脱落细胞检查巴氏Ⅲ级以上,或肉眼观察可疑癌变者。

3. **注意事项** { (1)在检查前24小时内不应有性生活、阴道检查、冲洗等操作。
(2)使用阴道窥器时不蘸润滑剂,以免影响观察。
(3)术后嘱患者休息,如有标本做好标记,及时送检。

二、宫腔镜检查

1. **概述**　宫腔镜检查是利用宫腔镜直接观察子宫颈管及宫腔的情况,用于指导诊刮、活检和疾病治疗。

2. **适应证** { (1)子宫异常出血的探查、原发性或继发性不孕的子宫内病因诊断。
(2)宫内节育器的定位与取出、宫内异物的取出,输卵管粘连的治疗。

3. **禁忌证** { (1)急性或亚急性生殖道炎症。
(2)活动性子宫出血者。
(3)近期有子宫手术史者。
(4)早期宫内妊娠者希望继续妊娠者。
(5)宫颈恶性肿瘤者。
(6)严重心、肺或血液疾病者。

4. **注意事项** { (1)一般选择在月经干净5日内进行检查。
(2)术前详细评估患者的身体情况,排除禁忌证。
(3)术中注意患者的情绪反应,关心患者,消除其紧张、恐惧心理。
(4)宫腔镜检查的并发症有子宫裂伤、子宫穿孔、感染等。在术中、术后应密切观察,如有异常应及时处理。
(5)术后嘱患者按医嘱使用抗生素3～5日,告知患者宫腔镜检查后2～7日有可能有少量血性分泌物,须保持会阴清洁。
(6)检查后2周内禁止性生活和盆浴。

三、腹腔镜检查

1. **概述**　腹腔镜检查是将腹腔镜自腹腔插入盆、腹腔内观察病变的部位、形态,必要时取组织送病理学检查,以明确诊断的方法。目前临床上已普遍使用腹腔镜对腹部(盆腔)疾病进行检查与治疗。

2. **适应证** { (1)诊断不清的盆腔包块、肿瘤、炎症、不孕症、异位妊娠、子宫内膜异位症等。
(2)生殖道发育异常。
(3)不明原因的急、慢性下腹痛。
(4)不孕症及内分泌疾病。
(5)人工流产放环术后可疑子宫穿孔。
(6)恶性肿瘤手术和化疗后的效果评价。

3. **禁忌证** { (1)严重心、肺疾患不能耐受检查者,膈疝、脐疝、脐部感染者,血液病及严重神经官能症者不宜进行此项检查。
(2)结核性腹膜炎等原因造成的腹腔粘连者。
(3)腹部巨大肿瘤者。
(4)过度肥胖。

4. 护理要点
- （1）术前准备
  - 1）评估患者的身心状况，向患者讲解腹腔镜检查的目的、操作步骤、术中配合及注意事项等，配合手术。
  - 2）排空膀胱，取膀胱截石位，进行检查时患者臀部抬高15°。
  - 3）腹部常规消毒，范围与一般腹部手术相同，皮肤切口局部选用相应的麻醉方式。
- （2）术中配合
  - 1）随CO_2气体进入腹腔，将患者改为臀高头低位，并按医生要求及时更换所需体位。
  - 2）严密观察患者的生命体征，如有异常及时处理。
  - 3）陪伴患者，并指导患者与医生的配合。
- （3）术后护理
  - 1）卧床休息30分钟，询问患者感受，注意观察生命体征，有无并发症的出现，发现异常及时汇报医生处理。
  - 2）向患者解释可能因腹腔残留气体而感肩痛及上肢不适等症状会逐渐缓解。2周内禁止性生活。如有发热、出血、腹痛等应及时到医院就诊。
  - 3）遵医嘱使用抗生素。
  - 4）观察脐部伤口的情况，鼓励患者每日下床活动。
  - 5）嘱其按时复查。

第7节　会阴切开缝合术

一、适应证
- （1）产妇需要各种助产时。
- （2）初产妇会阴体较长或会阴部坚韧，有严重撕裂可能。
- （3）继发性宫收缩乏力、胎儿较大，第二产程延长者。
- （4）产妇、胎儿异常需要缩短第二产程者。
- （5）早产，预防早产儿颅内出血。

二、操作方法
- （1）会阴侧切缝合术。
- （2）会阴正中切开缝合术。

三、护理要点
- （1）操作前应解释并征得产妇与家属的同意。
- （2）*术后指导产妇健侧卧位，保持外阴部清洁、干燥，术后3日内每日行会阴冲洗2次，排便后及时清洗会阴。
- （3）注意观察会阴切口有无渗血、红肿、硬结及脓性分泌物，若有异常及时通知医生处理。
- （4）会阴切口肿胀并伴有明显疼痛时，选用50%硫酸镁湿热敷。
- （5）会阴切口一般3～5日拆线。

第8节　胎头吸引术

　　胎头吸引术是指将胎头吸引器置于胎头上，形成负压后吸住胎头，通过牵引帮助胎儿娩出的手术。

一、适应证
- （1）第二产程延长者；胎头拨露于会阴部达30分钟，胎儿尚未娩出者。
- （2）妊娠合并心脏病、妊娠期高血压疾病、继发性宫缩乏力或胎儿窘迫，需要缩短第二产程。
- （3）有剖宫产史或子宫有瘢痕，不宜过分屏气用力者。

二、禁忌证
- （1）有严重头盆不称、面先露、产道阻塞、尿瘘修补术后等，不能或不宜经阴道分娩。
- （2）宫口未开全或胎膜未破者。
- （3）胎头未达到阴道口者。

三、护理要点

（1）向产妇解释操作目的，以取得配合。

（2）检查吸引器装置无漏气，负压适当。

（3）牵引时间不应超过10分钟，牵引如有滑脱，可重新放置，但不超过2次。

（4）检查软产道并及时缝合。

（5）新生儿护理
1）做好新生儿抢救的准备。
2）观察产瘤、头皮血肿及头皮损伤情况。
3）新生儿静卧24小时，避免搬动，出生后3日内禁止洗头。
4）遵医嘱予新生儿维生素K$_1$肌内注射，防止出血。

第9节　产　钳　术

产钳术是用产钳牵拉胎头以娩出胎儿的手术。

一、适应证

（1）同胎头吸引术。
（2）臀先露后胎头娩出困难者。
（3）剖宫产出胎头困难者。

二、禁忌证

（1）有严重头盆不称、面先露、产道阻塞、尿瘘修补术后等，不能或不宜经阴道分娩。
（2）宫口未开全或胎膜未破者。
（3）胎头颅骨最低点在坐骨棘水平或坐骨棘以上，有明显头盆不称。
（4）确定为死胎、胎儿畸形者，应行穿颅术，避免损伤产妇软产道。

三、护理要点　产钳术护理要点同胎头吸引术。

第10节　人工剥离胎盘术

人工剥离胎盘术是指胎儿娩出后，术者用手剥离并取出滞留于宫腔内胎盘的手术。

一、适应证

（1）胎儿娩出后，胎盘部分剥离引起子宫大量出血者。
（2）胎儿娩出后30分钟，胎盘尚未剥离者。

二、护理要点

（1）术前向产妇解释操作目的，取得其配合；并做好输液输血准备。
（2）密切观察产妇生命体征。
（3）严格执行无菌操作规程，动作应轻柔，切忌粗暴，尽量一次进入宫腔，不可多次进出。若剥离确实有困难，应考虑可能有胎盘植入，切不可强行剥离。
（4）剥离胎盘后观察子宫收缩及阴道出血情况，及时按摩子宫并遵医嘱使用缩宫素。
（5）认真检查取出胎盘、胎膜，若有少量胎盘缺损，可用大刮匙轻刮一周。
（6）术后注意观察有无发热、阴道分泌物异常等，可遵医嘱用抗生素预防感染。

第11节　剖　宫　产　术

剖宫产术指经腹壁切开子宫取出成活胎儿及其附属物的手术。主要手术方式有*子宫下段剖宫产、子宫体部剖宫产和腹膜外剖宫产。

一、适应证

1. 产力异常　子宫收缩乏力、发生滞产经处理无效者。
2. 产道异常　骨盆狭窄或畸形、软产道阻塞。
3. 胎儿方面　胎位异常、巨大儿等。
4. 妊娠合并症及并发症　妊娠合并心脏病、重度子痫前期及子痫、胎盘早剥、前置胎盘。
5. 其他　过期妊娠、高龄初产、生殖道修补术后。

二、麻醉方式　剖宫产术多采用持续硬膜外麻醉,特殊情况用全麻,也可采用局麻。

三、护理要点

1. 术前护理
　(1)测量生命体征,了解胎儿情况及产程进展。
　(2)按医嘱予术前准备(禁食禁水、备皮、药敏试验、留置尿管、交叉配血、术前用药等)。

2. 术中护理
　配合
　(1)密切观察产妇生命体征,协助产妇取适当体位。
　(2)按医嘱输液、输血,配合医生完成手术。

3. 术后护理
　(1)按腹部手术常规护理。
　(2)*术后24小时密切观察子宫收缩及阴道流血情况,遵医嘱使用缩宫素。
　(3)留置尿管:术后尿管留置24小时,做好皮肤护理,勤翻身;尿管拔除后,注意观察产妇排尿情况,鼓励下床活动。
　(4)外阴清洁:每日会阴擦洗2次。
　(5)健康指导:饮食指导,母乳喂养及乳房护理指导,产后保健康复指导,*术后6周内禁止性生活,至少避孕2年,产后42日到医院做产后健康检查等。

要点回顾

1. 早期发现及确诊宫颈癌的方法是什么?
2. 阴道后穹隆穿刺术有何临床意义?
3. 如何正确选择会阴侧切术后的卧位及会阴冲洗措施?
4. 剖宫产术后健康指导措施有哪些?

————————★ **模拟试题栏——识破命题思路,提升应试能力** ★————————

一、专业实务

A₁型题

1. 确诊宫颈癌最可靠的辅助检查方法是(　　)
　A. 宫颈刮片细胞学检查
　B. 碘试验
　C. 宫颈和宫颈管组织检查
　D. 阴道镜检查　　E. B型超声

2. 目前诊断子宫内膜异位症的最佳方法是(　　)
　A. 双合诊检查　　B. 阴道B超
　C. 腹腔镜检查　　D. 分段诊断性刮宫
　E. 盆腔X线摄片

3. 阴道及宫颈细胞学检查的禁忌证是(　　)
　A. 异常闭经　　　B. 宫颈炎症
　C. 宫颈癌筛选　　D. 宫腔占位病变
　E. 月经期

4. 剖宫产术的适应证错误的是(　　)
　A. 骨盆狭窄　　　B. 头盆不称

　C. 横位　　　　　D. 产力异常经处理无效者
　E. 胎头已拨露胎儿窘迫

5. 产妇,35岁,孕1产0,孕39周,诊断为妊娠期糖尿病。宫口开全,枕左前位,宫缩间隔2分钟,持续50秒,胎心128次/分,羊水Ⅰ度混浊,S^{+3},行会阴侧切+胎头吸引助产分娩一男活婴,对该新生儿护理不正确的是(　　)
　A. 检查新生儿头皮血肿并做好护理
　B. 每日沐浴以促进血肿消退
　C. 静卧3日,头偏向一侧
　D. 密切观察神色、面色、呼吸、心率、哭声等情况
　E. 遵医嘱肌内注射维生素K₁和青霉素,以预防颅内出血及感染

A₂型题

6. 产妇,33岁,孕4产2,孕39周,半小时前娩出一男活婴,阴道流血300ml,无胎盘剥离征象,按医嘱行人工胎盘剥离术;请问下列关于人工胎盘剥离术适应证错误的

是(　　)

 A. 胎儿娩出已达30分钟胎盘未娩出者

 B. 胎儿娩出后短时间内,阴道流血已达200ml以上者,但胎盘未能自然娩出者

 C. 胎盘滞留

 D. 胎盘植入

 E. 胎儿娩出后经按压宫底及给予缩宫素处理,胎盘没有完全剥离排出者

7. 产妇, 32岁,孕1产0,孕39周,宫口开全1小时,枕左前位,宫缩间隔2分钟,持续50秒,胎心128次/分,羊水清, S^{+4},行会阴侧切分娩一男活婴,关于会阴切开缝合术的适应证说法错误的是(　　)

 A. 早产者　　　　　B. 第一产程胎儿窘迫者

 C. 妊娠合并心脏病者　D. 会阴水肿者

 E. 胎头吸引术者

8. 产妇, 31岁,孕1产0,孕40周,宫口开全1小时,枕左前位,宫缩间隔2分钟,持续50秒,胎心138次/分,羊水清, S^{+4},行会阴侧切分娩一男活婴,会阴缝合术后,为了解缝线有无穿过直肠黏膜和有无阴道血肿,常规行(　　)

 A. 腹部检查　　　　B. 阴道检查

 C. 宫颈检查　　　　D. 子宫体检查

 E. 肛门检查

9. 产妇, 28岁,孕2产1,孕38周,宫口开全1小时,枕左前位,宫缩间隔2分钟,持续50秒,胎心140次/分,羊水清, S^{+4},行会阴侧切分娩一男活婴,正常会阴伤口拆线一般在术后(　　)

 A. 3~5日　　　　　B. 5~7日

 C. 7~9日　　　　　D. 9~10日

 E. 12日

10. 产妇, 29岁,孕2产0,孕39周,宫口开全1小时,骶左前位,宫缩间隔2分钟,持续50秒,胎心140次/分,羊水清, S^{+4},关于臀位助产不妥的是(　　)

 A. 须行会阴切开术

 B. 胎儿全部由接产者按分娩机制协助娩出

 C. 脐部娩出后,应尽快娩出头部,不得超过8分钟

 D. 后出头有困难者可用产钳助产

 E. 检查新生儿有无产伤

11. 产妇, 35岁,孕1产0,孕39周,诊断为妊娠高血压疾病。宫口开全1小时,枕左前位,宫缩间隔2分钟,持续50秒,胎心118次/分,羊水Ⅰ度混浊, S^{+4},此时应采取的措施是(　　)

 A. 人工破膜　　　　B. 会阴侧切

 C. 静滴缩宫素　　　D. 剖宫产术

 E. 低位产钳助术

12. 产妇, 30岁,孕1产0,孕41周,临产宫口开全1小时,枕左前,胎心108次/分,羊水3度污染, S^{+3},此时应采取的处理是(　　)

 A. 产钳术助产　　　B. 等待自然分娩

 C. 胎头吸引术助产　D. 行剖宫产术

 E. 人工破膜

A_3/A_4型题

 产妇, 27岁,孕1产0,孕38周,临产10小时,宫口开47分钟,胎膜已破,羊水Ⅱ度混浊,胎头拨露,胎心105次/分, S^{+3},行产钳术助产,娩出一女婴,体重2980g。15分钟后胎盘自行娩出,子宫间歇性出血总计345ml。检查胎盘、胎膜完整,宫体软。按摩子宫后好转,出血量减少,宫颈及阴道伤口出血量少。

13. 该产妇行产钳助产的原因是(　　)

 A. 第一产程延长　　B. 第二产程延长

 C. 早产　　　　　　D. 胎儿窘迫

 E. 孕妇生命受到威胁

14. 该产妇应采取的护理措施是(　　)

 A. 立即使用抗生素　B. 立即给予静脉输血

 C. 加强子宫收缩　　D. 采取中凹卧位

 E. 缝合宫颈及阴道伤口

15. 正常分娩出血量应不多于(　　)

 A. 80~100ml　　　　B. 100~200ml

 C. 200　　　　　　　D. 200~300ml

 E. 300ml

二、实践能力

A_1型题

16. 关于阴道后穹隆穿刺术说法不正确的是(　　)

 A. 操作中注意观察患者病情变化

 B. 穿刺时如有误入直肠,应立即拔出针头,直接重新穿刺

 C. 血液凝固者为血管内血液

 D. 血液不凝固,提示为腹腔内出血

 E. 浅红色稀薄液,多为盆腔炎症渗出液

17. 用胎头吸引术助产时,全部牵引时间不宜超过(　　)

 A. 5分钟　　　　　B. 10分钟

 C. 12分钟　　　　　D. 20分钟

 E. 30分钟

18. 剖宫产的适应证不包括(　　)

 A. 妊娠合并糖尿病　B. 骨盆狭窄

 C. 巨大儿　　　　　D. 前置胎盘

 E. 妊娠合并心脏病

19. 在妇科常用特殊检查中,防癌普查最常用的检查方法是(　　)
   A. 双合诊　　　　　B. 阴道分泌物悬滴检查
   C. B超　　　　　　D. 阴道镜检查
   E. 宫颈刮片检查

A₂型题

20. 患者,女性,36岁,孕2产1,继发性不孕2年,请问下列可以进行输卵管通液术的是(　　)
   A. 慢性盆腔炎急性发作
   B. 输卵管再通术后
   C. 外阴阴道假丝酵母菌病未治愈
   D. 月经第2日
   E. 功能失调性子宫出血伴心力衰竭

21. 患者,女性,36岁,孕2产1,停经47天,孕尿检阳性,因右下腹痛急诊入院,妇检宫颈举摆痛,阴道后穹隆饱满,欲行阴道后穹隆穿刺术。请问阴道后穹隆穿刺术的适应证不包括(　　)
   A. 疑有盆腔积液者　　B. 疑有盆腔积脓者
   C. 原因不明的腹痛患者
   D. 腹水原因待查者　　E. 疑有异位妊娠者

22. 患者,女性,35岁,因2次人流后5年不孕,痛经3年就诊,欲行腹腔镜检查。请问妇科腹腔镜检查的适应证不包括(　　)
   A. 放环后可疑子宫穿孔
   B. 不孕症
   C. 原因不明的急性下腹痛
   D. 腹部巨大肿瘤的诊断
   E. 诊断不清的盆腔包块

23. 产妇,32岁,孕1产0,孕39周,宫口开全1小时,枕左前位,宫缩间隔2分钟,持续50秒,胎心128次/分,羊水清,S⁺⁴,行会阴侧切分娩一男活婴,以下护理措施哪项不妥(　　)
   A. 大便后应擦洗外阴
   B. 每日用0.05%聚维酮碘棉球擦洗外阴2次
   C. 有红肿可用50%硫酸镁湿敷
   D. 伤口化脓要延期拆线
   E. 伤口正常3~5日拆线

24. 产妇,32岁,孕1产0,孕39周,宫口开全1小时,枕左前位,宫缩间隔2分钟,持续50秒,胎心108次/分,羊水清,S⁺³,按医嘱行会阴侧切+胎头吸引术,术中配合哪项不正确(　　)
   A. 记录吸引持续时间,一般不超过10分钟
   B. 协助外阴消毒
   C. 用注射器抽出空气200~250ml

D. 观察宫缩及胎心情况
   E. 做好新生儿复苏的准备

25. 产妇,39岁,孕2产1,孕40周,持续性枕左后位,宫口开大6cm,活跃期停滞,宫缩间隔2分钟,持续50秒,胎心148次/分,按医嘱行剖宫产术,术后预防感染的护理措施错误的是(　　)
   A. 每日阴道冲洗一次
   B. 术后2~3日更换腹部切口敷料
   C. 观察腹部切口、体温、子宫复旧及阴道分泌物等情况
   D. 指导患者加强营养,提高机体免疫力
   E. 遵医嘱使用抗生素

26. 产妇,38岁,孕3产1,孕39周,持续性枕右后位,宫口开大6cm,活跃期停滞,宫缩间隔2分钟,持续50秒,胎心138次/分,按医嘱行剖宫产术,术后疼痛护理不妥的是(　　)
   A. 如为阵发性宫缩痛为正常现象
   B. 必要时给予止痛剂　C. 解释疼痛的原因
   D. 腹部可系腹带　　　E. 肛门排气前可牛奶饮食

27. 患者,女性,36岁,宫颈糜烂样改变,宫颈脱落细胞检查巴氏Ⅲ级,为其预约阴道镜检查,正确的护理是(　　)
   A. 嘱患者检查前8小时禁止性生活
   B. 嘱患者检查前12小时禁止性生活
   C. 嘱患者检查前24小时禁止性生活
   D. 嘱患者检查前充盈膀胱
   E. 检查时用碘伏棉球擦净宫颈

28. 患者,女性,40岁,停经60天,尿妊娠检查(一),大量阴道出血伴中度贫血,最佳的治疗方案为(　　)
   A. 刮宫　　　　　　B. 输血
   C. 切除子宫　　　　D. 大量输液
   E. 大剂量止血药

29. 患者,女性,54岁,因阴道炎及慢性宫颈炎行阴道及宫颈细胞学检查,以下错误的是(　　)
   A. 阴道涂片一般在阴道后穹隆处取分泌物
   B. 阴道涂片用于了解卵巢或胎盘的功能
   C. 宫颈刮片是筛查早期宫颈癌的重要方法
   D. 宫颈管吸片用于了解宫颈管内的情况
   E. 宫腔吸片适用于怀疑宫腔内恶性病变

30. 产妇,24岁,会阴左侧切开术分娩,产后第4日,伤口红肿、疼痛、流脓。错误处理是(　　)
   A. 嘱右侧卧　　　　B. 拆线引流
   C. 会阴擦洗　　　　D. 坐浴
   E. 红外线照射

31. 产妇,29岁,孕1产0,足月分娩,因第二产程延长

行阴道助娩术,医生放置胎头吸引器后,护士即将注射器接上胶管,应抽出空气量为(　　)

A. 50～70ml　　　　B. 80～100ml

C. 110～140ml　　　D. 150～180ml

E. 200～300ml

A₃/A₄型题

（32～34题共用题干）

　　患者,女性,30岁,已婚,生育史:1-0-1-1,宫内节育器避孕,因"停经45天,阴道少量流血1日伴下腹隐痛8小时"就诊。体检:神志清,心肺(一),生命体征正常,尿妊娠试验弱阳性。

32. 简单而可靠的辅助检查方法是(　　)

A. 血常规　　　　　B. 腹部X线摄片

C. 阴道后穹隆穿刺　D. 腹部CT

E. 腹腔镜检查

33. 为确定诊断,除了妇科检查之外,此时最有价值的辅助检查方法是(　　)

A. 血常规　　　　　B. 腹部X线摄片

C. 阴道后穹隆穿刺　D. B超检查

E. 腹腔镜检查

34. 若确定是宫内妊娠,最合适的处理措施是(　　)

A. 黄体酮保胎治疗

B. 药物流产

C. 取环后行人工流产负压吸引术

D. 水囊引产术

E. 取环后继续保胎治疗

（35、36题共用题干）

　　产妇,28岁,孕2产1,会阴侧切阴道分娩后第2日,主诉伤口肿胀、疼痛。查体:伤口红肿、无脓性分泌物、无渗血。

35. 应指导采取哪种体位最恰当(　　)

A. 平卧位　　　　　B. 俯卧位

C. 半坐卧位　　　　D. 伤口侧卧位

E. 健侧卧位

36. 下列哪项护理措施不宜采取(　　)

A. 会阴擦洗

B. 50%硫酸镁会阴局部湿热敷

C. 红外线局部照射

D. 高锰酸钾坐浴

E. 紫外线局部照射

（37、38题共用题干）

　　产妇,36岁,剖宫产术后第6日,明日出院,现为其进行出院前健康指导。

37. 常规产后到医院健康检查的时间是(　　)

A. 产后1个月　　　　B. 产后6周

C. 产后2个月　　　　D. 产后100日

E. 产后半年

38. 其落实避孕措施,应至少避孕时间为(　　)

A. 6周　　　　　　　B. 6个月

C. 1年　　　　　　　D. 2年

E. 3年

（39～42题共用题干）

　　患者,女性,29岁。1年前进行人工流产术后出现月经失调,诊断为:子宫内膜不规则脱落。

39. 为支持诊断,下一步首先进行的检查是(　　)

A. 宫颈活检　　　　B. 阴道宫颈细胞学检查

C. 输卵管通液术　　D. 宫腔镜检查

E. 诊断性刮宫

40. 为患者预约检查的时间为(　　)

A. 月经前3日　　　　B. 月经的第3日

C. 月经周期的任何一日　D. 月经周期的第5日

E. 月经后10日

41. 若患者进行宫腔镜检查,护士的术后指导为(　　)

A. 检查后1周内出现阴道血性分泌物就诊

B. 检查后如出现发热应就诊

C. 检查后1周内禁止性交

D. 检查后1周内禁止盆浴

E. 遵医嘱使用抗生素7日

42. 若患者进行诊断性刮宫,则注意事项为(　　)

A. 主要的并发症是出血、穿孔和感染

B. 重点刮取两侧子宫角部的组织

C. 不要将内膜全部刮干净以免引起出血

D. 嘱患者术前3日禁止性生活

E. 术后观察20分钟方可让患者离院

（43～45题共用题干）

　　产妇,27岁,孕1产1,产后3日,会阴水肿未消退。

43. 应进行局部的治疗措施为(　　)

A. 坐浴　　　　　　B. 会阴冷敷

C. 会阴湿热敷　　　D. 阴道灌洗

E. 刺破水肿加抗生素

44. 操作前准备的用具中不包括(　　)

A. 棉垫　　　　　　B. 一次性垫巾

C. 治疗用液体　　　D. 橡胶管

E. 凡士林

45. 治疗时使用的溶液是(　　)

A. 75%乙醇　　　　B. 1:5000高锰酸钾

C. 4%碳酸氢钠　　　D. 1:1000苯扎溴铵

E. 50%硫酸镁

（莫洁玲）

参 考 文 献

黎梅.2015.妇产科护理.第3版.北京:科学出版社

林姗,何国喜.2015.妇产科护理.北京:人民卫生出版社

夏海鸥,2014.妇产科护理学.第3版.北京:人民卫生出版社

谢幸,苟文丽.2013.妇产科学.第8版.北京:人民卫生出版社

全国护士执业资格考试用书编写专家委员会.2017.全国护士执业资格考试指导.北京:人民卫生出版社

全国护士执业资格考试用书编写专家委员会.2017.全国护士执业资格考试指导同步练习题集.北京:人民卫生出版社

赵国玺.2014.妇产科护理学笔记.第3版.北京:科学出版社

郑修霞.2012.妇产科护理学.第5版.北京:人民卫生出版社

专 业 实 务

A 型题

1. 患者入院时间应书写在体温单的(　　)
   A. 38～40℃,相应时间格内用红笔纵行填写
   B. 38～40℃,相应时间格内用蓝笔纵行填写
   C. 40～42℃,相应时间格内用红笔纵行填写
   D. 40～42℃,相应时间格内用蓝笔纵行填写
   E. 42℃以上,相应时间格内用红笔纵行填写

2. 用平车运送上下坡时,患者头部应在高处一端,主要目的是(　　)
   A. 避免血压下降　　　B. 避免呼吸不畅
   C. 避免头部充血不适　D. 防止坠车
   E. 有利于与患者交谈

3. 腹部手术后患者,为减轻缝合处皮肤张力,减轻疼痛,宜采取的体位是(　　)
   A. 平卧位　　　　B. 中凹位
   C. 半坐卧位　　　D. 端坐位
   E. 俯卧位

4. 临床应用最广、效果最为可靠的灭菌法是(　　)
   A. 燃烧法　　　　B. 干烤法
   C. 煮沸消毒法　　D. 高压蒸汽灭菌法
   E. 浸泡法

5. 在安静状态下,人体主要的散热方式是(　　)
   A. 辐射　　　　B. 对流
   C. 蒸发　　　　D. 传导
   E. 传递

6. 昏迷患者胃管插至14～16cm处时,将头部托起的目的是(　　)
   A. 便于观察病情
   B. 防止胃管盘曲在口中
   C. 加大咽喉部通道的弧度
   D. 防止粘膜损伤
   E. 减轻患者痛苦

7. "1、2、3溶液"的成分是(　　)
   A. 甘油30ml、温开水60ml、50%硫酸镁90ml
   B. 温开水30ml、甘油60ml、50%硫酸镁90ml
   C. 温开水30ml、50%硫酸镁60ml、甘油90ml
   D. 50%硫酸镁30ml、甘油60ml、温开水90ml
   E. 50%硫酸镁30ml、温开水60ml、甘油90m

8. 下列哪项是脑死亡的标准之一(　　)
   A. 瞳孔散大而固定
   B. 无肢体活动
   C. 脑电波消失
   D. 对各种刺激均无反应
   E. 无血压

9. 七情致病影响脏腑气机哪项是错误的(　　)
   A. 怒则气上　　　B. 喜则气患
   C. 悲则气消　　　D. 思则气结
   E. 恐则气乱

10. "中医四诊"是指(　　)
    A. 望问嗅听　　　B. 望闻问叩
    C. 望触叩听　　　D. 望闻问切
    E. 望闻叩切

11. 形成慢性阻塞性肺气肿最常见的病因是(　　)
    A. 慢性支气管炎　B. 支气管哮喘
    C. 支气管扩张　　D. 肺结核
    E. 肺间质纤维化

12. 室性心动过速最常见的病因是(　　)
    A. 心脏瓣膜病　　B. 冠心病
    C. 心肌病　　　　D. 心肌炎
    E. 感染性心内膜炎

13. 肝硬化形成的病理标志是(　　)
    A. 假小叶的形成　B. 细胞变性坏死
    C. 再生结节形成　D. 弥漫性纤维化
    E. 肝内血管床扭曲

14. 1型糖尿病和2型糖尿病共同具有的相关发病机制是(　　)
    A. 自身免疫　　　B. 遗传因素
    C. 病毒感染　　　D. 饮食不当
    E. 体力活动减少

15. 类风湿关节炎病因不明,一般认为有关的因素是(　　)
    A. 遗传、雌激素、阳光照射等因素
    B. 感染、潮湿、寒冷及创伤等
    C. 物理性损伤因素
    D. 化学性损伤因素
    E. 精神性损伤因素

16. 对于乙肝病毒标志物,表述不正确的是( )

　　A. HBsAg阳性见于乙肝患者

　　B. HBsAb是乙肝保护性抗体

　　C. HBeAg阳性提示HBV复制活跃

　　D. HBV-DNA反映HBV感染最敏感

　　E. HBcAb不是乙肝保护性抗体

17. 乙型肝炎患者入院时换下的衣服应( )

　　A. 包好后存放　　　　B. 统一焚烧

　　C. 消毒后存放　　　　D. 交给家属带回

　　E. 消毒后交给患者

18. 下列关于焦虑症患者的心理护理,不恰当的是( )

　　A. 建立良好的治疗性护患关系

　　B. 指导患者进行放松训练

　　C. 鼓励患者倾诉内心感受

　　D. 关注患者过多躯体不适的主诉

　　E. 帮助患者认识症状

19. 最常见的幻觉为( )

　　A. 幻听　　　　　　　B. 幻视

　　C. 幻触　　　　　　　D. 幻味

　　E. 幻嗅

20. 关于血栓闭塞性脉管炎的描述,正确的是( )

　　A. 是一种周围血管慢性化脓性病变

　　B. 主要累及下肢中、小动静脉

　　C. 多见于中老年男性

　　D. 血管病变呈片状分布

　　E. 最终可造成肢体近端坏疽

21. 肠内营养支持的患者,在通过鼻胃管进行灌注营养液时,宜采用何种体位( )

　　A. 半卧位　　　　　　B. 平卧位

　　C. 左侧卧位　　　　　D. 右侧卧位

　　E. 去枕平卧位

22. 判断该患者是否是开放性损伤或闭合性损伤的标准是( )

　　A. 伤口是否疼痛　　　B. 伤口是否红肿

　　C. 伤口是否出血　　　D. 皮肤或黏膜是否完整

　　E. 是否有功能障碍

23. 妊娠期高血压疾病的基本病理变化是( )

　　A. 高血压　　　　　　B. 水肿

　　C. 蛋白尿　　　　　　D. 全身小动脉痉挛

　　E. DIC

24. 拟做宫颈刮片或阴道分泌物涂片细胞学检查时,可用什么做润滑剂( )

　　A. 石蜡油　　　　　　B. 乙醇(酒精)

　　C. 生理盐水　　　　　D. 新洁而灭

　　E. 甘油

25. 足月儿生理性黄疸持续时间应小于( )

　　A. 2周　　　　　　　B. 3周

　　C. 4周　　　　　　　D. 5周

　　E. 6周

26. 婴儿易发生溢乳的原因是下列哪项( )

　　A. 胃较垂直　　　　　B. 贲门括约肌松弛

　　C. 胃排空时间　　　　D. 常发生胃肠逆蠕动

　　E. 幽门括约肌发育欠成熟

27. 申请护士执业注册应具备具有完全民事行为能力,申请者年龄至少应在( )

　　A. 16周岁以上　　　　B. 17周岁以上

　　C. 18周岁以上　　　　D. 19周岁以上

　　E. 20周岁以上

28. 对医疗机构内的甲类传染病患者、病原携带者、疑似患者的密切接触者应( )

　　A. 予以隔离治疗

　　B. 在指定场所单独隔离治疗

　　C. 在指定场所进行医学观察

　　D. 限制其活动范围,防止疾病传播

　　E. 采取强制隔离治疗措施

29. 下列关于尊重患者自主原则的描述,不正确的是( )

　　A. 医护人员提供足够的、正确的和可理解的信息

　　B. 患者的情绪处于稳定状态

　　C. 患者必须有一定的自主能力

　　D. 患者的自主性决定是他独自做出的

　　E. 患者的自主性决定不会与他人和社会的利益发生严重冲突

30. 关于护士的权利与义务的描述,正确的是( )

　　A. 护理人员所执行的所有业务均应有医嘱指示

　　B. 患者的保健措施与执行,不属于护理记录范畴

　　C. 护理人员的记录不需要保存

　　D. 遇有危急患者,必要时先行给予紧急救护处理

　　E. 为了科研的需要,可以暴露患者的一切信息

A_2型题

31. 患者,男性,18岁,急性肾盂肾炎入院。患者在病室休息时觉得烦躁、倦怠、头晕、食欲缺乏,可能的原因是( )

　　A. 病室内湿度过低　　B. 病室内湿度过高

　　C. 室内温度过低　　　D. 病室通风不良,空气污浊

　　E. 室内温度过高

32. 护士小王为头部手术术后的患者铺麻醉床时,盖

被三折于门对侧床边,其目的是(　　)

A. 使病室整洁　　　B. 便于接受术后患者

C. 利用节力原则　　D. 有利于术后观察病情

E. 防止患者坠床

33. 患者女性,70岁,因糖尿病酮症酸中毒急诊入院。急诊室给予输液、吸氧,现准备用平车送入病房,护送途中护士应注意(　　)

A. 拔管暂停输液、吸氧

B. 继续输液、吸氧,避免中断

C. 暂停吸氧,输液继续

D. 暂停输液、继续吸氧

E. 若酸中毒严重应暂停护送,症状好转后再送入病房

34. 患者男,外伤导致颈椎骨折,护士使用平车运送患者。其操作方法不妥的是(　　)

A. 将患者头部放于平车大轮端

B. 患者头偏向一侧,防止呕吐误吸

C. 下坡时,患者头部在平车后端

D. 进门时,不可用平车撞门

E. 保持输液管通畅

35. 患者女,因破伤风被安置在隔离室。患者现牙关紧闭,四肢抽搐,角弓反张。护士为其采取的安全措施中,不妥的是(　　)

A. 枕头横立床头,四肢用约束带以防撞伤

B. 上床档,防坠床

C. 纱布包裹压舌板垫于上下切牙之间防咬伤

D. 取下活动义齿,防窒息

E. 室内光线宜暗,安静,以减少对患者的刺激

36. 患者女,因使用抗生素导致菌群失调,引起肺部感染。患者肺部感染属于(　　)

A. 外源性感染　　　B. 交叉感染

C. 可预防性感染　　D. 内源性感染

E. 外科感染

37. 手术室护士小张在使用2%戊二醛浸泡手术刀片时,为了防止刀片生锈,在消毒液中加入(　　)

A. 1～2%碳酸氢钠　B. 5%亚硝酸钠

C. 5%碳酸氢钠　　　D. 0.5%亚硝酸钠

E. 0.5%乙酸钠

38. 患者,男,71岁,慢性支气管炎合并铜绿假单胞菌感染入院。护士为其实施口腔护理时,应选用的漱口溶液是(　　)

A. 0.9%氯化钠　　　B. 0.1%醋酸溶液

C. 0.2%呋喃西林　　D. 1%～3%过氧化氢

E. 1%～4%碳酸氢钠

39. 患者男,因颅脑外伤入院,现处于昏迷状态。护士为其实施口腔护理时,其操作不妥的是(　　)

A. 协助患者仰卧,头偏向护士

B. 协助患者用温开水漱口

C. 使用开口器时,不可使用暴力

D. 擦洗时棉球不宜过湿,防止溶液误吸入呼吸道

E. 棉球应夹紧,每次1个,必要时清点棉球数量

40. 患者男,68岁,处于深昏迷状态,呼吸表浅微弱,不易观察。护士为其测量呼吸频率的方法是(　　)

A. 仔细听呼吸声响并计数

B. 手置患者鼻孔前,以感觉气流通过并计数

C. 手按胸腹部,以胸腹壁起伏次数计数

D. 用少许棉花置患者鼻孔前,观察棉花吹动次数计呼吸频率

E. 测脉率乘以1/4,以推测呼吸次数

41. 患者女,30岁,"伤寒"入院。测量体温时发现,患者体温升高达39.0～40.0℃,持续数天,且24小时波动范围不超过1℃。患者热型属于(　　)

A. 稽留热　　　　　B. 弛张热

C. 间歇热　　　　　D. 不规则热

E. 超高热

42. 育龄期女性,咨询社区护士小冯,其体温在月经前期轻度升高,排卵期则较低的原因。小冯回答正确的是(　　)

A. 与睡眠的质量有关

B. 与孕激素分泌的周期性变化有关

C. 与雌激素分泌的周期性变化有关

D. 与雄激素分泌的周期性变化有关

E. 与心理因素有关

43. 患者女,40岁,拟行胆囊造影检查。护士小张对患者进行指导,不妥的是(　　)

A. 造影前1日午餐进高脂肪饮食

B. 造影前1日晚餐进无脂肪、低蛋白、高糖、清淡饮食

C. 造影前1日晚餐后口服造影剂,禁食、禁水、禁烟至次日上午

D. 造影检查当日,禁食早餐

E. 造影检查当日,第1次摄X线片,如果胆囊显影良好,再让患者进食低脂肪餐

44. 患者女,30岁,急性肾炎入院。患者一般情况尚可,轻度水肿,最适宜的饮食是(　　)

A. 高蛋白饮食　　　B. 无盐低钠饮食

C. 低盐饮食　　　　D. 低蛋白饮食

E. 高热量饮食

45. 患者女,40岁,怀疑上消化道出血拟做隐血试验,

试验前3天可选择的食物是( )

A. 绿色蔬菜　　　B. 肝脏类食物

C. 动物血　　　　D. 豆制品

E. 肉类

46. 患者男，27岁，因车祸导致颅脑外伤，护士按医嘱应用冰槽为其头部降温，防治脑水肿。主要目的是( )

A. 增强脑细胞代谢　　B. 降低体温

C. 降低脑血管通透性　D. 降低脑细胞代谢

E. 收缩血管，使血流减慢

47. 患者男，17岁，篮球比赛时不慎扭伤踝关节，1小时后到校医务室就诊。正确的处理方法是( )

A. 局部冷敷　　　　B. 局部热敷

C. 冷热交替使用　　D. 热水足浴

E. 局部按摩

48. 患者女，58岁，高位截瘫导致排便失禁。其护理重点是( )

A. 鼓励患者多饮水

B. 给予患者高蛋白饮食

C. 观察患者排便时的心理反应

D. 保护臀部防止压疮的发生

E. 观察记录粪便性质、颜色及量

49. 患者女，68岁，心肌梗死入院。患者身体虚弱，膀胱高度膨胀不能自行排尿。护士为其导尿时，首次放尿的量不应超过( )

A. 500ml　　　　　　B. 800ml

C. 1000ml　　　　　D. 1200ml

E. 1500ml

50. 患者男，54岁，因外伤致尿失禁，住院期间留置导尿。护士观察时发现其尿液引流通畅，尿色黄、混浊，医嘱抗感染治疗。针对性的护理措施是( )

A. 记录尿量　　　　B. 及时更换尿管

C. 必要时清洗尿道口　D. 指导患者练习排空膀胱

E. 鼓励患者多饮水并行膀胱冲洗

51. 患者女，45岁，慢性阿米巴痢疾入院治疗，护士按医嘱用2%黄连素为其灌肠治疗，操作正确的是( )

A. 灌肠前臀部抬高15cm

B. 灌肠时患者取右侧卧位

C. 液面与肛门的距离40cm~60cm

D. 灌入药液量应少于500ml

E. 灌入药液后保留30min

52. 患者男，45岁。医嘱予口服磺胺药抗感染，护士嘱其服药后需多饮水。其目的是( )

A. 避免损害造血系统

B. 维持血液pH值

C. 减轻胃肠道刺激

D. 增强药物疗效

E. 增加药物溶解度，避免结晶析出

53. 患者男，46岁，户外作业时不慎割伤手指到急诊就诊。护士为其行TAT过敏试验，结果提示阳性，正确的处理是( )

A. 停止注射TAT，通知医生改用其它药物

B. 采用脱敏疗法注射TAT

C. 再次做过敏试验并做对照试验

D. 注射肾上腺素等药物抗过敏

E. 准备好抢救器械，然后注射TAT

54. 患者男。静脉注射过程中诉局部疼痛，护士检查发现注射部位肿胀、有回血。可能的原因是( )

A. 针头穿透血管壁

B. 针头斜面一半在血管外

C. 针头刺入过深，药物注入组织间隙

D. 针头斜面紧贴血管壁

E. 针头堵塞

55. 患者男，68岁。输液过程中突然出现紫绀、胸闷、呼吸困难，咯粉红色泡沫样血痰。护士应立即协助其采取( )

A. 半坐卧位　　　　　B. 中凹卧位

C. 端坐卧位　　　　　D. 头高足低位

E. 头低足高位

56. 患者女，23岁。使用青霉素后第8天出现发热、关节肿痛、荨麻疹、全身淋巴结肿大、腹痛等症状。该患者可能出现( )

A. 过敏性休克　　　　B. 血清病型反应

C. 皮肤过敏反应　　　D. 呼吸道过敏反应

E. 消化系统过敏反应

57. 患者男，因肝功能不全导致凝血因子缺乏，医嘱给予输血治疗。适宜的血液制品是( )

A. 全血　　　　　　　B. 库存血

C. 新鲜血浆　　　　　D. 冰冻血浆

E. 干燥血浆

58. 患者女，55岁，呼吸衰竭入院。现患者无自主呼吸，护士应用简易呼吸器对其进行抢救，挤压呼吸气囊的频率和气体量应为( )

A. 16~20次/分，500~1000ml

B. 16~20次/分，300~500 ml

C. 12~16次/分，300~500ml

D. 12~16次/分，500~1000ml

E. l0～12次/分，500～1000ml

59. 患者男，70岁，COPD合并感染入院。现患者呼吸困难，发绀，烦躁不安，PaO_2 5.4kPa，$PaCO_2$ 10.3kPa。氧疗时合适的给氧浓度是（　　）
    A. 23%　　　　　　B. 29%
    C. 37%　　　　　　D. 41%
    E. 47%

60. 患者男性，36岁，拟于次日行"阑尾切除手术"。术前晚患者诉入睡困难，医生开出医嘱：地西泮（安定）5mg SOS po。护士正确执行该医嘱的方法是（　　）
    A. 在有效时间内多次执行
    B. 立即执行
    C. 12小时未执行即失效
    D. 24小时以内都视为有效
    E. 在医生未注明失效时可随时执行

61. 患者女性，18岁。1周来体温持续39℃～40℃，查体：面色潮红，呼吸急促，口唇轻度发绀，意识清楚。该患者发热的热型是（　　）
    A. 弛张热　　　　　B. 不规则热
    C. 稽留热　　　　　D. 间歇热
    E. 午后热

62. 患者男性，38岁，诉心慌不适来诊，医嘱行心电图检查，护士在给该患者做心电图检查时单极胸导联V2，电极应放在（　　）
    A. 胸骨右侧第4肋间　B. 胸骨左侧第4肋间
    C. 左腋前线第4肋间　D. 左腋中线第5肋间
    E. 左锁骨中线与第5肋间相交点

63. 患者男性，60岁，持续胸前区疼痛2小时入院，心电图检查示Ⅱ、Ⅲ、aVF导联ST段抬高，为证实是否患有心肌梗死。抽血化验，下列哪项指标特异性最高（　　）
    A. 血脂　　　　　　B. 血糖
    C. 血白细胞　　　　D. 血肌酸磷酸激酶
    E. 血沉

64. 患者女性，28岁。因外出春游去植物园，出现咳嗽，咳痰伴喘息1天入院。体检：体温36.5℃，脉搏90次/分，呼吸28次/分，血压110/80mmHg，喘息貌，口唇发绀，在肺部可闻及广泛哮鸣音。该患者发病最可能的诱因是（　　）
    A. 花粉　　　　　　B. 尘螨
    C. 动物毛屑　　　　D. 病毒感染
    E. 精神因素

65. 患者男，60岁，有慢性支气管炎。阻塞性肺气肿病

史10余年，近3年来反复双下肢水肿，此次病情加重，口唇发绀，神志恍惚，双下肺闻干.湿性啰音，心率120次/分，有期前收缩。确定该患者有无呼吸衰竭，下列哪项最有意义（　　）
    A. 动脉血气分析　　B. 发绀
    C. 神志变化　　　　D. 心律失常
    E. 呼吸困难

66. 患者女性，70岁，有风湿性心脏病二尖瓣狭窄，反复住院治疗，此次住院治疗效果不佳，病情不稳定而死亡。风湿性心瓣膜病最主要的致死原因是（　　）
    A. 充血性心力衰竭　B. 心律失常
    C. 栓塞　　　　　　D. 亚急性感染性心内膜炎
    E. 急性肺水肿

67. 患者女性，50岁因胸闷.咳嗽.咳痰.呼吸困难.尿少就诊，既往有风湿性心脏病二尖瓣狭窄。考虑患者出现了心力衰竭，诱发心力衰竭最常见的因素是（　　）
    A. 摄入高钠食物　　B. 呼吸道感染
    C. 严重脱水　　　　D. 劳累过度
    E. 各种缓慢型心律失常

68. 患者女性，43岁，中午饱餐后出现上腹部绞痛，同时向腰背部呈带状放射，已持续8h。怀疑为急性胰腺炎，此时最具有诊断意义的实验室检查为（　　）
    A. 白细胞计数　　　B. 血清淀粉酶测定
    C. 尿液淀粉酶测定　D. 血清脂肪酶测定
    E. 血清谷丙转氨酶测定

69. 患者男性，56岁。肝硬化病史7年，此次因腹水入院治疗，某日大量利尿放腹水后出现肝性脑病。导致该患者肝性脑病最主要的诱因是（　　）
    A. 上消化道出血　　B. 高蛋白饮食
    C. 缺钾性碱中毒　　D. 感染
    E. 药物

70. 患者男性，年龄36岁，曾有乙型肝炎病史，最近数月来常有食欲缺乏，牙龈出血，腹胀明显。为了明确诊断，下列哪项检查方法既快又准（　　）
    A. 肝功能　　　　　B. 甲胎蛋白
    C. X线平片　　　　D. B型超声波
    E. 放射性核素

71. 患者男性，60岁，因消化道出血入院，入院后患者突然尿量减少，600ml/d，血压90/60mmHg，双肺湿啰音，查血肌酐402μmol/L，尿素氮每日上升36～71mmol/L，血钾轻度升高，诊断急性肾衰竭，可能

的病因是（   ）

A. 休克

B. 肾前性急性肾衰竭

C. 双侧肾盂输尿管梗阻

D. 肾性急性肾衰竭

E. 肾后性急性肾衰竭

72. 患者女性，27岁，银行职员，每天工作10小时，1天前突然出现尿频.尿急.尿痛，体温38.5℃，诊断肾盂肾炎，最可能的感染途径是（   ）

A. 上行感染   B. 血行感染

C. 淋巴系统播散   D. 直接感染

E. 呼吸系统感染

73. 患者，女性，28岁，头晕.乏力.面色苍白1年余，查体：除贫血貌外，无特殊发现。血常规：Hb 70g/L，RBC $2.6×10^{12}$/L，WBC $4.2×10^9$/L，Pit 110 ×10/L，网织红细胞0.006，肝肾功能正常，血清铁降低，追问病史，患者有月经过多，初步诊断为缺铁性贫血。该患者发生贫血的原因可能是（   ）

A. 铁摄入不足   B. 铁需要量增加

C. 铁吸收不良   D. 慢性失血

E. 铁代谢障碍

74. 患者，女性，38岁；突然下岗后不久渐感乏力.心慌.失眠.怕热.多汗，每日大便4～5次。诊断为Graves病，其发病机制的描述下列哪项不妥（   ）

A. 在遗传基础上的自身免疫性疾病

B. 精神刺激.感染等应激作用使体内免疫功能受损

C. 继之体内产生促甲状腺素（TSH）受体抗体

D. 上述抗体刺激甲状腺细胞增生，分泌亢进

E. 病毒RNA刺激甲状腺增生，分泌亢进

75. 某患者口唇色素沉着明显，尿17-羟皮质醇增高，血ACTH明显增高，小剂量及大剂量地塞米松均不能抑制。其最可能的病因是（   ）

A. Cushing综合征   B. 异位ACTH综合征

C. 肾上腺腺瘤   D. 肾上腺癌

E. 长期服用泼尼松者

76. 患者，女性，71岁，清晨起床时，家人发现其口角歪斜，左侧肢体无力，送到医院检查，其首选的检查方法为（   ）

A. 头颅CT扫描   B. 血常规检查

C. 脑脊液检查   D. 脑血管造影

E. X线检查

77. 患者，女性，18岁。主因昨晚9时突发双眼上吊，牙关紧闭，口吐白沫，双上肢屈曲，双拳紧握，双下肢伸直，持续约30秒，患者仍神志不清，间隔20分钟后，再次出现此症状，持续约10秒，有小便失禁，约30小时后，患者能唤醒，但有烦躁。为进一步诊治入院。诊断癫痫持续发作，本病最具特征性的检查是（   ）

A. CT   B. 脑电图

C. 磁共振   D. 生化检查

E. 抽脑脊液

78. 某脑出血患者，唤之睁眼，回答问题错误，躲避刺痛，其格拉斯哥昏迷计分为（   ）

A. 15分   B. 12分

C. 11分   D. 8分

E. 5分

79. 患者，男性，22岁。患肺炎链球菌肺炎入院 4 天，无家属探视。近 2 日来咳嗽。胸痛加重。患者情绪激动，入睡困难，坐立不安，对待医生护士态度不耐烦。患者目前最主要的心理问题是（   ）

A. 紧张   B. 恐惧

C. 依赖   D. 焦虑

E. 悲观

80. 患儿，女性，4岁。因重症肺炎入住ICU。患儿母亲不吃不喝，在门口来回走动，见到医生或护士就紧紧拉住问个不停。此时，患儿母亲的心理状态是（   ）

A. 抑郁   B. 绝望

C. 躁狂   D. 恐惧

E. 焦虑

81. 患者，男性，16岁。2天前出现出现发热、畏寒、全身肌肉酸疼等症状，并有肺炎表现，昨日确诊为高致病性禽流感。下列哪项表述是正确的（   ）

A. 按乙类传染病管理

B. 按甲类传染病管理

C. 按丙类传染病管理

D. 属于丙类传染病

E. 属于甲类传染病

82. 患者，女性，52岁，以腹泻急诊入院，确诊为霍乱。因病情严重，最终患者死亡。对此患者的尸体处理正确的是（   ）

A. 立即火化

B. 停尸屉内冷藏保存待检

C. 立即进行卫生处理，就近火化

D. 上报卫生防疫部门批准后火化

E. 立即送往偏远地方填埋

83. 感染科某实习护生给某乙肝患者拔针时不小心被带有患者血液的针头刺伤，伤口的即刻处理方法

不妥的是(　　)

A. 按压止血

B. 尽可能挤出损伤处的血液

C. 用肥皂液和流动水冲洗

D. 消毒后包扎伤口

E. 用75%乙醇或0.5%碘伏消毒

84. 患儿,5岁。因突然高热、头痛、呕吐1天入院,诊断为流行性脑脊髓膜炎。该患儿感染此病的途径是(　　)

A. 母婴传播　　　　B. 呼吸道传播

C. 消化道传播　　　D. 血液传播

E. 蚊虫媒介

85. 患者,男,43岁。肠瘘1月余。血气分析提示:代谢性酸中毒。该患者最突出的症状是(　　)

A. 呼吸浅慢,呼气时有烂苹果味

B. 呼吸深快,呼气时有烂苹果味

C. 呼吸浅快,呼气时有烂苹果味

D. 呼吸深慢,呼气时有烂苹果味

E. 呼吸不规则

86. 患者,女,42岁。因双侧输尿管结石致少尿入院。入院后动脉血气分析显示:血尿素氮为13.4mmol/L,肌酐451μmol/L,血清钾5.6mmol/L,尿液检查:尿呈酸性,尿蛋白定性＋~＋＋＋。诊断为急性肾衰竭。该患者的肾衰竭属于(　　)

A. 肾前性急性肾衰竭　B. 肾性急性肾衰竭

C. 肾后性急性肾衰竭　D. 肾脏疾病

E. 输尿管结石

87. 患者,男,46岁。有胃溃疡病史近10年。近2个月疼痛失去节律性,无呕吐,服用多种抑酸剂不能缓解。查体:腹部平软,上腹部轻压痛,可扪及肿块,质硬。为确诊病因,应首选的检查是(　　)

A. 大便隐血试验　　B. X线钡餐检查

C. 幽门螺杆菌检查　D. 胃镜检查

E. 胃液分析

88. 患者,男,70岁。以急性化脓性腹膜炎收入院,非手术治疗期间,患者发生了休克,其主要原因可能是(　　)

A. 剧烈疼痛

B. 腹膜吸收毒素、腹腔渗出血容量减少

C. 肠内积液刺激

D. 大量呕吐失液

E. 腹胀引起呼吸困难

89. 患者,男,36岁。因肛周脓肿需行局麻下脓肿切除术,进入手术室时,该患者最可能出现的心理反应是(　　)

A. 兴奋　　　　　　B. 恐惧

C. 烦躁　　　　　　D. 忧郁

E. 愤怒

90. 患者,男,27岁。因"小肠扭转"而切除部分小肠,术后体重较术前有较明显的下降,可能的原因是(　　)

A. 进食减少

B. 进食障碍

C. 食物消化与吸收不良

D. 进食的营养不够全面

E. 可能伴有恶性肿瘤

91. 患者,男,25岁。足底刺伤后发生破伤风,频繁抽搐,控制痉挛的主要措施是(　　)

A. 住单人隔离病室

B. 限制探视

C. 避免声、光刺激

D. 应用镇静剂后集中护理操作

E. 静脉滴注破伤风抗毒素

92. 患者,女,27岁。肢体Ⅱ、Ⅲ烧伤,烧伤面积40%。护士向患者解释创面局部涂抹磺胺嘧啶银的目的,错误的是(　　)

A. 促进创面干燥　　B. 促进创面结痂

C. 促进创面愈合　　D. 控制感染

E. 防止出血

93. 患者,女,22岁。因甲亢住院行手术治疗。术后第1天患者出现声音轻微嘶哑,表现焦虑。正确的健康教育是告知患者(　　)

A. 轻微嘶哑是暂时的

B. 减少饮水量

C. 热敷局部

D. 平卧位

E. 及早练习发音

94. 患者,男,23岁。车祸30分钟,出现极度呼吸困难,送来急诊。查体:右胸部饱满,呼吸音消失,叩诊呈鼓音;右胸部有骨擦音,皮下气肿。首要的急救措施是(　　)

A. 输血、输液　　　B. 镇静、吸氧

C. 胸壁固定　　　　D. 剖胸探查

E. 胸腔穿刺排气

95. 某产妇,26岁,孕1产1,从分娩后第二天起,持续3天体温在37.5℃左右,子宫收缩好,无压痛,会阴伤口红肿、疼痛,恶露淡红色,无臭味,双乳软,无硬结。发热的原因最可能是(　　)

A. 会阴伤口感染　　B. 乳腺炎

C. 产褥感染　　D. 上呼吸道感染

E. 乳头皲裂

96. 某孕妇，27岁，孕30周，孕1产0，长时间仰卧后，出现血压下降表现，主要原因是(　　)

A. 脉率增快　　B. 脉压增大

C. 脉压减少　　D. 回心血量增加

E. 回心血量减少

97. 患者，女，28岁，平素月经规律，26～28天一次，每次持续4日，其月经第一天是10月1日，今天是10月3日，那么，她的子宫内膜变化处于(　　)

A. 月经期　　B. 增生期

C. 分泌期　　D. 月经前期

E. 初潮期

98. 某孕妇，26岁，孕35周，突然阴道流血如月经量，无腹痛，即到社区医院咨询。此时护士要确诊是否是前置胎盘，应做(　　)

A. 阴道检查　　B. B超检查

C. 后穹隆穿刺　　D. 血常规检查

E. 再次腹部检查

99. 患者，女，25岁，足月妊娠后出现咳嗽、咳血，确诊为绒毛膜癌，其病理检查(　　)

A. 有绒毛结构　　B. 絮花状

C. 团块状结构　　D. 无绒毛结构

E. 滋养细胞增生

100. 某产妇，30岁，孕1产0，妊娠40周，临产6小时，宫口开大3cm；临产11小时，宫口开9cm，先露头，先S^{-0}，胎心正常。此时产程属于(　　)

A. 第一产程　　B. 潜伏期延长

C. 活跃期延长　　D. 活跃期停滞

E. 第二产程

101. 患者，女，28岁，已婚3年不孕，经检查男方正常，该妇女首选检查，哪项是不妥的(　　)

A. 输卵管通液检查　B. 测基础体温

C. 诊断性刮宫　　D. 宫颈黏液检查

E. 阴道内诊

102. 患者，女，40岁，自诉患宫颈糜烂多年，近2个月性生活后白带中带血。本病例为确诊，最佳的辅助检查方法是(　　)

A. 宫颈刮片细胞学检查

B. 肿瘤固有荧光诊断法

C. 宫颈阴道镜检查及碘实验

D. 宫颈及宫颈管活组织检查

E. B超

103. 患儿4个月，因鹅口疮入院，给该患儿清洁口腔用(　　)

A. 温开水　　B. 生理盐水

C. 0.1%乙酸　　D. 2%碳酸氢钠溶液

E. 3%过氧化氢溶液

104. 患儿，女，11月，发热2天，伴流鼻涕、轻咳，体格检查：体温39℃，咽部充血明显，左眼结合膜充血水肿，左眼睑水肿，左眼角有黄白色脓性分泌物，双肺正常，引起该病的病原体可能是(　　)

A. 腺病毒　　B. 冠状病毒

C. 流感病毒　　D. 柯萨奇病毒

E. 呼吸道合胞病毒

105. 患儿，男，4个月，体检时发现胸骨左缘第3～4肋间有Ⅲ级收缩期杂音，经超声心动图证实为室间隔缺损。下列哪项说法不正确？(　　)

A. 右心室压力大于左心室

B. 体循环血量减少

C. 肺循环血量增多

D. 右心血流量增多

E. 有肺门舞蹈征

106. 3个月婴儿，足月顺产，生后母乳喂养，血红蛋白105g/L，红细胞3.0×10^{12}/L，一般情况好，该患儿贫血的原因是(　　)

A. 缺铁　　B. 缺维生素B$_{12}$

C. 缺乏叶酸　　D. 缺蛋白

E. 生理性

107. 患儿，女，5岁，确诊流行性腮腺炎，该病的传播途径是(　　)

A. 体液传播　　B. 接触传播

C. 消化道传播　　D. 呼吸道传播

E. 虫媒传播

108. 患儿，女，4岁，确诊水痘，该患儿具有传染性的时段为(　　)

A. 潜伏期

B. 出疹期

C. 出疹前10天至出疹后5天

D. 出疹前5天至第一批疹退

E. 出疹前1～2天至全部疱疹结痂

109. 接种单位接种疫苗，应当遵守预防接种工作规范、免疫程序、疫苗使用指导原则和接种方案，并在其接种场所的显著位置公示(　　)

A. 第一类疫苗的品种和接种方法

B. 第二类疫苗的品种和接种方法

C. 第一类疫苗的收费标准

D. 第二类疫苗的作用

E. 疫苗接种的不良反应

110. 护士小王,其护士执业注册证书有效期至2020年2月,现因工作需要,从广州某市属医院调往武汉市某医院工作。小王应向( )报告,并提交材料办理变更执业地点的相关手续。

A. 广州市卫生和计划生育委员会

B. 武汉市卫计委

C. 广州市原工作医院

D. 武汉市某医院

E. 广东省卫生和计划生育委员会

111. 患者,男,55岁,因腹泻急诊入院,诊断为霍乱。因病情严重,最终死亡。对其尸体处理正确的是( )

A. 立即火化

B. 停尸屉内冷藏保存待检

C. 立即进行卫生处理,就近火化

D. 上报卫生防疫部门批准后火化

E. 立即送往偏远地方填埋

112. 随着护理管理模式的演变,某医院护理部将科护士长纳入护理部进行综合办公,使原来的护理部、科护士长、护士长三级管理变为扁平化二级管理。此做法体现了( )

A. 等级和统一指挥的原则

B. 专业化分工与协作的原则

C. 集权分权结合原则

D. 管理层次的原则

E. 执行与监督分设原则

113. 某医院产科护士小李,将病区内产妇的联系电话告诉一从事婴儿奶粉销售工作的朋友。其行为侵犯了患者的( )

A. 知情同意权

B. 个人隐私权被保护的权利

C. 平等医疗权

D. 个人尊严被保护的权利

E. 选择、监督权

114. 护士小张,在执行护理工作时,不只是遵从医嘱行事,而是先了解和评估各项护理活动可能对患者造成的影响,再予实施。其做法遵循了护理伦理中的( )

A. 自主原则　　　　B. 不伤害原则

C. 行善原则　　　　D. 公平原则

E. 尊重原则

115. 护士小陈为一位即将出院的患者进行出院前的健康指导。此时护患关系处于( )

A. 准备期　　　　B. 初始期

C. 工作期　　　　D. 结束期

E. 熟悉期

116. 患者女,对护士小谢说:"我昨晚睡得不好,全身不舒服。"小谢的恰当回答是( )

A. "没事的,出院回家就可以睡个好觉了。"

B. "您是说昨晚因为全身不舒服睡得不好,还是因为睡得不好而现在全身不舒服呢?"

C. "应该是因为马上要出院了,所以睡不着吧?"

D. "昨晚伤口疼痛影响睡眠了吗?"

E. "情绪是会影响睡眠的。"

117. 护士小张在向某腹痛患者收集病史资料,在与患者沟通时,小张的目光应注视患者的社交凝视区域。该区域是指( )

A. 发际至双眉区域

B. 以双眼为上线、唇心为下顶角所形成的倒三角区内

C. 以双眉为上线、下巴为下顶角所形成的倒三角区内

D. 下巴至胸前的区域

E. 嘴唇至下巴区域

118. 坐姿端庄,不仅给人以文雅、稳重的感觉,且能展现良好的气质。护士小熊的坐姿不妥的是( )

A. 臀部占座位的2/3

B. 双膝靠拢或微分开

C. 双脚并齐

D. 双手分别放在座位两侧的扶手上

E. 双脚踝前后放,后脚尖勾前脚跟

119. 患者王某,晚期肝癌入院。患者因情绪受到打击而不停哭泣,护士小何走到患者病床边,对其说:"如果您不想说话,可以不用说,我希望坐在这里陪您一会,好吗?"。小何是运用了哪一种交流技巧( )

A. 保证　　　　B. 反馈

C. 扩展　　　　D. 倾听

E. 沉默

120. 护士小冯在为一名2岁患者行静脉输液治疗。护士操作时,与患儿之间适宜的距离是( )

A. 0~0.45m　　　　B. 0.45~1.2m

C. 1.2~3.5m　　　　D. 3.5~5.2m

E. >5.2m

A₃型题

（121～122题共用题干）

患者女，55岁。糖尿病入院。入院第1天，患者在洗手间不慎滑倒，导致前臂和肘部表皮擦伤。

121. 患者上述损伤属于（　　）
    A. 机械性损伤　　B. 医源性损伤
    C. 化学性损伤　　D. 物理性损伤
    E. 生物性损伤

122. 避免上述情况再次发生的有效措施为（　　）
    A. 设呼叫系统
    B. 患者下床时，给予搀扶
    C. 尊重、关心患者
    D. 洗手间地面铺设防滑材料，设警示牌
    E. 加强职业道德教育

（123～124题共用题干）

某女性患者，得知自己患宫颈癌以后，反应强烈，表示"不可能，不会是我！一定搞错了！这不是真的！"，并四处求医，拒绝接受事实。

123. 该患者的反应提示患者处于（　　）
    A. 否认期　　　　B. 愤怒期
    C. 协议期　　　　D. 忧郁期
    E. 接受期

124. 对于患者的反应，护士应（　　）
    A. 以真诚态度，保持与患者的坦诚沟通
    B. 辅以药物，稳定患者情绪
    C. 协助患者完成角色义务
    D. 安排亲朋好友会面
    E. 加强生活护理

（125～126题共用题干）

手术室孙护士长检查发现其中一个外科手术包过期，随即召集全科室护士会议，分析问题，查找原因，制定整改计划，并对直接责任人进行了批评和相应的处罚。

125. 护士长此种做法属于质量控制中（　　）
    A. 前馈控制　　　B. 预防控制
    C. 过程控制　　　D. 同步控制
    E. 反馈控制

126. 关于手术室质量管理标准，描述不正确的是（　　）
    A. 无菌手术感染率小于1%
    B. 追踪登记三类切口感染
    C. 每月对手术室空气进行细菌培养
    D. 对感染手术严格执行消毒隔离制度
    E. 严格执行无菌操作规程

（127～128题共用题干）

产妇张某剖宫产后要求出院，医生同意其出院但尚未开具出院医嘱。产妇家属表示先带产妇和孩子回家，明天来医院结账。护士小赵考虑到住院费用没有结清，没有同意家属的要求。但家属不听护士的劝阻并准备离开。小赵于是借口为孩子沐浴把孩子抱走了。

127. 该护士的行为违反了（　　）
    A. 自主原则　　　B. 不伤害原则
    C. 公正原则　　　D. 行善原则
    E. 公平原则

128. 该家属的行为没有履行（　　）
    A. 积极配合医疗护理的义务
    B. 自觉遵守医院规章制度的义务
    C. 自觉维护医院秩序的义务
    D. 保持和恢复健康的义务
    E. 公民的义务

（129～130题共用题干）

患者陈先生，72岁。胃溃疡入院，患者来自偏远山区。

129. 入院当晚，患者情绪较为紧张，迟迟无法入睡，诉"头晕、胸闷"。但每次检查生命体征均正常。其发生上述表现最主要的原因是（　　）
    A. 床铺不舒服　　B. 环境陌生
    C. 担心疾病　　　D. 不习惯熄灯睡觉
    E. 噪音影响

130. 患者拟于次日要行胃部切除术。术前晚夜班护士小郑告诉患者："您明天要手术，从现在开始，不要喝水，不要吃饭。"第2天术前当护士询问患者时，患者说："我没喝水、没吃饭，只喝了一盒牛奶。"影响护患沟通的因素为（　　）
    A. 经济收入　　　B. 疾病程度
    C. 个人经历　　　D. 理解差异
    E. 情绪状态

A₄型题

（131～132题共用题干）

患者唐先生，43岁。诊断为"破伤风"，护士为其进行伤口换药。

131. 换药后，敷料的处理方法正确的是（　　）
    A. 焚烧法　　　　B. 熏蒸法
    C. 紫外线消毒　　D. 高压蒸汽灭菌
    E. 电离辐射灭菌法

132. 为避免疾病的传播，护士操作时应穿隔离衣，脱下后的隔离衣，处理正确的是（　　）

A. 污染面向内挂于衣橱内

B. 污染面向内挂于病区走廊

C. 污染面向外挂于衣橱内

D. 污染面向外挂于病区走廊

E. 污染面向内挂于病室内

（133～134题共用题干）

患者蓝女士，71岁，高血压入院。

133. 患者血压不稳定,监测血压要求做到的"四定"。不包括（　　）

A. 定时间　　　　B. 定部位

C. 定体位　　　　D. 定测量者

E. 定血压计

134. 在测量血压时,如果没注意可使血压值偏高的因素是（　　）

A. 袖带过宽　　　B. 袖带过松

C. 水银不足　　　D. 肢体位置过高

E. 护士眼睛视线高于水银柱弯月面

（135～136题共用题干）

患者朱女士,32岁,车祸导致多发性损伤入院,入院时患者处于休克状态。护士小赵选择股静脉为其抽取血标本。

135. 股静脉的穿刺部位是（　　）

A. 股动脉内侧0.5cm处

B. 股动脉外侧0.5cm处

C. 股神经内侧0.5cm处

D. 股神经外侧0.5cm处

E. 股动脉与股神经之间

136. 在穿刺过程中,正确的操作是（　　）

A. 如抽出鲜红色血液,提示刺入股动脉,应立即退出针头少许,换个角度穿刺

B. 误入股动脉后拔针,局部立即用无菌纱布加压止血3分钟

C. 见暗红色血液,提示进入股静脉

D. 在股神经外侧0.5cm处刺入股静脉

E. 穿刺完毕,快速拔针,局部立即用无菌纱布加压止血1分钟

（137～138题共用题干）

患者冯先生,76岁,慢性支气管炎合并感染入院。患者主诉咳嗽无力,体查T 38.7℃,咳黄色黏痰,精神萎靡,皮肤干燥,双肺听诊可闻及干、湿　音。

137. 属于主观资料的是（　　）

A. 皮肤干燥　　　B. 痰液黏稠

C. T 38.7℃　　　D. 无力咳嗽

E. 肺部干、湿啰音

138. 护士根据患者的表现为其列出护理诊断,陈述正确的是（　　）

A. 清理呼吸道无效:与痰液黏稠、咳嗽无力有关

B. 体温过高:体温38.7℃,呼吸道炎症导致

C. 活动无耐力:因呼吸道炎症,氧供应减少引起

D. 知识缺乏

E. 组织灌注量不足:与发热、皮肤干燥有关

实 践 能 力

A₁型题

1. 关于用氧的方法,正确的是（　　）

A. 氧气筒应至少距火炉1m、暖气5m

B. 氧气表及螺旋口上涂油润滑

C. 用氧时,先插入鼻导管再调节氧流量

D. 停用氧时,先拔出鼻导管再关闭氧气开关

E. 持续用氧者,每周更换鼻导管2次

2. 需要冷藏在2～10℃冰箱的药物是（　　）

A. 维生素C　　　B. 糖衣片

C. 疫苗　　　　　D. 酵母片

E. 甘油

3. 慢性支气管炎最常见的并发症是（　　）

A. 老年性肺气肿　B. 代偿性肺气肿

C. 阻塞性肺气肿　D. 间质性肺气肿

E. 局灶性肺气肿

4. 支气管扩张大咯血患者最危险且最常见的并发症是（　　）

A. 严重贫血　　　B. 休克

C. 窒息　　　　　D. 继发感染

E. 发热

5. 二尖瓣狭窄最早出现的症状是（　　）

A. 水肿　　　　　B. 咯血

C. 劳力性呼吸困难　D. 咳嗽

E. 端坐呼吸

6. 急性心肌梗死后室性心律失常最常发生于（　　）

A. 6小时内　　　B. 3小时内

C. 12小时内　　　D. 24小时内

E. 48小时内

7. 急性胰腺炎的主要症状是（　　）

A. 恶心　　　　　B. 呕吐

C. 腹痛　　　　　　　D. 发热

E. 休克

8. 肝性脑病患者经治疗神志恢复,最适宜的食物应选择( )

A. 动物蛋白质为主　　B. 蔬菜、水果为主

C. 碳水化合物为主　　D. 植物蛋白质为主

E. 继续禁食蛋白

9. 慢性肾小球肾炎的首发症状是( )

A. 贫血　　　　　　　B. 肾功能减退

C. 水肿或高血压　　　D. 蛋白尿

E. 血尿

10. 营养性缺铁性贫血,服用铁剂停药的时间应是( )

A. 血红蛋白量恢复正常时

B. 血红蛋白量恢复正常后1～2周

C. 血红蛋白量恢复正常后3～4周

D. 血红蛋白量恢复正常后1～2个月

E. 血红蛋白量恢复正常后3～6个月

11. 甲状腺功能亢进症甲状腺肿大的特征是( )

A. 弥漫性肿大　　　　B. 对称性肿大

C. 质地软　　　　　　D. 无压痛

E. 上下极触及震颤和闻及血管杂音

12. 脑出血的好发部位在( )

A. 大脑　　　　　　　B. 小脑

C. 脑桥　　　　　　　D. 脑干

E. 内囊

13. 下列关于重度抑郁的病人健康教育,正确的是( )

A. 建议病人进行自我心理调整为主用药为辅

B. 鼓励安静休息,避免声光刺激

C. 生活中回避压力,不要主动挑起对抗

D. 尽量减少社会活动,避免受人关注

E. 坚持服药治疗,不要漏服或者随意停药

14. 抑郁症患者通过下列语言表达自己的低自尊和无价值感:"我太失败了""我什么事请都做不好"等,护士正确的做法是( )

A. 知道患者情绪不好时多卧床休息

B. 调动患者积极情绪阻断负性思考

C. 知道患者减少与他人交流

D. 告诉患者生活中比他差的人比比皆是

E. 护士不应给予过度关注

15. 感染艾滋病病毒的妇女会将病毒传染给婴儿的途径,最正确的是( )

A. 妊娠、分娩、亲吻　B. 哺乳、亲吻、妊娠

C. 妊娠、分娩、搂抱　D. 搂抱、亲吻、呼吸

E. 妊娠、分娩、哺乳

16. 我国原发性肝癌发病率占全球55%,与之关系最密切的疾病是( )

A. 甲型肝炎　　　　　B. 乙型肝炎

C. 中毒性肝炎　　　　D. 丁型肝炎

E. 肝棘球蚴病

17. 下肢静脉曲张患者的晚期临床表现是( )

A. 小腿水肿　　　　　B. 下肢浅静脉扩张、迂曲

C. 静息痛　　　　　　D. 小腿下1/3内侧溃疡

E. 皮肤色素沉着

18. 消化道手术后,提示患者肠蠕动恢复的有效指征是( )

A. 肠鸣音正常　　　　B. 肛门排气

C. 术后3日　　　　　D. 患者有便意

E. 胃管的引流量较前减少

19. 在乳房肿块的鉴别中,下列哪项提示可能为乳腺癌表现( )

A. 乳房肿块伴有红肿热痛

B. 单侧乳房肿块伴周期性胀痛

C. 乳房内单个无痛性肿块伴同侧腋窝淋巴结肿大

D. 双侧乳房肿块伴周期性胀痛　E. 乳房肿块伴月经周期紊乱

20. 大面积烧伤后,第一个24小时最重要的护理措施是( )

A. 镇静止痛　　　　　B. 心理护理

C. 预防感染　　　　　D. 保持呼吸道通畅

E. 保证液体输入

21. 不属于妊娠期高血压疾病的症状是( )

A. 高血压　　　　　　B. 水肿

C. 蛋白尿　　　　　　D. 血尿

E. 抽搐

22. 硫酸镁毒性反应解救药物是( )

A. 10%葡萄糖　　　　B. 阿托品

C. 10%葡萄糖酸钙　　D. 10%乳酸钙

E. 苯巴比妥

23. 子宫内膜癌最常见的症状是( )

A. 绝经后阴道不规则出血

B. 阴道排液

C. 高热

D. 疼痛

E. 接触性出血

24. 剖宫产术前,护士准备为产妇插导尿管,但产妇不同意,此时护士应( )

A. 让其自行排尿,解决膀胱压力

B. 请示护士长改用其他方法

C. 请家属协助劝说

D. 报告医生手术

E. 耐心解释,讲清导尿的重要性,并屏风遮挡

25. 幼儿,男,2岁,体格检查:头围48cm,胸围49cm,身长85cm,估算其体重应是(　　)

A. 6kg　　　　　　　B. 7kg

C. 8kg　　　　　　　D. 9kg

E. 12kg

26. 使用暖箱的适应证中以下错误的是(　　)

A. 出生体重低于2kg

B. 早产儿

C. 出生体重低于正常的新生儿

D. 冬季出生的新生儿 E. 新生儿硬肿症

27. 护理小儿臀红时应注意(　　)

A. 便后用冷水将臀部洗净

B. 皮肤污垢先用肥皂水,再用清水洗

C. 臀部在阳光下晒30～60分钟

D. 氧化锌软膏棉签贴在皮肤上轻轻滚动涂药

E. 包紧尿布以免粪便外溢

28. 足月儿生理性黄疸持续时间应小于(　　)

A. 2周　　　　　　　B. 3周

C. 4周　　　　　　　D. 5周

E. 6周

A₂型题

29. 护士小李在某高原地区卫生站工作,在对患者使用过的物品采用煮沸法消毒时,考虑海拔的影响。海拔每增加300m,需延长消毒时间(　　)

A. 2分钟　　　　　　B. 4分钟

C. 6分钟　　　　　　D. 8分钟

E. 10分钟

30. 患者,女性,67岁,肺气肿合并肺部感染入院。现患者呼吸道分泌物较多,咳嗽无力,护士使用电动吸引器为其吸痰。不妥的操作是(　　)

A. 使用前先调节负压,一般成人的吸痰负压为40～53.3kPa

B. 吸痰前应将患者头部转向护士,取下活动的义齿

C. 吸痰时先吸净气管内分泌物,再吸净口咽部分泌物

D. 吸痰时一定要左右旋转吸痰管向上抽吸

E. 每次吸痰时间不超过15秒

31. 患者,男性,再生障碍性贫血入院。在输血治疗过程中,患者出现腰背剧痛、四肢麻木、头部胀痛等症状,其原因可能是(　　)

A. 红细胞凝集成团,阻塞部分小血管

B. 红细胞发生溶解

C. 血红蛋白进入肾小管

D. 晶体形成,阻塞肾小管

E. 抗原抗体相互作用

32. 患者,女性,需服用下列药物,其中宜饭后或进餐过程中服用的药物是(　　)

A. 维生素C　　　　　B. 氨茶碱

C. 酵母片　　　　　　D. 痰咳净

E. 蛇胆川贝膏

33. 患者,女性,28岁。近日出现尿急、尿频,排出的新鲜尿液有氨臭味,提示可能发生了(　　)

A. 尿毒症　　　　　　B. 膀胱炎

C. 肾结石　　　　　　D. 肾积水

E. 糖尿病酮症酸中毒

34. 患者,女性,58岁,腰部疼痛用红外线照射局部。护士巡视时发现患者局部皮肤出现桃红色的均匀红斑,提示(　　)

A. 照射剂量过小　　　B. 照射剂量过大

C. 照射剂量合适　　　D. 应缩短照射时间

E. 应延长照射时间

35. 患者,女性,需留取24h尿标本行17-羟类固醇测定。护士向患者解释需在尿中加入浓盐酸的目的是(　　)

A. 防止尿中激素被氧化

B. 保持尿液的碱性环境

C. 保持尿液的化学成分不变

D. 防止尿液变色

E. 固定尿中有机成分

36. 患者,女性,60岁,高血压二期,护士为其进行健康宣教。关于血压生理性变化的知识,哪项是不妥的(　　)

A. 热水澡后测血压稍下降

B. 寒冷刺激下血压略升高

C. 清晨血压略高于傍晚

D. 右上肢血压略高于左上肢

E. 紧张时血压可升高

37. 患者,男性,28岁,大叶性肺炎入院。患者高热,T 39.5℃,护士为其行冰敷头部降温。为观察降温效果,应在冰敷后(　　)复测体温

A. 10分钟　　　　　　B. 15分钟

C. 20分钟　　　　　　D. 30分钟

E. 60分钟

38. 患者男性，31岁。肺结核入住感染病区。护士告知患者不能进入的区域是（　　）
   A. 病房　　　　　　　B. 医护值班室
   C. 医护办公室　　　　D. 化验室
   E. 患者卫生间

39. 患者男，65岁。诊断为2型糖尿病6年，坚持口服降糖药治疗，血糖控制效果较好。患者测得空腹血糖低于哪个值时应注意低血糖发生（　　）
   A. 3.9mmol/L　　　　B. 4.9 mmol/L
   C. 5.9 mmol/L　　　　D. 6.9mmol/L
   E. 7.9mmol/L

40. 患者女，50岁。因慢性肾炎、肾功能衰竭住院。护士观察其24小时尿量为360ml，该患者的排尿状况是（　　）
   A. 正常　　　　　　　B. 尿量偏少
   C. 无尿　　　　　　　D. 少尿
   E. 尿潴留

41. 膀胱刺激征的表现是（　　）
   A. 尿频、尿急、尿多　B. 尿急、腰痛、尿频
   C. 尿频、尿急、尿痛　D. 尿频、尿多、尿痛
   E. 尿多、尿急、尿痛

42. 患者男性，53岁。慢性咳嗽、咳痰病史20余年，近3日来咳嗽咳痰加重，伴呼吸困难、发绀、发热、表情淡漠、嗜睡。血气分析$PaO_2$45mmHg，$PaCO_2$70mmHg。最确切的诊断是（　　）
   A. 心力衰竭　　　　　B. 呼吸衰竭
   C. 肺性脑病　　　　　D. 代谢性酸中毒
   E. DIC

43. 患者女性，24岁。因低热、咳嗽、咯血2周，门诊以"支气管扩张"收院。今晨在病房突然剧烈咳嗽、咯血110ml，随即烦躁不安，极度呼吸困难，唇指发绀，大汗淋漓，双手乱抓，双眼上翻。最关键的抢救措施是（　　）
   A. 立即输血、输液　　B. 胸腔穿刺抽气
   C. 立即人工呼吸　　　D. 立即体位引流，清除血块
   E. 立即吸氧、注射呼吸兴奋剂

44. 患者女性，25岁。发热3日，今晨起呼吸困难，鼻导管吸氧未见好转。查体：体温39℃，脉搏110次/分，呼吸28次/分，血压110/70mmHg。双肺闻及细湿啰音及管状呼吸音。动脉血气分析：$PaO_2$50mmHg，$PaCO_2$45mmHg。胸部X线：双肺可见密度增高的大片状阴影。临床诊断为急性呼吸窘迫综合征。该患者的最主要的护理诊断是（　　）
   A. 气体交换受损　　　B. 清理呼吸道无效

C. 焦虑　　　　　　　D. 活动无耐力
   E. 知识缺乏

45. 患者女性，56岁。因头晕、头痛就医，测血压165/105mmHg，可考虑为（　　）
   A. 正常高值　　　　　B. 临界高血压
   C. Ⅰ级高血压　　　　D. Ⅱ级高血压
   E. Ⅲ级高血压

46. 患者男性，62岁，诊断为急性心肌梗死。本病最早、最突出的症状是（　　）
   A. 烦躁不安　　　　　B. 胸前区疼痛
   C. 胸前区憋闷　　　　D. 疲乏无力
   E. 心率快

47. 患者男性，62岁，突然出现心前区疼痛伴大汗3小时，急诊就医，心电图示：$V_1 \sim V_5$导联出现Q波，且ST段弓背向上抬高，诊断为急性心肌梗死。应用尿激酶治疗，其作用在于（　　）
   A. 疏通心肌微循环　　B. 增强心肌收缩力
   C. 溶解冠脉内血栓　　D. 促进心肌能量代谢
   E. 减轻心脏前负荷

48. 患者男性，45岁，有胃溃疡病史10年。最近1周中上腹持续性胀痛，较以往严重，伴恶心、呕吐。今日呕血一次，量约800ml，呕血后气促明显，血压90/70mmHg。该患者目前潜在的护理问题是（　　）
   A. 疼痛　　　　　　　B. 恐惧
   C. 活动无耐力　　　　D. 体液不足
   E. 营养失调

49. 患者女性，45岁，因溃疡性结肠炎入院。患者诉每天腹泻4～5次，有少量脓血便。针对该患者的饮食护理正确的是（　　）
   A. 给予易消化、富含纤维素饮食
   B. 低蛋白饮食
   C. 进食无渣流质或半流质饮食
   D. 多食新鲜水果
   E. 多吃蔬菜

50. 患者女性，69岁，因消化性溃疡大出血入院，患者的护理措施不包括（　　）
   A. 迅速建立静脉通道
   B. 冰盐水洗胃
   C. 观察分辨颜色及量
   D. 暂禁食
   E. 应用双气囊三腔管

51. 患者女性，28岁。反复血尿、蛋白尿3年，5天前感冒后出现乏力、食欲减退，查眼睑、颜面水肿，蛋白尿（＋＋），尿红细胞5/HP，血压149/90mmHg，

Hb90g/L,夜尿增多,对患者应采取的健康教育是
(　　)

A.嘱患者预防感冒　　B.嘱患者可以妊娠

C.饮食无特殊要求　　D.保持卫生,每日洗澡

E.每周测量血压1次

52. 患者,女性,67岁,慢性肾小球肾炎10年,入院
查血肌酐708μmol/L,Hb80g/L,肾小球滤过率
30ml/min,血钙1.66mol/L,患者主诉周身疼痛,行
走困难,患者发生了什么情况(　　)

A.感冒　　　　　　　B.体内毒素作用

C.营养不良　　　　　D.肾性骨病

E.摔伤

53. 患者,女性,20岁。感冒后持续高热.咳嗽.胸痛.鼻
出血.面色苍白.抗生素治疗无效。体检:胸骨压痛,
右中肺叩诊浊音,闻及湿啰音,肝脾肋下触及。化
验:全血细胞减少。胸片显示右中肺片状渗出性改
变。应高度怀疑患有(　　)

A.急性白血病　　　　B.肺炎

C.败血症　　　　　　D.再生障碍性贫血

E.淋巴瘤

54. 男性,18岁,诊断急性白血病入院,血小板计数
$20×10^9/L$,病程中突然出现剧烈头痛.喷射性呕
吐,视物不清,意识模糊。最可能发生的病情是
(　　)

A.中枢神经系统白血病

B.颅内出血

C.败血症

D.化疗药物反应

E.造血功能衰竭

55. 女性,40岁,自述乏力.心悸,每日大便3-4次,诊断
为甲亢,经治疗后病情好转自行停药,半年后心率
加快,上述症状又复出现,请问抗甲状腺药物治疗
甲亢的总疗程通常是(　　)

A.1～2个月　　　　　B.1～2周

C.6～12个月　　　　 D.1.5～2年

E.3～4年

56. 患者,男性,50岁,下班后与朋友聚餐,很晚回家
休息。午夜突发左脚第1跖趾关节剧痛,约3小时后
局部出现红.肿.热.痛和活动困难,遂来急诊就诊。
检查血尿酸为500mol/L;X线提示:可见非特征性
软组织肿胀。患者可能诊断是(　　)

A.痛风　　　　　　　B.假性痛风

C.风湿性关节炎　　　D.类风湿性关节炎

E.化脓性关节炎

57. 患者,女性,40岁。以"系统性红斑狼疮"入院,经
住院治疗症状基本缓解。下列对该患者的健康指
导,不正确的是(　　)

A.每日用肥皂水清洗皮损部位

B.局部用温水湿敷,每日3次

C.禁用化妆品

D.外出时戴遮阳帽或撑遮阳伞

E.远离紫外线,禁止进入紫外线消毒室

58. 患者,女性,58岁,高血压10年,因情绪激动后出
现剧烈头痛,呕吐,测血压220/110mmHg,意识障
碍,大小便失禁,CT显示高密度影,最恰当的护理
措施是(　　)

A.发病1～12小时内避免搬动患者,患者侧卧位,
头部稍抬高

B.发病12～24小时内避免搬动患者,患者侧卧位,
头部稍抬高

C.发病24～48小时内避免搬动患者,患者侧卧位,
头部稍抬高

D.发病48～72小时内避免搬动患者,患者侧卧位,
头部稍抬高

E.发病72～96小时内避免搬动患者,患者侧卧位,
头部稍抬高

59. 患者,女性,40岁,既往风心病10年,夜间睡眠中
突起口角歪斜。口齿不清,左上肢无力2天入院,考
虑医疗诊断为(　　)

A.脑出血　　　　　　B.脑血栓形成

C.蛛网膜下隙出血　　D.脑栓塞

E.短暂性脑缺血发作(TIA)

60. 患者,女性。60岁。突然出现剧烈头痛,伴有喷射
性呕吐。出现短暂意识模糊,且脑膜刺激征阳性,
此患者可能的诊断是(　　)

A.脑出血　　　　　　B.脑栓塞

C.蛛网膜下隙出血　　D.脑血栓形成

E.脑梗死

61. 患者,女,28岁。近半年来经常保持一种固定姿势,
肢体任人摆布,长时间似腊塑一样维持不动。这种
症状最常见于(　　)

A.抑郁症　　　　　　B.精神分裂症

C.癔症　　　　　　　D.阿尔兹海默症

E.强迫症

62. 患者,男性,43岁,因"失眠、纳差、凭空闻语3月余、
加重1个月"来诊,以精神分裂症收入院。患者病前
性格内向,多疑。入院时神志清醒,接触差,多问
少答。针对该患者的失眠症状,错误的护理措施是

( )

A. 白天适当参加娱乐活动

B. 睡前不和浓茶、咖啡

C. 临睡前排尿

D. 睡前访谈患者

E. 创造良好的睡眠环境

63. 患者,男性,25岁,某公司职员。既往体健,体检时肝功能正常,HBsAb阳性,HBV其他血清病毒标记物均为阴性。因同事中有人患上乙型肝炎,患者很担心自己也患上乙型肝炎,护士应告知患者其此时的状况是( )

A. 对乙型肝炎病毒具有免疫力

B. 乙型肝炎但病情稳定

C. 乙型肝炎病毒携带状态

D. 处于乙型肝炎恢复期

E. 乙型肝炎且有传染性

64. 某医务工作者在给一位HBeAg阳性患者采血时,不小心刺破手指,下列哪项处理最为重要( )

A. 立即酒精消毒　　　B. 接种乙肝疫苗

C. 肌内注射高效价乙肝免疫球蛋白

D. 肌内注射高效价乙肝免疫球蛋白,接种乙肝疫苗

E. 定期复查肝功能和HBV-IgM

65. 患者,女性,36岁。急性腹泻,口渴、尿少、血压偏低。首先输入的液体是( )

A. 5%葡萄糖液　　　B. 10%葡萄糖液

C. 平衡盐液　　　　D. 5%碳酸氢钠液

E. 11.2%乳酸钠溶液

66. 患者,男性,44岁。幽门梗阻,严重呕吐,血气分析pH和[HCO_3^-]明显增高。补液最好选用( )

A. 5%葡萄糖液　　　B. 10%葡萄糖液

C. 平衡液　　　　　D. 0.9%氯化钠溶液

E. 5%碳酸氢钠

67. 患者,男性,48岁。车祸后失血性休克。在抢救中,出现呼吸困难、发绀,吸氧无改善,PaO_2持续降至50mmHg,应采取的正确措施是( )

A. 加快输液　　　　B. 给予呼吸兴奋剂

C. 持续吸入纯氧　　D. 呼气末正压给氧

E. 应用升压药

68. 患者,男性,57岁。下肢静脉曲张10年,劳累后肢体水肿,近期加重并出现小腿溃疡,应行( )

A. 弹力绷带包扎治疗

B. 抗感染　　　　　C. 手术治疗

D. 局部注射硬化剂　E. 红外线灯照射

69. 患者,男性,39岁。长期吸烟,近期出现晚上睡眠

时右下肢疼痛难忍,诊断为血栓闭塞性脉管炎,拟手术治疗,术后护士判断肢体远端血运情况,观察内容不包括( )

A. 皮肤的温度　　　B. 皮肤的出血

C. 皮肤的颜色　　　D. 皮肤的感觉

E. 足背动脉搏动

70. 患者,男性,25岁。在硬膜外麻醉下行左腹股沟斜疝修补术。术后恰当的饮食护理是( )

A. 术后应禁食48小时

B. 术后6小时无恶心呕吐即可进普食

C. 术后6小时无恶心呕吐即可进流质饮食

D. 术后应胃肠减压

E. 术后应肠外营养

71. 患者,男性,50岁。外伤性肠穿孔修补术后3日,主诉腹胀,未排气、排便,下列护理措施错误的是( )

A. 评估患者腹胀情况

B. 给予阿托品肌注

C. 鼓励患者腹部按摩

D. 必要时肛管排气

E. 鼓励患者下床活动

72. 患者,男,45岁。因胃癌行胃大部切除术,术后恢复顺利,第13天出院。正确的出院指导是( )

A. 进流质饮食　　　B. 绝对卧床休息

C. 经常消毒伤口　　D. 定期来院复查

E. 定期针灸理疗

73. 患者,男,55岁。晨起跑步时被摩托车撞及左上腹,面色苍白,血压下降,腹腔穿刺抽出不凝固的血液,最可能的诊断是( )

A. 胃穿孔　　　　　B. 脾破裂

C. 肠穿孔　　　　　D. 十二指肠穿孔

E. 肠系膜血肿

74. 患者,男,30岁。打球时突发心搏骤停,旁人为其进行心肺复苏,心脏按压的按压点应位于图示的( )

A. A　　　　　　　　B. B

C. C   D. D

E. E

75. 患者，男，26岁。因急性阑尾炎行急诊阑尾切除术，术后哪项措施可预防肠粘连(　　)

A. 麻醉解除6小时后半流质饮食

B. 加强口腔护理

C. 鼓励患者尽早下床活动

D. 保持有效引流

E. 取半卧位

76. 患者，男，49岁。行剖腹探查术后7日，剧烈咳嗽后，腹部切口全层裂开，小肠部分脱出，切口周围有脓性分泌物，护士在紧急处理中，哪项操作是正确的(　　)

A. 立即将肠管还纳腹腔

B. 立即止痛，防休克

C. 立即紧急包扎、消毒

D. 立即用无菌生理盐水纱布覆盖加腹带包扎并送手术室处理

E. 立即抗感染

77. 患者，女，50岁。胆囊炎、胆囊结石多年，进油腻食物后反复发作右上腹绞痛。现在硬膜外麻醉下行胆囊切除、胆总管探查术，术后第2日，患者体温38℃，无其他主诉，可能的原因是(　　)

A. 手术切口感染   B. 上呼吸道感染

C. 肺部感染   D. 腹腔感染

E. 外科手术热

78. 患者，女，28岁。初产妇，产后5周，右侧乳房红肿疼痛6日，经检查诊断为乳房后脓肿，拟行手术治疗，手术切口应选择(　　)

A. 放射状切口   B. 于波动感处做横切口

C. 乳晕边缘做弧形切口

D. 压痛最明显处做横切口

E. 乳房下皱襞处做弧形切口

79. 患者，女，33岁。近半年来双侧乳房疼痛不适，月经来潮前疼痛加重，月经后疼痛减轻。体查发现乳房内有大小不等结节、质韧、边界不清，腋窝淋巴结未触及肿大，最可能的疾病是(　　)

A. 急性乳腺炎   B. 乳房囊性增生病

C. 乳房脂肪瘤   D. 乳房纤维腺瘤

E. 乳腺癌

80. 患者，男，27岁。左手拇指脓性指头炎，晚上疼痛难眠。为缓解疼痛，最简单的措施是(　　)

A. 垫高患肢   B. 患肢冷敷

C. 分散患者注意力   D. 肌注止痛药

E. 使用镇静剂

81. 患者，男，28岁。因被刀割伤来院就诊。下列哪项措施能预防破伤风的发生(　　)

A. 注射青霉素80万U

B. 注射破伤风类毒素0.5ml

C. 注射破伤风抗毒素1500U

D. 注射丙种球蛋白

E. 注射破伤风类毒素0.5ml+抗毒素1500U

82. 患者，女，35岁。双手深Ⅱ度烧伤康复期。护士指导其双手平时正确的姿势是(　　)

A. 握拳位   B. 半握拳位

C. 伸直位   D. 半伸直位

E. 双手互握

83. 患者，男，46岁，体重60kg。Ⅱ度烧伤面积50%，需大量补液。第一天补液总量应为(　　)

A. 4500ml   B. 5400ml

C. 6000ml   D. 6500ml

E. 8000ml

84. 患者，女性，56岁。胃癌根治术后，在输注化疗药过程中，感觉静脉穿刺处疼痛，紧急处理措施是(　　)

A. 局部热敷

B. 检查回血，如有回血继续输注

C. 拔掉针头

D. 立即停止输液，做进一步处理

E. 通知医生

85. 患者，男性，43岁。从3米高处坠下，左腹撞及石桌，诉左腹疼痛，下列做法不正确的是(　　)

A. 测定生命体征   B. 迅速建立静脉通路

C. 做好术前准备   D. 要求患者禁食禁饮

E. 使用吗啡止痛

86. 患者，女性，28岁。双侧甲状腺肿大2年，突眼，食欲亢进。对该患者心理疏导的措施不包括(　　)

A. 理解患者，态度温和与其沟通

B. 对患者关心的问题予以耐心解释

C. 适当的外表修饰可增加自信

D. 指导患者多做运动

E. 鼓励患者家属给予患者关爱和理解

87. 患者，男性，36岁。因急性阑尾炎穿孔行"阑尾切除术"。术后5天，感腹部持续性胀痛，伴恶心呕吐，未排便排气。体检：全腹膨胀，肠鸣音消失，未触及腹部肿块，腹部X线片检查见小肠及结肠均有大量充气及气液平面。对于该患者的处理，最恰当的是(　　)

A. 立即剖腹探查　　B. 口服钡剂胃肠道透视

C. 腹腔穿刺　　　　D. 钡剂灌肠

E. 胃肠减压及支持疗法

C. 用冰盐水冲洗

D. 高压冲洗

E. 尽快输血输液

88. 患者,男性,27岁。肛瘘切除术后。护士的健康教育不正确的是(　　)

A. 多饮水　　　　　B. 保持大便通畅

C. 可以适当进食辛辣饮食

D. 保持肛门清洁　E. 适当加强体育锻炼

94. 患者,男性,48岁。诊断为尺骨骨折,入院22天,目前可出现下列哪项并发症(　　)

A. 休克　　　　　　B. 血管、神经损伤

C. 脊髓损伤　　　　D. 脂肪栓塞

E. 关节僵硬

89. 患者,男性,41岁。因胆管结石入院,行胆总管切开取石、T管引流术。护士向患者家属解释放置T管的首要目的是(　　)

A. 促进伤口愈合　　B. 引流胆汁和减压

C. 提供冲洗胆道的途径

D. 阻止胆汁进入腹膜腔

E. 减少胆汁进入十二指肠

95. 患者,男性,14岁。出现高热,寒战,膝关节红、肿、热、痛1周,诊断为化脓性关节炎。减轻膝关节疼痛的护理措施不妥的是(　　)

A. 活动患肢,促进回流　B. 抬高患肢并制动

C. 转移患者的注意力　　D. 按医嘱给予止痛药物

E. 移动患肢时,动作轻稳,做好支托

90. 患者,女性,40岁。左上腹持续性胀痛,伴发热、呕吐3h。查体:T 38.5℃,P100次/分,R18次/分,BP 90/65mmHg。腹膨隆、左上腹有腹膜刺激征、肠鸣音消失。疑为急性出血坏死性胰腺炎,该患者的护理问题,除外(　　)

A. 疼痛　　　　　　B. 体温过高

C. 体液不足　　　　D. 自我形象紊乱

E. 潜在并发症:感染性休克

96. 患者,女性,28岁,急诊入院,面色苍白,急性失血性病容。查:血压80/50mmHg,腹部有明显压痛及反跳痛,叩诊有明显移动性浊音,初步诊断为异位妊娠,准备做剖腹探查,根据患者情况,下列术前护理不妥的是(　　)

A. 立即将患者取半卧位

B. 立即给患者吸氧并保温

C. 迅速输液

D. 做好输血准备

E. 按腹部手术常规按部就班做好准备

91. 患者,男性,68岁。因进行性黄疸20天入院,诊断为胰头癌,行胰头十二指肠切除术(Whipple术)后4小时,患者变换卧位30分钟后,腹腔引流管突然引流出200ml鲜红色血性液体。正确的措施是(　　)

A. 恢复原卧位

B. 加大吸引负压,促进引流

C. 严密观察生命体征,报告医生

D. 加快输液输血速度

E. 夹闭引流管,暂停引流

97. 患者,女性,26岁,因"孕35周胎膜早破"入院。检查:头先露、未入盆,余正常。错误的处理是(　　)

A. 绝对卧床休息,禁灌肠

B. 严密观察羊水的性状

C. 严密观察胎心音

D. 休息时取半卧位

E. 促胎肺成熟

92. 患者,男性,70岁。因良性前列腺增生入院,经膀胱前列腺切除术,术后护士对其进行健康教育,错误的是(　　)

A. 术后避免剧烈活动

B. 进食易消化的食物

C. 1个月后可恢复性生活

D. 进行盆底肌肉锻炼　　E. 多饮水

98. 患者,女性,27岁,孕39周足月分娩,行会阴侧切术,术后5日拆线,伤口感染,以下护理措施哪项不妥(　　)

A. 常规冲洗外阴,每日2次

B. 大便后随时冲洗

C. 局部红外线照射

D. 嘱健侧卧位

E. 行1:5000高锰酸钾溶液坐浴

93. 患者,男性,45岁。诊断为膀胱结石,行碎石术后,护士发现膀胱冲洗液颜色较红时正确的处理是(　　)

A. 暂停冲洗,并报告医生

B. 加快冲洗速度

99. 患者,女性,49岁,自诉近年月经周期不定,行经2～3日干净,量极少,自感阵发性潮热,心悸,出汗,时有眩晕,妇科检查:子宫稍小,余无特殊。护士应向其宣教哪项疾病的知识(　　)

A. 无排卵性功血　　B. 围绝经期综合征

C. 黄体萎缩延迟　　　D. 黄体发育不全

E. 神经衰弱

100. 患者，女性，27岁，孕40周，胎儿胎盘娩出，胎膜部分残留，手取胎膜后子宫收缩好，于产后一周出现寒战、高热、体温达40摄氏度以上，白细胞明显增多，恶露有臭味，查子宫底脐下3指明显压痛，可能为下列何种诊断（　　）

A. 急性输卵管炎　　B. 急性盆腔结缔组织炎

C. 急性子宫内膜炎及子宫肌炎

D. 急性宫颈炎

E. 急性盆腔腹膜炎

101. 患者，女性，26岁，孕1产0，足月顺产，当胎儿娩出后，既发现活动性鲜红血自阴道持续流出。考虑出血原因最大可能是（　　）

A. 宫缩乏力　　　　B. 软产道损伤

C. 胎盘滞留　　　　D. 胎盘残留

E. 凝血功能障碍

102. 患者，女性，26岁，孕1产0，妊娠40周，规律宫缩8h，宫口开大3指，胎心136次/分，宫缩3~4分钟一次，每次持续50秒，产妇精神非常紧张不断叫嚷"活不成了"，该产妇首先的护理是（　　）

A. 严密观察产程　　B. 按时听胎心

C. 做好心理调适　　D. 按时测生命体征

E. 鼓励进食

103. 患者，女性，27岁，孕1产0，妊娠39周现临产16小时，胎膜破裂，有少量液体流出。产妇精神紧张，因宫缩痛一直未进食，口渴疲倦，宫缩为25秒，间歇6~8分钟，胎心152次/分，肛诊宫口开大2.5cm，S^{-1}，查：下腹部耻骨联合上有一包块，嘱产妇解小便，不能自解。根据上述病情，下列哪项护理措施恰当（　　）

A. 鼓励产妇进食，必要时遵医嘱补液

B. 导尿

C. 关心体贴产妇，设法减轻其疼痛

D. 勤听胎心发现异常及时报告医生

E. 为产妇滴注缩宫素

104. 患者，女性，29岁，孕1产0，因过期妊娠行缩宫素静滴引产。用药后8小时，产妇烦躁不安，诉腹痛难忍、胎动频繁而强。初步诊断为急性胎儿窘迫。护士需紧急采取的措施下述哪项不妥（　　）

A. 加快缩宫素的滴数，使其尽快分娩

B. 立即停用缩宫素，继续严密观察胎心变化

C. 嘱产妇改取左侧卧位

D. 立即给产妇面罩吸氧

E. 耐心解释，安慰，稳定产妇情绪

105. 患者，女性，54岁，白带多伴外阴痒2周，查外阴皮肤有抓痕，检查见阴道后穹隆处有多量稀薄泡沫状分泌物，阴道黏膜有多处散在红色斑点，根据上述临床表现，初步诊断为（　　）

A. 外阴阴道假丝酵母菌病

B. 滴虫阴道炎

C. 细菌性阴道病

D. 萎缩阴道炎E. 慢性宫颈炎

106. 患者，女性，28岁，孕1产0，妊娠36周合并急性乙型肝炎，经门诊收入院治疗。下列哪项措施错误（　　）

A. 静滴葡萄糖液内加维生素C

B. 每日肌注维生素$K_1$10mg

C. 注意休息，避免过度劳累

D. 给予静滴红霉素预防感染

E. 监测胎儿情况

107. 患者，女性，49岁，因绒毛膜癌肺转移行化疗，预防患者感染的护理，错误的措施是（　　）

A. 依病情增加测体温的次数

B. 做好口腔护理

C. 关闭门窗，防止患者受凉

D. 保持皮肤清洁，防压疮

E. 白细胞计数降至$1.0×10^9$/L以下，限制探视

108. 患儿，男性，2岁。以上呼吸道感染、高热惊厥1次入院，现治愈出院，下列实施的健康指导正确的是（　　）

A. 高热惊厥日后不会再发

B. 如有发作，立即抱往医院抢救

C. 患儿发作时应摇晃呼喊，将其唤醒

D. 如患儿日后再有体温升高，应积极实施物理降温

E. 指导其高热惊厥可以自行好转，好转后不需就医处理

109. 患儿，男性，4岁，曾患佝偻病。查体见：鸡胸、严重的"X"形腿，该患儿的治疗原则是（　　）

A. 多做户外活动　　B. 可考虑矫形手术治疗

C. 多晒太阳　　　　D. 给予预防量维生素D

E. 给予治疗量维生素D

110. 患儿，男性，2岁，因肺炎入院。经治疗后症状好转，又突然高热，呼吸困难，右肺叩诊浊音。该患儿可能并发了（　　）

A. 急性心力衰竭　　B. 呼吸衰竭

C. 中毒性脑病　　　D. 中毒性心肌炎

E. 脓胸

111. 患儿男性,7岁,诊断为先天性心脏病并发充血性心力衰竭。患儿拟服用地高辛维持治疗,护士在给患儿服用地高辛前,必须监测(　　)
    A. 体温　　　　　　　B. 脉搏
    C. 瞳孔　　　　　　　D. 血压
    E. 神志

112. 2岁女性,自生后6个月开始出现发绀,有杵状指。胸部X线检查示"靴型"心影,肺血减少。最可能的诊断是(　　)
    A. 肺动脉狭窄　　　　B. 室间隔缺损
    C. 动脉导管未闭　　　D. 法洛四联症
    E. 艾森曼格综合征

113. 患儿男性,10个月,出现喷射性呕吐,前囟饱满,临床诊断为化脓性脑膜炎,以下护理措施不正确的是(　　)
    A. 严密观察患儿生命体征及瞳孔的变化
    B. 保持室内安静,避免一切刺激
    C. 将患儿头肩抬高15°～30°,侧卧位
    D. 给予甘露醇
    E. 增加补液量

114. 患儿女性,8岁。确诊水痘。关于该病下列叙述不正确的是(　　)
    A. 由呼吸道和接触传播
    B. 病人为主要传染源
    C. 水痘为自限性疾病,病程10天左右
    D. 皮疹呈离心性分布
    E. 皮疹成批出现,斑疹、丘疹、疱疹和结痂同时存在

115. 患儿女性,8岁。确诊中毒型痢疾休克型,确诊该病的主要依据是(　　)
    A. 腹泻、呕吐　　　　B. 黏液脓血便
    C. 夏秋季急性起病、高热
    D. 出现周围循环衰竭症状
    E. 粪便检查发现痢疾杆菌

116. 患儿1岁,生后2个月起逐渐出现青紫,诊断为法洛四联症。在一次哭闹后出现呼吸困难,随即晕厥、抽搐。该患儿发生了(　　)
    A. 呼吸衰竭　　　　　B. 心力衰竭
    C. 循环衰竭　　　　　D. 脑缺氧发作
    E. 脑炎

117. 患儿面色蜡黄,手有震颤,血红细胞$2.5×10^{12}$/L,血红蛋白90 g/L,血片中红细胞大小不等,以大红细胞为多,首先考虑(　　)
    A. 营养性缺铁性贫血
    B. 营养性巨幼红细胞性贫血

C. 生理性贫血
    D. 溶血性贫血
    E. 营养性混合性贫血

118. 1岁患儿,生后人工喂养,6个月起添加米糊,未添加其他辅食,因面色苍白,食欲减退来诊,诊断为营养性缺铁性贫血,医嘱用铁剂治疗。护士应告知家长口服铁剂的最佳时间是(　　)
    A. 餐前　　　　　　　B. 餐时
    C. 餐后　　　　　　　D. 两餐之间
    E. 随意

119. 患儿男性,7岁,2周前患扁桃体炎。近日眼睑浮肿,尿少,有肉眼血尿,BP135/90mmHg,诊断为急性肾小球肾炎。护士对患儿休息和活动的指导不正确的是(　　)
    A. 起病2周内应卧床休息
    B. 当水肿消退、肉眼血尿消失、血压正常后可下床轻微活动
    C. 血压正常、肉眼血尿消失后可恢复正常活动
    D. 红细胞沉降率正常时可恢复上学,避免剧烈运动
    E. Addis计数正常后方可恢复正常活动

A_3型题

(120～122题共用题干)

患者女性,35岁,因活动后有呼吸困难,近半年有进行性加重,并伴有咳嗽、声音嘶哑。患者既往有风湿热10年,常有扁桃体炎发生,经医生诊断为慢性风湿性心瓣膜病。

120. 慢性风湿性心瓣膜病最常受累的瓣膜是(　　)
    A. 二尖瓣　　　　　　B. 三尖瓣
    C. 肺动脉瓣　　　　　D. 主动脉瓣
    E. 静脉瓣

121. 二尖瓣狭窄最早出现的症状是(　　)
    A. 水肿
    B. 咯血
    C. 劳力性呼吸困难
    D. 咳嗽
    E. 端坐呼吸

122. 二尖瓣狭窄晚期常见的并发症是(　　)
    A. 心房颤动　　　　　B. 急性肺水肿
    C. 右心衰竭　　　　　D. 血栓栓塞
    E. 肺部感染

(123～124题共用题干)

患者,男性,56岁,患慢性迁延性乙型肝炎25年,近1个月来感全身明显乏力.食欲减退.腹胀.腹泻而入院。查体:面色灰暗,体型消瘦,皮肤巩膜轻度黄染,腹

部呈膨隆状.移动性浊音阳性。

123. 患者腹部出现移动性浊音,提示(　　)
　　A. 腹水＞2000ml　　B. 腹水＞1500 ml
　　C. 腹水＞1000 ml　　D. 腹水＞800 ml
　　E. 腹水＞600 ml

124. 经确诊患者已处于肝炎后肝硬化失代偿期,该患者腹水形成的主要原因可能是(　　)
　　A. 门静脉高压
　　B. 血浆白蛋白升高
　　C. 肾小球滤过率增加
　　D. 抗利尿激素减少
　　E. 肝淋巴液生成减少

(125、126题共用题干)

患者,男,68岁。8年来站立或腹压增高时反复出现右腹股沟肿物,平卧安静时肿块明显缩小或消失。最近2个月,因便秘肿块又出现,平卧后肿块不易消失,准备入院行手术治疗。

125. 术前针对患者的护理措施,不妥的是(　　)
　　A. 卧床休息
　　B. 术前应留置胃管
　　C. 用肥皂水灌肠,清洁肠道
　　D. 观察患者腹部情况
　　E. 治疗便秘

126. 术毕患者回病房,护士安置患者取平卧位,膝下垫软枕,其目的是(　　)
　　A. 促进患者舒适　　B. 缓解切口张力,以利愈合
　　C. 预防感染　　D. 减少阴囊血肿的发生
　　E. 减轻疼痛

(127～128题共用题干)

患者,男性,32岁。因头部外伤1小时急诊入院。查体:意识不清,GCS评分7分,呼吸14次/min,脉搏56次/min,血压140/80mmHg。CT提示:颅内血肿,脑挫裂伤。在全麻下行颅内血肿清除术。

127. 术后第2天,护士应帮助患者安置的体位是(　　)
　　A. 头高足低位　　B. 半卧位
　　C. 头低足高位　　D. 中凹卧位
　　E. 俯卧位

128. 【假设信息】患者躁动不安,使用约束带时护士需重点观察(　　)
　　A. 约束带使用的松紧度
　　B. 约束时间
　　C. 血压变化
　　D. 末梢血液循环
　　E. 手术伤口渗血情况

(129～130题共用题干)

患者,女,28岁,孕2产1,妊娠40周,头位,规律宫缩5小时,自然破膜,羊水Ⅲ度污染,胎心140~150次/分。

129. 首先进行以下哪项处理(　　)
　　A. 持续吸氧左侧卧位
　　B. 消毒后检查了解宫口开大程度
　　C. 胎心监护
　　D. 加强宫缩争取短时间内阴道分娩
　　E. 抗生素预防感染

130. 如果该产妇肛查宫口开全,先露部已达到坐骨棘平面以下3cm。下列处理哪项是 不必要的(　　)
　　A. 持续吸氧
　　B. 做好新生儿抢救准备
　　C. 指导产妇屏气用力
　　D. 阴道助产准备
　　E. 开放静脉,纠正产妇酸中毒

(131～132共用题干)

11个月患儿,发热、咳嗽2天,以肺炎收入院。入院第2天,突然烦躁不安,呼吸急促、发绀。查体:体温38℃,呼吸 70次/分,脉搏180次/分,心音低钝,两肺细湿啰音增多,肝肋下3.5cm。

131. 该患儿最可能并发了(　　)
　　A. 中毒性脑病　　B. 急性呼吸衰竭
　　C. 脓气胸　　D. 肺大疱
　　E. 急性心力衰竭

132. 对该患儿首先采取的护理措施是(　　)
　　A. 超声雾化吸入　　B. 限制钠水入量
　　C. 设法让患儿安静　　D. 患儿取右侧卧位
　　E. 清理患儿呼吸道

A₄型题

(133～135题共用题干)

患者,女性,28岁。因外出春游去植物园,出现咳嗽.咳痰伴喘息1天入院。体检:体温36.5℃,脉搏90次/分,呼吸28次/分,血压110/80mmHg,喘息貌,口唇发绀,在肺部可闻及广泛哮鸣音。

133. 该患者最可能的诊断是(　　)
　　A. 肺炎　　B. 支气管扩张
　　C. 支气管哮喘　　D. 肺心病
　　E. 心功能不全

134. 患者进一步表现为发绀明显.端坐呼吸.大汗淋漓,经解痉.平喘治疗后24小时症状无缓解,判断患者为(　　)
　　A. 混合性哮喘　　B. 内源性哮喘

C. 哮喘持续状态　　D. 左心衰竭

E. 右心衰竭

135. 对该患者采取的护理措施错误的是(　　)

A. 每日饮水量应在2000ml以上

B. 在病室内摆放鲜花

C. 遵医嘱给予祛痰药物

D. 遵医嘱给予糖皮质激素

E. 避免食用鱼.虾等食物

（136~138题共用提干）

患者,男,27岁。因车祸致"右下肢开放性骨折"入院。3天后自诉全身乏力,有伤肢包扎过紧、疼痛感。次日出现伤口"胀裂样"剧痛。体检:神志清醒,表情淡漠;T 39.2℃,P 120次/分,R 28次/分,BP 96/65mmHg;伤口周围明显肿胀、压痛、皮肤呈紫红色、压之有气泡从伤口溢出,并有恶臭的血性液体流出。实验室检查:伤口渗出物涂片检出革兰染色阳性粗大杆菌;血常规检查WBC 20×10^9/L。

136. 考虑该患者发生了(　　)

A. 破伤风　　　　　B. 气性坏疽

C. 脓毒症　　　　　D. 菌血症

E. 急性蜂窝织炎

137. 以下对该患者伤口的处理哪项不正确(　　)

A. 紧急手术清创

B. 广泛、多处切开引流

C. 3%过氧化氢溶液冲洗、湿敷

D. 高压氧舱治疗

E. 切口缝合、加压包扎

138. 对该患者治疗,首选的抗生素是(　　)

A. 青霉素　　　　　B. 麦迪霉素

C. 头孢霉素　　　　D. 甲硝唑

E. 琥乙红霉素

参 考 答 案

第 1 章

1～5	BABCB	6～10	DEEED	11～15	DAEDA
16～20	CABAB	21～25	AEAED	26～30	BACCB
31～35	BDACC	36～38	BBA		

第 2 章

1～5	CADBC	6～10	BBDDD	11～15	ABACD
16～20	ACEDA	21～25	BDBDB	26～30	EDEDB
31～35	AEBBC	36～40	DEBDD	41～45	AABDC
46～50	ABDDB	51～55	CBBBC	56～60	CDABB
61～65	CAACD	66～70	EDCDC	71～75	EBBEC
76～80	CCACE	81～85	CDCDC	86～90	DAACD
91～92	EB				

第 3 章

1～5	BDCCA	6～10	ADBEE	11～15	CAADA
16～20	AAABB	21～25	EDDDC	26～30	BDBAA
31～35	EECBC	36～40	CAAEB	41～45	CADBD
46～50	EACDC	51～55	ADBEE	56～60	ACBBA
61～65	CECCB	66～70	CDCCE	71～75	DBAAE
76～80	CBCAB	81～85	EADEC	86～90	EADEB
91～95	DAEAC	96～100	ECCBC		
101～105	CBEBB	106～110	CBDAC		
111～115	CDBEC	116～120	ECDBE		
121～125	ADAAE	126～130	BCAAA		
131～135	DACAC	136～140	ABEEC		
141～145	CBDCB	146～150	ADEDD		

第 4 章

1～5	BECCE	6～10	ACACD	11～15	CBACA
16～20	ECCED	21～25	ABADB	26～30	ECEDE
31～35	DCCBB	36～40	EADAB	41～45	DCADC
46～50	BEEDC	51～55	CCDCA	56～60	CEDDB

第 5 章

1～5	EDCAB	6～10	CCCBA	11～15	CCCAB
16～20	ACCBD	21～25	AACBB	26～30	BBDBD
31～35	CDBAC	36～40	AEBED	41～45	BEDAD
46～50	ADDCE	51～55	ACDBB	56～60	DCAAA

第 6 章

1～5	ABADC	6～10	EDABB	11～15	CEDEC
16～20	BECEC	21～25	EDCBD	26～30	CCDBE
31～35	AAEEC	36～40	EAEAA	41～45	CBCAE
46～50	ADBDE				

第 7 章

1～5	AEBCC	6～10	BCBAB	11～15	BBBEB
16～20	BEBAE	21～25	CECDE	26～30	BEDAE
31～35	DEDED	36～40	CABAA	41～45	BBAAD
46～50	BBBBA	51～55	CBCDB	56～59	EBAE

第 8 章

1～5	BDEBD	6～10	EDEAC	11～15	CBCEA
16～20	EEDED	21～25	BDEAB	26～30	CECCD
31～34	CCCD				

第 9 章

1～5	CACDA	6～10	ADABE	11～15	EEDBD
16～20	EADBB	21～25	BADAE	26～30	CEAAB
31～35	BCEBB				

第 10 章

| 1～5 | DEBCD | 6～10 | CCECD | 11～14 | BCED |

第 11 章

1～5	DCBEE	6～10	EEAAD	11～15	DBDAD
16～20	ABCEA	21～25	EAACD	26～30	BECAB
31～35	EDCBE	36～40	BEBEB	41～45	EDEAE
46～50	ADCDB	51～52	CB		

第 12 章

1～5	CECAD	6～10	CCBBD	11～15	ABCEC
16～20	CDAED	21～25	EABEC	26～30	DCEDA
31～35	AEDEE	36～40	ECCCD	41～45	CCBDE
46～50	BEBED	51～55	DDCCB	56～60	DDEAD
61	D				

第 13 章

1～5	BACEA	6～10	CDAEA	11～15	DBDDE
16～20	DABCC	21～25	CADBB	26～30	ACDED
31～35	AAECB	36～40	ACECB		

第 14 章

| 1～5 | ACBAB | 6～10 | CABDC | 11 | D |

第 15 章

1～5	EAACC	6～10	DDAAE	11～15	DCBAB
16～20	CCBAA	21～25	CACBD	26～30	AEDCD
31～35	EDCBD	36～40	EBDAC	41～45	DBBAA
46～50	ACDAB	51～55	DDDDC		

第 16 章

| 1～5 | AEDEC | 6～10 | BACEC | 11～15 | CDBCB |
| 16～20 | BCCCA | | | | |

第17章

1～5	BABBC	6～10	BDDBE	11～15	EDDEB
16～20	BCBDB	21～24	DACB		

第18章

1～5	AACCA	6～10	BABBC	11～15	EEACA
16～20	DCCDE	21～25	CAEBA	26～30	DCBBB
31～35	BEDBE	36～40	ABECB	41～45	BEDDC
46～49	BEDC				

第19章

1～5	DABDE	6～10	EEAAC	11～15	EDEDD
16～20	CAABC	21～22	CA		

第20章

1～5	CCEEB	6～10	DBEAB	11～15	BCDCE
16～20	BBAEB	21～25	CDDCA	26～30	ECAAD
31～35	DCDCE	36～40	DBDED	41～45	BACDE

模拟试题

专业实务

1～5	CCCDA	6～10	CDCED
11～15	ABABB	16～20	ACDAB
21～25	ADDCA	26～30	BACDD
31～35	DBBBC	36～40	DDBBD
41～45	ABECD	46～50	DADCE
51～55	BEBBC	56～60	BCABC

61～65	CBDAA	66～70	ABBCD
71～75	BADEB	76～80	ABDDE
81～85	BCABB	86～90	CDBBC
91～95	DEAEA	96～100	EABDA
101～105	CADAA	106～110	EDEAB
111～115	CDBBD	116～120	BBEEA
121～125	ADAAE	126～130	ABBBD
131～135	ABDBA	136～138	CDA

实践能力

1～5	DCCCC	6～10	DCDCE
11～15	EEABE	16～20	BDBCE
21～25	DCAEE	26～30	DDAAC
31～35	ACBCA	36～40	CDBAD
41～45	CCDAD	46～50	BCDCE
51～55	ADABD	56～60	AACDC
61～65	BDADC	66～70	DDCBC
71～75	BDBCC	76～80	DEEBA
81～85	CBDDE	86～90	DECBD
91～95	CCCEA	96～100	ADEBC
101～105	BCBAB	106～110	DCDBE
111～115	BDEDE	116～120	DBDCA
121～125	CCCAB	126～130	BADBE
131～135	ECCCB	136～138	BEA